Taschenbücher
Allgemeinmedizin

Augenheilkunde
Neurologie

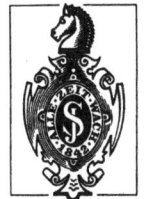

Augenheilkunde

Von W. Leydhecker

Mit 53 Abbildungen

Neurologie

Von A. Kollmannsberger

Mit 3 Abbildungen

Springer-Verlag
Berlin Heidelberg New York 1978

Professor Dr. Dr. h. c. Wolfgang Leydhecker
Direktor der Universitäts-Augenklinik
Josef-Schneider-Straße 11
D-8700 Würzburg

Professor Dr. Annemarie Kollmannsberger
Klinikum Großhadern
Neurochirurgische Poliklinik der Universität München
Marchionistraße 15
D-8000 München 70

ISBN-13:978-3-540-08514-0   e-ISBN-13:978-3-642-81195-1
DOI: 10.1007/978-3-642-81195-1

Library of Congress Cataloging in Publication Data: Leydhecker, Wolfgang. Augenheilkunde. (Taschenbücher Allgemeinmedizin) 1. Ophthalmology. 2. Neurology. I. Kollmannsberger, Annemarie, 1928 – Neurologie. 1978. II. Title. RE46.L557 617'.7 77-28599

Das Werk ist urheberrechtlich geschützt. Die dadurch begründeten Rechte, insbesondere die der Übersetzung, des Nachdruckes, der Entnahme von Abbildungen, der Funksendung, der Wiedergabe auf photomechanischem oder ähnlichem Wege und der Speicherung in Datenverarbeitungsanlagen bleiben, auch bei nur auszugsweiser Verwertung, vorbehalten.
Bei Vervielfältigungen für gewerbliche Zwecke ist gemäß § 54 UrhG eine Vergütung an den Verlag zu zahlen, deren Höhe mit dem Verlag zu vereinbaren ist.
© Springer-Verlag Berlin · Heidelberg 1978

Die Wiedergabe von Gebrauchsnamen, Handelsnamen, Warenbezeichnungen usw. in diesem Werk berechtigt auch ohne besondere Kennzeichnung nicht zu der Annahme, daß solche Namen im Sinne der Warenzeichen- und Markenschutz-Gesetzgebung als frei zu betrachten wären und daher von jedermann benutzt werden dürften.

Inhalt

W. Leydhecker
Augenheilkunde ... 1

Was muß der Arzt für Allgemeinmedizin von der Augenheilkunde wissen? ... 1

1 Verletzungen ... 2
1.1 Allgemeines ... 2
1.2 Auf der Baustelle, in der Fabrik: Verätzung, Verbrennung ... 3
1.3 Arbeit mit Hammer und Meißel: Perforierende Verletzung ... 4
1.4 Autounfall: Verletzung der Lider oder Tränenröhrchen (mit oder ohne perforierende Verletzung des Auges) ... 6
1.5 Beim Schleifen: Hornhautfremdkörper ... 7
1.6 Nach Schweißen, Höhensonne, Hochgebirge: „Verblitzt". Oberflächliche Hornhautverletzungen ... 8
1.7 Beim Raufen, nach schwerer Prellung: Bruch des Orbitabodens ... 10
1.8 Beim Spielen: Augenverletzungen bei Kindern ... 10
1.9 Im Büro: Tintenstiftverätzung ... 10
1.10 Bei Sonnenfinsternis: Die Maculaverbrennung ... 11
1.11 Im Krieg: Die Phosphorverbrennung ... 11

2 Schmerzen und Sehverschlechterung ... 11
2.1 Allgemeines ... 11
2.2 Akutes Winkelblockglaukom (Glaukomanfall, akutes Glaukom) ... 12
2.3 Iritis ... 14
2.4 Augenschmerzen, insbesondere nach längerer Naharbeit ... 16
2.5 Riesenzellen-Arteriitis ... 16

3 Sehverschlechterung mit mäßigen Schmerzen ... 17
3.1 Retrobulbäre Neuritis ... 17
3.2 Chronische Glaukomformen ... 18

4 Einseitige plötzliche Erblindung ohne Schmerz ... 18
4.1 Differentialdiagnose ... 18
4.2 Verschluß der Zentralarterie ... 18

4.3 Verschluß der Zentralvene	19
4.4 Glaskörperblutung	20
4.5 Netzhautablösung	20
5 Plötzliche beiderseitige Erblindung	22
6 Plötzlicher, wiederholter Sehverlust für einige Sekunden bis Minuten	22
7 Allmähliche Abnahme der Sehschärfe	23
8 Verzerrtsehen	23
9 Doppeltsehen	24
10 Fliegende Mücken (Mouches volantes), Glaskörperabhebung	25
11 Nachtblindheit	26
12 Lücke im Gesichtsfeld	26
13 Plötzliche Lesestörung ohne Akkommodationsstörung	29
14 Schleier- oder Nebelsehen	29
15 Dichter Schleier vor dem Auge, der plötzlich auftrat	30
16 Die Lider sind morgens verklebt	30
17 Gerstenkorn (Hordeolum)	31
18 Bindehautentzündung	32
19 Entzündliches Lidödem mit oder ohne Exophthalmus	34
20 Verlagerung des Augapfels. Exophthalmus	34
21 Schmerzen beim ersten Öffnen der Lider morgens	35
22 Tränenträufeln	36
23 Trockenes Auge	36
24 Zoster	37
25 Fremdkörpergefühl ohne Befund	37
26 Verändertes Aussehen des Auges oder der Lider ohne Schmerzen	38
26.1 Basaliom	38
26.2 Xanthelasma	38
26.3 Sonstige Lidtumoren	39
26.4 Hagelkorn (Chalazion)	40
26.5 Verengung der Lidspalte: Ptosis	40

26.6   Lidspaltenfleck (Pinguecula) 41
26.7   Flügelfell (Pterygium) 41
26.8   Subconjunctivale Blutung (Hyposphagma) 42
26.9   Weißer Ring in der Hornhautperipherie: Arcus senilis 42

27   Augenleiden bei Kindern 42
27.1   Allgemeines 42
27.2   Schielen (Strabismus) 42
27.3   Schielen mit gelb-grauem Reflex aus der Pupille: „Amaurotisches Katzenauge". Das Retinoblastom 44
27.4   Lichtscheu, „schöne große Augen": Hydrophthalmie 45
27.5   Eitrige Bindehautentzündungen bei Neugeborenen 46
27.6   Tränenträufeln bei Kleinkindern ohne äußere Entzündung 47
27.7   Kopfschiefhaltung (Schiefhals) durch Augenmuskellähmung 47
27.8   Erblindung bei Frühgeburten 48
27.9   Nystagmus 48
27.10 Lidhämangiome bei Kindern 48
27.11 Epicanthus 49

28   Untersuchungsmethoden 49
28.1   Geräte, Medikamente 49
28.2   Umgebung und Stellung der Augen. Abdecktest 52
28.3   Vorderer Augenabschnitt 54
28.4   Augenhintergrund 58
28.5   Sehschärfe 59
28.6   Prüfung der Pupillenreaktionen 60
28.7   Tränenwege 62
28.8   Gesichtsfeld 62
28.9   Sensibilität 64
28.10 Einfache Prüfung der Beweglichkeit und der Funktion der äußeren Augenmuskeln 64
28.11 Tonometrie: Prüfung des Augeninnendruckes 66

29   Fertigkeiten 67
29.1   Ektropionieren 67
29.2   Anfärben der Hornhaut 68
29.3   Anwendung von Augentropfen oder Salbe 69
29.4   Verband 70

30   Untersuchungs- und Behandlungsmethoden des Augenarztes 71
30.1   Untersuchungsmethoden 71
30.2   Operationen 76
30.3   Die häufigsten Aufgaben des augenärztlichen Alltags 78

31   Augenschäden durch Medikamente 78

VII

32 Häufige Fragen von Patienten und falsche Vorstellungen von Laien 80
32.1 Sind Haftschalen besser als Brillen? 80
32.2 Zweistärkenglas, Dreistärkenglas oder Gleitsichtglas? 81
32.3 Getönte Gläser, Sonnenbrillen 81
32.4 Wie lange müssen Schielkinder ihre Brille tragen? 82
32.5 Ist das Nichttragen der Brille schädlich? 82
32.6 Verzärtelt Brillentragen die Augen? Soll ich mit der Lesebrille nicht besser noch abwarten? 83
32.7 Stärken Gläser die Augen? 83
32.8 Der Patient bekam eine Brille verordnet, sieht aber bei der Arbeit schlecht damit 83
32.9 Wie oft muß man die Brille wechseln? 84
32.10 Der Großvater war so außerordentlich rüstig, er konnte ohne Brille in der Ferne und in der Nähe sehen! 84
32.11 Fort mit der Brille! Übt die Augen stattdessen! 84
32.12 Schadet Fernsehen den Augen? 85
32.13 Ermüden Einäugige früher? 85
32.14 Entstehen Schäden durch den „starken Gebrauch" der Augen? . 85
32.15 Mein Kind liest im Bett heimlich unter der Decke 86
32.16 Mein Augeninnendruck wurde nicht gemessen 86
32.17 Müssen Glaukomkranke alle paar Jahre erneut operiert werden? . 86
32.18 Nach der Glaukomoperation sehe ich nun auch nicht besser als vorher 87
32.19 Soll der Glaukomkranke statt Tropfen Ocusert einsetzen? 87
32.20 Was alles darf der Glaukomkranke nicht essen, trinken oder tun? 88
32.21 Was ist von der Lasertherapie des Glaukoms zu halten? 89
32.22 Ist das Kind nicht zu jung für die Operation (bei angeborenem grünen Star)? Ist der Großvater nicht zu alt für die Operation (bei grauem Star)? 89
32.23 Welche körperlichen und seelischen Belastungen entstehen durch Operation des grauen oder des grünen Stars oder durch Operation einer Netzhautablösung? 89
32.24 Wann soll man bei Kindern den grauen Star operieren? 90
32.25 Soll man nach der Staroperation eine Linse in das Auge einpflanzen lassen? 91
32.26 Was ist von der Linsenverflüssigung zu halten? 91
32.27 Muß man die Reifung des Stares abwarten? 91
32.28 Ein Patient sieht trotz der Staroperation schlecht. Warum? . . . 91
32.29 Augentropfen gegen Linsentrübungen 92
32.30 Kuren mit Jod, Sauerstoff, im Bergwerk oder mit Bädern 92
32.31 Akupunktur 92
32.32 Sind Karotten gut für das Auge? 92

32.33 Ist eine Schwangerschaftsunterbrechung bei hoher Kurzsichtigkeit
angezeigt? 92
32.34 Kann die „Pille" Augenschäden verursachen? 93
32.35 Feuchte Umschläge bei äußeren Augenleiden 93
32.36 Irisdiagnose 93
32.37 Kann man Augen überpflanzen? 93
32.38 Das Bild des Mörders in der Netzhaut des Ermordeten 94

33 Übersicht: Notfälle 94

34 Systematik 95
Literatur 97
Sachverzeichnis s. S. 159

A. Kollmannsberger
Neurologie 99

I. Anfälle 99
1 Epileptische Anfälle, Epilepsie 99
1.1 Definition 99
1.2 Häufigkeit 99
1.3 Ätiologie 99
1.4 Symptome 100
1.5 Diagnostik 101
1.6 Therapie 101
1.7 Eugenische Beratung 104
2 Nichtepileptische Anfälle 105

II. Brachialgien 106
1 Der cervicale Bandscheibenvorfall 106
1.1 Definition 106
1.2 Ätiologie 107
1.3 Symptome 107
1.4 Diagnose 107
1.5 Therapie 109
1.6 Sonderfall 110
2 Der extramedulläre Tumor 110
3 Der Zoster, die Gürtelrose 111
4 Das Scalenus-Syndrom 111
5 Das Carpaltunnelsyndrom 112
5.1 Definition 112
5.2 Ursachen 112
5.3 Symptome 112

5.4 Diagnostik 113
5.5 Therapie 113
6 Pseudoradikuläre Syndrome und die Periarthritis humeroscapularis . 114

III. Facialisparese 116
1 Definition 116
2 Ätiologie 116
3 Symptome 116
4 Verlauf und Prognose 116
5 Therapie 117

IV. Hirntumoren, intrakranielle Geschwülste 117
1 Definition 117
2 Symptome 117
3 Diagnostik 120
4 Therapie 121
5 Differentialdiagnose des intrakraniellen Tumors 121

V. Das Ischiassyndrom 121
1 Definition 121
2 Ätiologie 121
3 Symptome 121
4 Verlauf 124
5 Sonderfall: Das Caudasyndrom 124
6 Differentialdiagnose der Ischialgie 125
6.1 Metastatische Wirbelprozesse 125
6.2 Tumoren im Wirbelkanal 125
6.3 Tumorinfiltration des kleinen Beckens 125
6.4 Neuritis, Radiculoneuritis 126
6.5 Fibularisparese 127
6.6 Tibialis anterior Syndrom 127
7 Therapie des lumbalen Bandscheibenvorfalls 127

VI. Kopfschmerzen 129
1 Migräne 129
2 Spannungskopfschmerz (tension headache) 129
3 Cephalea vasomotorica 130
4 Bing-Horton-Kopfschmerz (cluster headache) 130
5 Subarachnoidalblutung 130
6 Intrakranieller raumfordernder Prozeß 130
7 Meningitis 131
8 Hochdruckkopfschmerz 131
9 Ophthalmogener Kopfschmerz 131
10 Kopfschmerz bei cerebraler Mangeldurchblutung 131

11 Posttraumatischer Kopfschmerz ... 131
12 Kopfschmerz bei Drogenmißbrauch ... 131

VII. Meningitis ... 131
1 Häufigkeit ... 132
2 Ätiologie ... 132
3 Symptome ... 132
4 Differentialdiagnose ... 133
5 Formen der Meningitis ... 134
5.1 Die eitrigen Meningitiden ... 134
5.2 Virusmeningitiden ... 135
5.3 Die tuberkulöse Meningitis ... 135

VIII. Multiple Sklerose (Encephalomyelitis disseminata) ... 136
1 Definition und Häufigkeit ... 136
2 Ätiologie ... 136
3 Symptomatik ... 136
4 Verlauf ... 139
5 Prognose ... 139
6 Differentialdiagnose der Multiplen Sklerose ... 140
7 Therapie ... 140

IX. Das Parkinsonsyndrom ... 142
1 Häufigkeit ... 142
2 Ätiologie ... 142
3 Symptome ... 142
4 Therapie des Parkinsonismus ... 143

X. Polyneuritis, Polyneuropathie ... 144
1 Definition ... 144
2 Symptome ... 144
3 Diagnostik ... 145
3.1 Die wichtigsten Ursachen von Polyneuritiden ... 145
3.2 Die diabetische Polyneuritis ... 146
3.3 Die Alkoholpolyneuritis ... 146
3.4 Die Polyradiculitis (Guillain-Barré-Syndrom) ... 146
4 Therapie der Polyneuritiden ... 147

XI. Schädeltrauma und Schädelhirntrauma ... 147
1 Definition ... 147
1.1 Die Schädelprellung ... 147
1.2 Der Schädelbruch ... 148
1.3 Die Liquorfistel ... 148

1.4 Die Gehirnerschütterung	148
1.5 Die Hirnkontusion	149
1.6 Posttraumatische intrakranielle Hämatome	150
1.7 Anhang	151

XII. Der Schlaganfall … 151

1 Definition	151
2 Ätiologie	152
3 Häufigkeit	152
4 Symptomatik	152
4.1 Die cerebralen Durchblutungsstörungen	152
5 Therapie	154

XIII. Trigeminusneuralgie … 156

1 Definition	156
2 Ätiologie	156
3 Symptome	156
4 Verlauf	156
5 Therapie	156
6 Differentialdiagnose der idiopathischen Trigeminusneuralgie	157

Sachregister	159
Augenheilkunde	159
Neurologie	167

Zeichenerklärung:

▶ diagnostische Angaben

■ Therapieangaben

W. Leydhecker

Augenheilkunde

Was muß der Arzt für Allgemeinmedizin von der Augenheilkunde wissen?

Dieses Buch wendet sich an den Arzt für Allgemeinmedizin, den Kinderarzt, den Internisten, den Sozialmediziner und den Amtsarzt. Es werden nur solche Probleme angesprochen, die für diese Kollegen wichtig sind: Wann liegt ein Notfall vor? Wann ist der sofortige Transport in die nächste Klinik nötig? Wie kann man Erste Hilfe leisten? Welche Bagatellfälle kann man selbst behandeln, wenn kein Augenarzt erreichbar ist, und wo sind die Grenzen?

Der Arzt für Allgemeinmedizin steht Augenkrankheiten manchmal scheu gegenüber. Für das Staatsexamen hat er das „kleine Fach" vielleicht nur flüchtig gelernt, sein Wissen später manchmal nicht genügend erweitert oder aufgefrischt. Er wird aber immer wieder mit Augenkranken zu tun haben. Er muß die Krankheiten erkennen, deren Übersehen eine Gefahr für das Leben oder das Sehvermögen bildet oder die durch Übertragbarkeit andere Menschen gefährden. Er muß auch Zeichen erkennen, die auf Allgemeinleiden hinweisen. Schließlich soll er eine Vorstellung von den augenärztlichen Ratschlägen und Tätigkeiten haben, um dem Kranken antworten zu können, der ihn nach dem Aufsuchen des Facharztes in Zweifelsfällen um seine Meinung fragt.

Dieser Abschnitt ist also ganz an der Praxis des Arztes für Allgemeinmedizin orientiert. Es bringt keinen gekürzten Lehrbuchtext, keine Systematik, keine Examensvorbereitung und natürlich keine Vollständigkeit.

Die Einteilung weicht vom Herkömmlichen ab und folgt der Praxissituation: Der Kranke kommt mit einer allgemeinen Angabe, wie z.B. Schmerzen oder Sehverschlechterung. Der Arzt versucht, durch gezielte Fragen die Angaben zu präzisieren und dadurch die Zahl der möglichen Diagnosen einzuengen. Nun folgt die Besichtigung, ergänzt durch besondere Untersuchungen. Danach sollte der Arzt für Allgemeinmedizin die diagnostische Klärung soweit getrieben haben, daß er entscheiden kann, ob er den Kranken zum Facharzt überweisen muß oder nicht. Dementsprechend ist die Einteilung der meisten Abschnitte: Typische Angaben − Zusätzliche Fragen − Klinisches Bild − Untersuchung − Behandlung.

Wo es nötig erschien, sind auch Bemerkungen zu den Ursachen und zur Entstehungsweise, zur Differentialdiagnose oder zu Spätfolgen und Gefahren angefügt.

Die Untersuchungsmethoden (28) und die Fertigkeiten (29), die der Arzt für Allgemeinmedizin auf augenärztlichem Gebiet beherrschen soll, sind, entgegen sonstiger Gewohnheit, nicht an den Anfang des Buches gestellt, sondern folgen erst nach dem klinischen Teil. Diese Anordnung erschien mir sinnvoll, weil ein Text über Untersuchungsmethoden im Beginn eines Buches ohne Kenntnis der klinischen Anwendungen schlecht zu behalten ist. Die Methoden werden sich besser einprägen, wenn man beim Lesen von der klinischen Situation ausgeht und nun jedesmal die notwendigen Untersuchungsmethoden nachschlägt.

Die Untersuchungs- und Behandlungsmethoden des Facharztes werden kurz erläutert, da sie in dessen Briefen an den Allgemeinarzt vorkommen können (30). Auf Untersuchungs-und Behandlungsmethoden wird mit dem Zeichen → verwiesen.

Die möglichen Augenschäden durch Medikamente sind zusammenfassend besprochen (31). Ausführlich wird auf Fragen geantwortet, die von Patienten immer wieder gestellt werden (32), sowie auf irrige Vorstellungen von Laien eingegangen.

Notfälle sind ihrer Dringlichkeit nach in einer Übersicht dargestellt (33). Eine Inhaltsübersicht nach der sonst üblichen systematischen Einteilung ist vielleicht manchem Leser willkommen (34).

1 Verletzungen

1.1 Allgemeines

Bei Verletzungen wird der Arzt für Allgemeinmedizin meist nur Erste Hilfe leisten und anschließend den Transport zum Facharzt veranlassen. Er soll sofort nach der Hilfeleistung den Zustand beider Augen notieren, da er fast stets von einer Versicherung später nach dem Befund gefragt wird. Auch die Uhrzeit und die Angaben des Verletzten müssen notiert werden, denn spätere Angaben weichen nicht selten hiervon ab.

Bei der Ersten Hilfe sollte man keine Salben geben, die die Untersuchung beim Facharzt erschweren würden, weil sie die Hornhaut verschmieren und dadurch den Einblick in das Auge erschweren.

Die Abschnittsüberschriften, wie „Auf der Baustelle" usw., weisen natürlich nur auf besonders typische Unfallsituationen hin, ohne etwa andere Unfallorte ausschließen zu sollen. Wir besprechen zuerst die häufigen und schweren Verletzungen: Verätzung, Verbrennung, Perforation, stumpfe Prellung, Windschutzscheibenverletzungen, danach die häufigen leichteren Verletzungen: Epithelschäden der Hornhaut, Hornhautfremdkörper, und zum Schluß seltenere Verletzungsformen.

1.2 Auf der Baustelle, in der Fabrik: Verätzung, Verbrennung

Das Schicksal des Auges hängt von rascher und richtiger Erster Hilfe ab!

Typische Angaben. Verätzungen entstehen besonders oft durch ungelöschten Kalk auf Baustellen. Sie sind umso schwerer, je größer die Wucht war, mit der Kalk ins Auge spritzte und je länger er im Bindehautsack blieb. Die Mischmaschinen, bei denen ein unter Druck stehender Schlauch abplatzen kann, sind besonders gefährlich. Verätzungen können in der Industrie auch durch Laugen, Säuren oder Gas entstehen. Auch die Verbrennungen wirken am Auge ganz ähnlich. Tintenstiftverätzungen werden gesondert besprochen.

Fragen. Um wieviel Uhr erfolgte die Verletzung? Wo geschah es und wie kam es dazu?

Klinisches Bild. Man unterscheidet drei Grade:
I   Rötung der Bindehaut mit Ödem, Hornhautödem
II Blasse, angeschwollene Bindehaut (Chemosis). Die Hornhautdeckschicht ist weiß, darunter liegt klares Hornhautgewebe
III „Gekochtes Fischauge": Binde- und Hornhaut sind weiß-grau.

Bei mittelschweren und schweren Verätzungen hat der Kranke außerordentlich heftige Schmerzen. Die Lider sind geschwollen und gerötet. Er kann sie nicht selbst öffnen und kneift sie reflektorisch fest zusammen: Blepharospasmus. Dieser weist stets auf eine Hornhautläsion hin. In der Hornhaut sind ja viele Endigungen des ersten Trigeminusastes. Je ausgedehnter und schwerer die Verletzung der Hornhaut ist, desto mehr kneift der Kranke die Lider zu. Hinter den Lidern gestaute Tränen schießen hervor, sobald der Arzt die Lider öffnet.

Erste Hilfe am Unfallort. Diese wird durch den Blepharospasmus sehr erschwert, denn das Öffnen der Lider vermehrt die Schmerzen, der Kranke schreit, kneift stärker, dreht den Kopf zur Seite und langt mit den Händen zu den Augen. Man legt den Verletzten auf den Boden (oder einen Tisch, eine Bank) und läßt einen Helfer die Hände festhalten, einen zweiten Helfer den Kopf halten. Falls man ein → Lokalanästheticum (S. 50) zur Hand hat, tropft man es reichlich, um die folgende Hilfe zu erleichtern. Falls nicht, ist man auf die „verbale Anästhesie" angewiesen, die je nach Mentalität und Selbstbeherrschung des Verletzten in gütigem Zureden oder energischem Ansprechen besteht. Man **muß** die Lider öffnen, sonst wird der Kranke blind. Das muß man ihm energisch sagen und entsprechend handeln.

Zum Öffnen der Lider umwickelt man bei starkem Tränenfluß und Blepharospasmus den Zeigefinger der linken Hand mit Mull, notfalls mit einem Taschentuch, den Daumen gleichfalls. Man setzt die so vor dem Abgleiten gesicherten Finger nahe an der Lidkante an und öffnet die Lider (Abb. 1). Alle nun sichtbar werdenden Ätzstoffe müssen sorgfältig und lange ausgespült werden. Man verwendet Leitungswasser, notfalls andere, nicht ätzende Flüs-

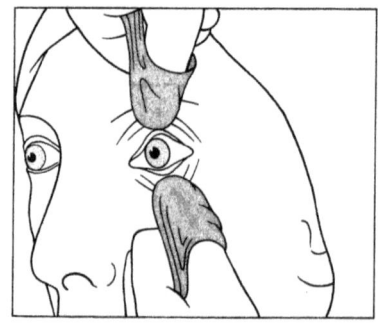

Abb. 1. Öffnen der Lider bei Verätzung oder Verbrennung. Zur Reinigung des Bindehautsackes bei der ersten Hilfe umwickelt man die Finger mit einem Taschentuch und setzt sie ganz nahe an der Lidkante an. Auf der tränenfeuchten Haut würden sie sonst abgleiten. Sehr reichliches Spülen mit Wasser

sigkeiten, wie Sprudel oder Bier, das in der Regel an Baustellen vorhanden ist. Der Verletzte soll nach oben blicken. Man zieht das Unterlid ab und reinigt die untere Übergangsfalte durch sehr reichliches Spülen und Auswischen (notfalls Taschentuch). Fast immer sitzt weiterer Ätzstoff, z. B. Kalk, noch unter dem Oberlid. Man muß auch das Oberlid → ektropionieren (S. 67), was bei Schwellung des Lides und Zukneifen des Auges fast unmöglich sein kann. Unbedingt muß der Patient deshalb nach unten blicken und das Zukneifen unterlassen, so schmerzhaft auch die Hilfe für ihn ist. Die nach außen gewendete Bindehautseite des Oberlides reinigt man weiter durch Spülen, Auswischen und wieder Spülen, bis alles sichtbare Fremdmaterial entfernt ist.

Erste Hilfe im Praxisraum. Wird der Verletzte in die Praxis gebracht, so zieht man die Lider mit → Desmarres-Lidhaken (S. 51) auseinander und kann, falls nötig, zum Reinigen auch anatomische Pinzetten und Tupfer zu Hilfe nehmen. Bei einer Kalkverätzung tropft man nach der mechanischen Reinigung Titriplex III 0,37% (Dinatriumsalz der Äthylendiamintetraessigsäure) auf die Hornhaut, um den Kalk aus dem Gewebe zu lösen, ferner Isogutt, eine Phosphatpufferlösung.

Der Weitertransport in eine Augenklinik soll sofort erfolgen.

Folgen. Bei schwerer Verätzung entsteht eine dauernde Trübung der Hornhaut, ferner ein sekundäres Glaukom, weil die Abflußwege des Kammerwassers durch Bindehautnekrosen verlegt sind. Strangförmige Verbindungen zwischen Hornhaut oder Bindehaut und den Lidern tragen zu der Erblindung bei, die bei schweren Verätzungen häufig ist.

1.3 Arbeit mit Hammer und Meißel: Perforierende Verletzung

Typische Angaben. „Bei der Arbeit mit Hammer und Meißel ist mir etwas ins Auge geflogen!" „Es ist etwas explodiert!" „Es ist mir ein Draht gegen das Auge geschnellt!" „Ein Bohrer ist abgebrochen!"

Die subjektiven Symptome können sehr verschieden sein. Sehr kleine, sehr rasch perforierende Fremdkörper ohne Verletzung von Linse oder Hornhaut werden subjektiv manchmal nur als ein „Stich" wahrgenommen. Bei Verletzung der Hornhaut sind die Schmerzen größer, bei Verletzung der Linse oder Blutungen im Augeninnern ist die Sehverschlechterung erheblich.

Fragen. Um wieviel Uhr, bei welcher Arbeit und an welchem Tag erfolgte die Verletzung? Genaue Schilderung des Hergangs. Wann bemerkte der Kranke welche Symptome, wann suchte er zuerst den Arzt auf?

Klinisches Bild. Das klinische Bild ist je nach der Eintrittspforte und Größe des Fremdkörpers sehr verschieden. Eine Perforation durch die Bindehaut kann leicht übersehen werden, wenn man nicht die Lider vom Auge abzieht und den Patienten entsprechende Blickbewegungen ausführen läßt, um einen möglichst großen Teil des Auges zu übersehen. Bei größeren Wunden sieht man die Blutung der Bindehaut, ein Klaffen und entsprechende Quellung der Hornhaut. In der Wunde kann Aderhautgewebe liegen oder gallertiger Glaskörper vermischt mit Blut. Bei einer größeren Verletzung ist durch den Abfluß von Kammerwasser und Glaskörper das Auge matschweich und kollabiert. Die Verletzung der Iris erkennt man an der Entrundung der Pupille, die Verletzung der Linse kann sich schon früh als Linsentrübung zeigen. Falls die brechenden Medien (Hornhaut und Linse) noch klar sind, kann man mit dem Augenspiegel Verletzungen der Netzhaut selten direkt sehen, meist sind sie durch eine Blutung im Glaskörper verdeckt.

Erste Hilfe. Bei eindeutig erkennbarer perforierender Verletzung des Auges soll der sofortige Transport in die nächste Augenklinik veranlaßt werden. Man gibt einen sterilen → Verband (S. 70), keine Salben!

Auch bei dem bloßen Verdacht auf eine perforierende Verletzung (typische Anamnese: Hammer und Meißel) muß der Kranke noch am selben Tag zum Facharzt zur Röntgenuntersuchung gebracht werden. Schon am nächsten Tag kann das Auge durch Infektion verloren sein.

Gefahren der perforierenden Verletzung. Bei einer Perforation mit Fremdkörper im Augeninnern muß der Fremdkörper so rasch wie möglich entfernt werden, weil ihm Keime anhaften und er außer der Infektion auch Spätschäden verursacht. Eisenhaltige Fremdkörper führen zu einer Verrostung des Augeninnern, durch kupferhaltige Fremdkörper entsteht ein Glaskörperabszeß. Der Augenarzt lokalisiert zunächst die Lage des Fremdkörpers durch spezielle Röntgenaufnahmen und entfernt magnetisierbare Fremdkörper mit dem Magneten. Die Entfernung nichtmagnetisierbarer Fremdkörper aus Kupfer, Blei, Aluminium, Glas oder Holz kann außerordentlich schwierig sein. Weitere Gefahren außer der Infektion: Blutung im Augeninnern, entrundete Pupille und entsprechende Blendung, Wundstar, Trübung des Glaskörpers durch Blutung, Netzhautablösung, als Spätschaden Glaukom. Bei erheblichem Verlust von Glaskörper kann es später zur Schrumpfung (Phthisis) kommen. Bei langdauernder Entzündung nach einer perforierenden Verletzung kann eine schwere Aderhautentzündung des zweiten, unverletzten Auges entstehen, die sogenannte sympathische Ophthalmie. Diese gefürchtete Erkrankung führt dann nicht selten zur Erblindung des unverletzten Auges.

1.4 Autounfall: Verletzung der Lider oder Tränenröhrchen
(mit oder ohne perforierende Verletzung des Auges)

Typische Vorgeschichte. Besonders häufig sind schwere Verletzungen der Lider und der Tränenröhrchen durch die Windschutzscheibe bei nicht angeschnallten Verkehrsteilnehmern. Starke Blutung!

Klinisches Bild. Je nach Ausmaß der Verletzungen können die Lider nur kleine Einrisse der Lidkante zeigen oder schwerste Substanzdefekte, die den operierenden Augenarzt zwingen, mühsam wie bei einem Puzzlespiel die einzelnen Teile des Lides wieder in die normale Lage zu bringen und zu vernähen. Stets entsteht eine erhebliche Blutung neben den sonstigen Gewebszertrümmerungen. Verletzungen der Tränenröhrchen werden durch die Schwellungen der Weichteile oft übersehen. Man muß den Verdacht auf eine Verletzung der Tränenröhrchen immer dann haben, wenn Verletzungen im Gesicht in der Nähe des nasalen Lidwinkels entstehen.

Erste Hilfe. Steriler → Verband (S. 70), keine Nähte, keine Salben! Sofortige Weiterleitung zum nächsten operierenden Augenarzt.

Mögliche Folgen. Jede Verletzung durch die Lidkante hinterläßt bei nicht sachgemäßer Versorgung eine kosmetisch sehr störende Narbe (Abb. 2). Eine Verletzung der nasal verlaufenden Tränenröhrchen ist bei primärer Versorgung durch den Facharzt meist gut zu beheben, dagegen bei unsachgemäßer Erstversorgung später außerordentlich schwierig wieder herzustellen. Folge: Sehr störendes Tränenträufeln. **Zur Erstversorgung von Gesichtsverletzten muß der Facharzt hinzugezogen werden!**

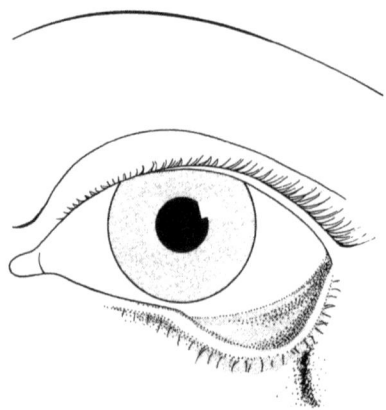

Abb. 2. Narbenektropium nach unsachgemäßer Erstversorgung einer Lidkantenverletzung. Folge: Dauernde Bindehautreizung mit Tränenträufeln

1.5 Beim Schleifen: Hornhautfremdkörper

Typische Anamnese. Beim Schleifen oder Hämmern flog dem Arbeiter ein Fremdkörper in die Hornhaut. Hornhautfremdkörper kommen bei Fabrikarbeit oder in staubiger Gegend sehr häufig vor. Auch der praktische Arzt sollte sie entfernen können.

Klinisches Bild. Bei einem frischen Hornhautfremdkörper sind die typischen Verletzungsfolgen der Hornhaut, nämlich Tränenfluß und Fremdkörpergefühl, ein deutlicher Hinweis. Wenn der Fremdkörpereinflug schon einige Tage alt ist, können diese subjektiven Beschwerden nachgelassen haben. Der Arzt muß sich überzeugen, daß keine Perforation vorliegt: Ist das Augeninnere reizfrei? Besteht keine wesentliche Lichtscheu? Ist der Augeninnendruck bei Palpation (S. 13) nicht herabgesetzt? Die Sehschärfe ist meist unverändert, außer wenn der Hornhautfremdkörper genau vor der Pupille sitzt.

Behandlung. → Tropfanästhesie (S. 69). Der Patient soll sitzen und den Hinterkopf gegen eine Kopfstütze legen, oder er soll liegen. Der Arzt soll gleichfalls sitzen und seine Hände am Kopf des Patienten so abstützen, daß er im Falle einer ungeschickten Bewegung des Patienten ihn mit dem Instrument zur Fremdkörperentfernung nicht in das Auge stechen kann, sondern die Hand mit dem Kopf des Patienten bewegen muß (Abb. 3). Man entfernt den Fremdkörper durch vorsichtiges Hebeln mit einem → Hohlmeißel (S. 50). Eine Fremdkörpernadel, wie sie der Augenarzt hat, sollte der Arzt für Allgemeinmedizin wegen der Verletzungsgefahr nicht verwenden. Auch den Rostring, der sich um eisenhaltige Fremdkörper innerhalb von einem Tag bereits bildet, entfernt man. Dies ist leicht auszuführen, da die Hornhaut im Gebiet des Rostringes sulzig ist. Der Arzt trägt hierbei eine → Lupenbrille (S. 50).

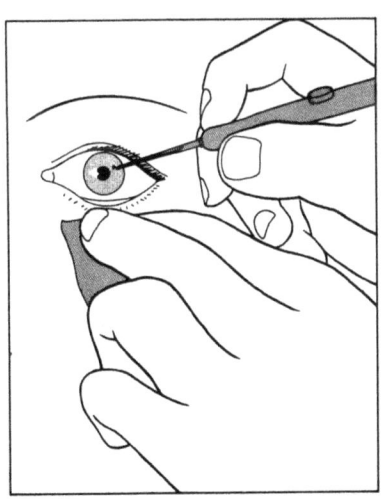

Abb. 3. Fremdkörperentfernung aus der Hornhaut mit dem Hohlmeißel. Die Hand ist an der Stirn abgestützt, damit bei einer plötzlichen Kopfbewegung des Patienten keine Verletzung möglich ist. Der Kopf des Patienten ist fest gegen eine Stütze angelehnt. Das Instrument wird dem Auge mehr von der Seite als von vorn genähert

Man sagt dem Patienten, daß der Fremdkörperschmerz nach 30 min wiederkommen wird, weil dann die Tropfanästhesie abgeklungen ist, und ein Hornhautdefekt immer schmerzhaft ist. **Man gibt aber dem Patienten kein Anästheticum mit, da dieses die Heilung des Substanzdefektes verzögert.** Einstreichen einer desinfizierenden Salbe (z. B. Irgamid-Augensalbe, Nebacetin-Augensalbe) → Verband (S. 70). Der Patient muß zur Nachschau kommen. Auf die Karteikarte gehört die Notiz „wiederbestellt" oder „überwiesen" hinein, da es wiederholt vorgekommen ist, daß Patienten mit späteren Komplikationen behaupteten, vom Arzt nicht wiederbestellt worden zu sein. Die Behandlung ist erst beendet, wenn das Epithel geschlossen ist. Dies erkennt man durch Anfärben mit → Fluorescein (S. 68). Solange noch ein Epitheldefekt vorhanden ist, besteht auch die Gefahr des Hornhautgeschwürs.

Bindehautfremdkörper sind viel leichter zu entfernen, da sie in der Regel nicht eingebrannt sind und nicht fest haften. Mit oder ohne Tropfanästhesie kann man sie mit einem Wattestäbchen oder einem Zellstofftupfer im allgemeinen leicht herauswischen, möglichst in Richtung zum nasalen Lidwinkel. Bei Bindehautfremdkörpern unter dem Oberlid muß man das Oberlid → ektropionieren (S. 67).

1.6 Nach Schweißen, Höhensonne, Hochgebirge: „Verblitzt" Oberflächliche Hornhautverletzungen

Typische Angaben. „Sehr starkes Fremdkörpergefühl, starker Tränenfluß; Schmerzen, als wäre Sand im Auge."

Befund. Eine Abschürfung der Hornhautdeckschicht nennt man Erosio (Abb. 4). Wegen der starken Versorgung der Hornhaut durch die sensiblen Fasern des Nervus V/1 ist jede Hornhautverletzung sehr schmerzhaft und führt zu einem starken reflektorischen Tränenfluß. Lider und Bindehaut können angeschwollen sein. Wenn man die Lider passiv öffnet, entleert sich ein Schwall von gestauten Tränen. Der Kranke kann das Auge kaum öffnen, er versucht krampfhaft die Lider zu schließen. Bei einer größeren Erosio sieht man eine leichte Grauverfärbung um die Abschürfung herum durch Quellung der Hornhaut an den Rändern der Erosio. Bei multiplen Erosionen kann die Hornhautoberfläche mattgrau erscheinen. Einzelne kleine Erosionen können mit dem bloßen Auge kaum sichtbar sein und erst nach Anfärben mit → Fluorescein (S. 68) sichtbar werden.

Ursachen. Durch Ultraviolettschäden (Schweißen oder Höhensonne ohne Schutzbrille) entstehen multiple Erosionen. Im Gebirge spricht man von der „Schneeblindheit", jedoch ist Schnee nicht unbedingt nötig, er reflektiert lediglich das ultraviolette Licht der Höhenstrahlung vermehrt. Ultraviolettschäden können auch bei bedecktem Himmel im Gebirge entstehen oder wenn man aus einiger Entfernung beim Schweißen zuschaut. Diese Schäden pflegen sich erst nach einigen Stunden zunehmend stark bemerkbar zu ma-

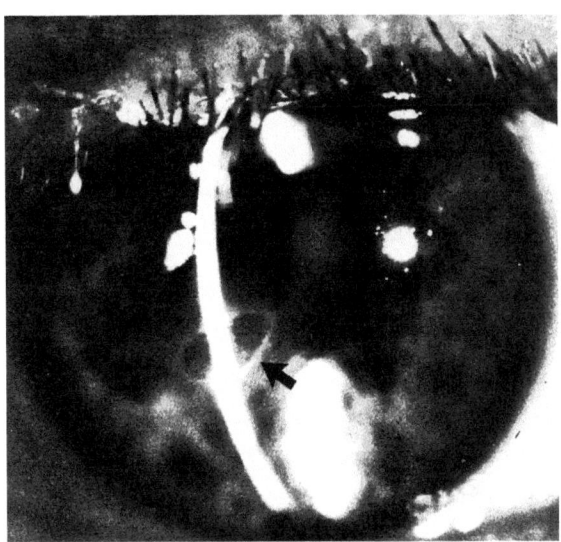

Abb. 4. Erosio. Die Verletzung des Hornhautepithels sieht man am besten nach Anfärben mit Fluorescein. Stets starke Schmerzen, Lichtscheu, Tränenfluß, krampfhafter Lidschluß

chen: Der Arbeiter erscheint **abends** bei dem Arzt, weil er wegen der zunehmenden Schmerzen nicht einschlafen kann. Er sagt, er habe sein Auge „verblitzt". Ähnlich sehen die in der Hornhautmitte liegenden multiplen Erosionen aus, die nach zu langem Tragen einer Haftschale oder beim ungeschickten Einsetzten der Haftschalen entstehen: Der Patient hat abends vergessen, seine Haftschale herauszunehmen, oder er hatte Reste von Nicotin oder Parfüm an den Fingern. Größere Erosionen entstehen, wenn die Mutter ihr Kind auf dem Arm hält und dieses ihr ins Auge greift, oder wenn dem Gärtner ein Zweig an das Auge schnellt.

Behandlung. Die Probleme bei der Behandlung sind: Vermeiden einer Infektion bis zur Wiederherstellung des Hornhautepithels und Schmerzbekämpfung. Man darf trotz der Schmerzen keine → Lokalanästhetica (S. 50) dem Kranken mitgeben oder verschreiben, weil diese die Epithelisierung des Defektes verhindern. Man gibt desinfizierende Salben, wie z.B. Noviform-Augensalbe. Am raschesten heilt eine Erosio beim Zubinden des Auges. Der Rat, auch das andere Auge geschlossen zu halten, damit sich das verletzte Auge nicht unter dem Verband bewegt, wird meist schlecht befolgt. Deshalb soll man bei Unruhe, bei starken Schmerzen und schlechter Heilungstendenz Bettruhe verordnen und beide Augen für 24 Std. zubinden. Gewöhnlich ist schon am nächsten Tag die Erosio geheilt. Gegen orale Gabe von Schmerz- oder Beruhigungsmittel ist nichts einzuwenden.

1.7 Beim Raufen, nach schwerer Prellung: Bruch des Orbitabodens

Typische Vorgeschichte. Erhebliches stumpfes Trauma, z. B. Faustschlag auf das Auge.

Klinisches Bild. Neben Weichteilquetschungen oder Wunden und Hämatomen ist charakteristisch die Bewegungseinschränkung des Auges, meist beim Blick nach oben.

Ursachen. Durch die plötzliche Steigerung des Druckes im ganzen Orbitainhalt entsteht ein Bruch des Orbitabodens, der zugleich das Dach der Kieferhöhle ist. In den Bruchspalt klemmt sich ein Muskel ein, meist der Rectus inferior. Die Aufwärtswendung des Auges ist dadurch mechanisch behindert. Auf dem Röntgenbild ist die Einstülpung von Orbitainhalt in die Kieferhöhle oft nur sehr schlecht zu sehen (typisch: „hängender Tropfen").

Behandlung. Transport in die nächste Klinik für die operative Zusammenarbeit von Augenarzt und HNO-Arzt. Man darf nicht warten, bis die Hämatome und sonstigen Folgen der Prellung abgeheilt sind. In den ersten Tagen läßt sich der eingeklemmte Muskel in den Bruchlinien relativ leicht befreien. Nach 5 Tagen Einklemmung läßt sich die Muskelfunktion nicht wieder herstellen.

1.8 Beim Spielen: Augenverletzungen bei Kindern

Kinder fügen sich beim Spielen manchmal sehr schwere Augenverletzungen zu. Besonders oft kommt es vor, daß sie beim Spiel mit Pfeil und Bogen das Auge eines anderen Kindes treffen. Schwerste Verletzungen durch Stich mit der Schere, mit Messer oder spitzem Spielzeug kommen vor. Die Torheit, sich mit Raupen zu bewerfen, kann schwerste Augenverletzungen bis zur Erblindung zur Folge haben, weil manche Raupen Haare mit Widerhaken haben, die beim Aufprall auf das Auge abbrechen und allmählich immer tiefer in das Auge wandern, in dem sie schwerste Entzündungen bis zur Erblindung verursachen können. Alle Kinder mit Augenverletzungen müssen dem Facharzt sofort überwiesen werden.

Bei der *Anamnese* ist daran zu denken, daß Kinder aus einem falsch verstandenen Ehrgefühl heraus oder aus Furcht vor Strafe oft keine oder falsche Angaben über die Ursache der Verletzung machen.

Seltene Verletzungen

1.9 Im Büro: Die Tintenstiftverätzung

Vorgeschichte. Bei Büroangestellten kann versehentlich ein Stückchen Tintenstiftmine in den Bindehautsack gelangen. Selten ist das absichtliche Einbringen bei Psychopathen zu beobachten.

Klinisches Bild. Sehr auffallende, bläulich-violette Verfärbung der Bindehaut, am intensivsten an der Stelle der Mine.

Erste Hilfe. Man entfernt die Mine mit der Pinzette und spritzt 1 ml Vitamin C-Lösung subkonjunktival, das auch alle 5 min auf die Hornhaut getropft wird. Es reduziert das alkalische Methylviolett. Bei Gewebsnekrosen Facharztüberweisung.

Folgen. Bei längerem Verweilen der Mine können tiefe Nekrosen entstehen.

1.10 Bei Sonnenfinsternis: Die Maculaverbrennung

Typische Vorgeschichte. Sonnenfinsternis beobachtet, danach bleibendes undeutliches Sehen im Fixierpunkt (zentraler Gesichtsfeldausfall).

Klinisches Bild. Anfangs Ödem, später Narbe in der Macula lutea, weil die Sonnenstrahlen bei Beobachtung durch ein ungenügend geschütztes Auge in der Macula focussiert werden. Hier entsteht also die gleiche Lichtcoagulation, wie man sie künstlich zum Verschluß von peripheren Netzhautlöchern verwendet.

Vorbeugung. Sonnenfinsternis nur durch geschwärzten Röntgenfilm beobachten, nicht mit gewöhnlicher Sonnenbrille.

Behandlung. In frischem Zustand Cortison systemisch hoch dosiert, z. B. oral jeden 2. Tag 120 mg Fluocortolon (Ultralan) unter Antibioticaschutz und Schutz der Magenschleimhaut (Phosphalu-Gel). Kontraindikationen beachten! Im Narbenzustand ist keine Besserung möglich.

1.11 Im Krieg: Die Phosphorverbrennung

Diese Verbrennung war im Zweiten Weltkrieg durch Brandbomben häufig. Sie wird hier erwähnt, weil Phosphorverbrennungen auch in der Industrie vorkommen können, wenn z. B. keine Schutzbrille getragen wurde. Man gibt nasse Umschläge zum Luftabschluß, weil Phosphor bei Luftzutritt brennt. Der Facharzt behandelt mit Kupfervitriol 1–3%.

2 Schmerzen und Sehverschlechterung

2.1 Allgemeines

In den folgenden Abschnitten ist von Schmerzen *ohne* Verletzungen die Rede. Schmerzen durch Verletzungen werden im Kapitel 1 besprochen. Die Angaben des Kranken über die Art der Schmerzen muß fast immer durch zusätzliche Fragen geklärt werden, die sich aus den Beschreibungen der folgenden Krankheitsbilder ergeben. Auch die Frage nach einer Sehstörung und nach deren Besonderheiten gehört zu der anamnestischen Klärung *vor* der Untersuchung. Kopfschmerzen werden hier nur soweit besprochen, als sie vom Auge ausgehen oder das Sehvermögen wesentlich betroffen ist.

2.2 Akutes Winkelblockglaukom (Glaukomanfall, akutes Glaukom)

Typische Angaben. Die subjektiven Symptome des akuten Glaukomanfalls und dementsprechend die Angaben des Patienten oder seiner Angehörigen können außerordentlich wechselnde Grade haben. Bei einem schweren Anfall kann die typische Praxissituation so aussehen: Bei dem Arzt klingelt abends ein aufgeregter Mann von etwa 55 Jahren und ruft ihn zu seiner Frau, weil diese seit 1–2 Tagen sehr starke Kopfschmerzen hat und seit einigen Stunden erbricht. Der Arzt findet eine 50jährige Frau, die wegen ihrer Schmerzen kaum Antwort gibt, erbrochen hat und über rasende Kopfschmerzen klagt. Zwei Fehldiagnosen sind möglich, wenn man nicht an das → Palpieren (s. S. 13) der Augen denkt: „Hirndruck-Syndrom" oder „akutes Abdomen". Dieses Beispiel wurde gewählt, weil akute Glaukomanfälle bei Frauen häufiger sind als bei Männern und besonders gehäuft in den mittleren Lebensjahren, zwischen 40 und 60, vorkommen.

Bei weniger heftigen Anfällen gibt der Kranke meist **einseitige Kopfschmerzen** an, die besonders oft **in der Stirn** oder **im** oder **hinter dem Auge** lokalisiert werden, die aber auch in den Kopf oder in die Zähne ausstrahlen können. Zum Krankheitsbild gehört eine **Sehverschlechterung** durch Hornhautödem, die dem Kranken aber manchmal nicht auffällt, wenn er es unterläßt, während des Glaukomanfalles das gute Auge zu schließen. Glaukomanfälle ohne subjektive Symptome kommen selten vor.

Klinisches Bild. Das Auge der erkrankten Seite zeigt eine Rötung der Bindehaut durch Stauung der Gefäße, auch eine tiefe pericorneale Rötung. In typischen Fällen sieht man eine hauchige graue Stippung der Hornhautoberfläche (Ödem). Mit der Taschenlampe kann man bei einiger Übung erkennen, daß die → Vorderkammer flach (S. 56) ist.

Untersuchung. Die wichtigsten Untersuchungsinstrumente zum Erkennen des akuten Glaukomanfalles hat man immer bei sich: den rechten und linken Zeigefinger. Man läßt den Patienten nach unten blicken, legt den eigenen linken und den rechten Zeigefinger nebeneinander auf das Oberlid des Patienten und palpiert nicht allzu zaghaft die Härte des Bulbus durch das Oberlid (Abb. 5). Zum Vergleich dient das andere Auge des Patienten oder das eigene Auge des Arztes. Ein gesundes Auge fühlt sich weder matschweich noch steinhart an. Im akuten Glaukomanfall fühlt sich auch für den Ungeübten das erkrankte Auge steinhart an. Die Sehverschlechterung prüft man grob bei → Abdecken des guten Auges (S. 59).

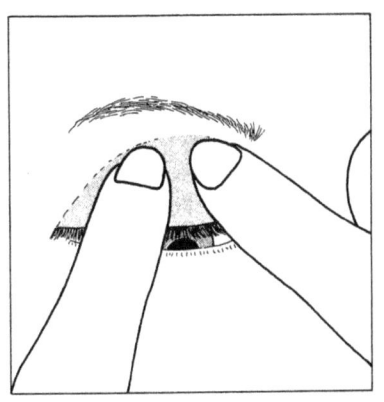

Abb. 5. Palpieren. Der rechte und der linke Zeigefinger palpieren das Auge durch das Oberlid hindurch, während der Patient nach unten blickt. Nur der Tasteindruck „steinhart" ist verwertbar und spricht für sehr hohen Druck. Leichte Drucksteigerungen sind mit dem Palpieren nicht erkennbar! Zum Vergleich dient das eigene Auge

Behandlung. **Der Arzt für Allgemeinmedizin soll die Behandlung sofort beginnen und gleichzeitig den sofortigen Transport zum Facharzt veranlassen.**

Die Behandlung beginnt mit dem mehrmaligen Eintropfen von 0,5%iger Pilocarpinlösung in den Bindehautsack (z. B. Borocarpin 0,5% alle 10 min, 1 Std. lang), oral 500 mg des Carboanhydrasehemmers Acetazolamid (Glaupax, Diamox), bei Erbrechen die gleiche Menge intravenös. Gegen die Schmerzen kann man ein entsprechendes Mittel geben, möglichst gleichzeitig auch ein Sedativum. Ein Glas (20 ml) Weinbrand oder entsprechende andere Formen von Alkohol wirken beruhigend, schmerzlindernd und drucksenkend. Nur wenn ein Facharzt in den nächsten Stunden nicht erreichbar ist, führt man die sonst von diesem vorgenommene Therapie weiter: intravenöse Infusion einer 20%igen Mannitlösung (250 ml) bei Erbrechen, oder, falls kein Erbrechen vorliegt, 1,2 ml/kg Körpergewicht Glycerin oral, zur Geschmacksbesserung möglichst mit Zitronensaft und eisgekühlt.

Ursachen. Ein akuter Kammerwinkelverschluß entsteht nur in Augen mit flacher Vorderkammer (s. S. 56). Besonders oft kommt ein enger Kammerwinkel bei Kurzbau des Auges (Hypermetropie) vor. Eine medikamentöse Erweiterung oder eine starke Verengung der Pupille können den Verschluß auslösen, ferner seelische Erregungen. Die auslösende Ursache bleibt jedoch bei rund 75% aller Anfallsglaukome unklar. Im Anfall steigt der Augeninnendruck von normal 10–20 mm Hg auf 60–80 mm Hg. Eine Woche lang Drucksteigerung von 60–80 mm Hg kann den Sehnerv irreversibel zerstören. Der Augenarzt versucht, den Augeninnendruck medikamentös zu senken, um dann mit weniger Komplikationsgefahr operieren zu können. Falls die Drucksenkung medikamentös in 6 Std. nicht gelingt, muß man im Anfall operieren, weil Medikamente einen wiederholten Anfall nicht sicher verhindern. Auch am zweiten Auge pflegt die Vorderkammer flach zu sein. Wenn an einem Auge ein Anfall eingetreten war, sollte man das zweite Auge prophylaktisch operieren. Der Glaukomanfall kann auch ausnahmsweise an beiden Augen gleichzeitig vorkommen!

Differentialdiagnose. Eine Rötung des Auges mit Augenschmerzen und Sehverschlechterung kommt auch bei der Entzündung der Regenbogenhaut **(Iritis)** vor. Man kann die beiden Krankheitsbilder nicht verwechseln, wenn man an das hervorstechende Merkmal des akuten Glaukomanfalls, die tastbare Härte des Bulbus denkt. Bei der Iritis kann der Augeninnendruck erniedrigt, normal oder leicht erhöht sein, nie ist der Bulbus steinhart! Auch bei **Migräne** oder **Erkrankungen der Nebenhöhlen** können Kopfschmerzen oder Schmerzen in der Umgebung der Augen mit oder ohne Sehverschlechterung vorkommen. Eine **Bindehautentzündung** macht im allgemeinen keine Beschwerden, die der Patient als Augen**schmerzen** bezeichnet. Er empfindet Brennen und Lichtscheu. Falls dennoch Augenschmerzen angegeben werden und man eine Bindehautentzündung findet, sind die Überlegungen wie zu 2.4 anzustellen.

2.3 Iritis

Typische Angaben. Der Patient empfindet einen dumpfen Schmerz im oder hinter dem Auge, bei weitem nicht so heftig wie bei einem akuten Glaukomanfall, und sieht schlechter. Der Schmerz nimmt beim Blick in die Nähe zu, die Sehschärfe kann in der Nähe besonders beeinträchtigt werden.

Klinisches Bild. Die Lidspalte pflegt etwas verengt zu sein durch leichtes Herabsinken des Oberlides. Die Pupille ist am unbehandelten Auge eng, zeigt eine träge Lichtreaktion, der Patient ist lichtscheu. Der Eiweißreichtum des Kammerwassers läßt sich meistens nicht mit bloßem Auge beurteilen. Bei starker Trübung des Kammerwassers kann man jedoch mit bloßem Auge manchmal Eiweißbeschläge auf der Hornhautrückfläche erkennen. Die Entzündung des Ciliarkörpers zeigt sich als gemischte Injektion (Abb. 6): Um

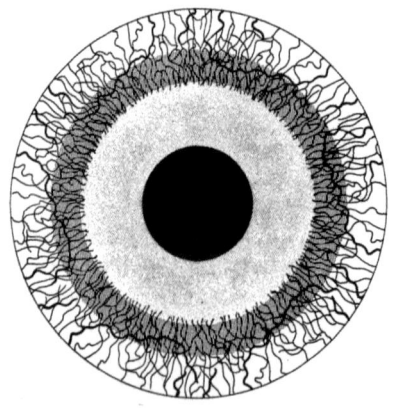

gemischte, konjunktivale und ziliare Injektion

Abb. 6. Gemischte Injektion. Livide Verfärbung um die Hornhaut herum als Zeichen einer Entzündung des Ziliarkörpers, Erweiterung der Bindehautgefäße

die Hornhaut herum ist in der Tiefe die Sklera livide verfärbt. Die Iris hat eine verwaschene Zeichnung. Bei wiederholten Entzündungen können auch Synechien mit der Linse zurückbleiben, wodurch die Pupille unregelmäßig entrundet ist. Die Mitbeteiligung des Ciliarkörpers (Cyclitis) äußert sich als dumpfer Schmerz im Auge und als Herabsetzung der Akkommodationsbreite. Bei besonderen Formen der Iritis kann es zu einer Eiteransammlung in der Vorderkammer kommen.

Behandlung. Die Behandlung ist Sache des Facharztes. Die Überweisung muß spätestens am nächsten Tag erfolgen.

Ursachen. Auf die Ursachen soll hier nur soweit eingegangen werden, wie dies den Arzt für Allgemeinmedizin interessiert. Es gibt **exogene Iritisformen,** z. B. nach perforierenden Verletzungen mit Keimeinschleppung ins Auge oder bei einem Pneumokokkengeschwür der Hornhaut. Ferner gibt es selten eine **metastatische Iritis purulenta** bei Eiterherden an anderen Körperstellen, so z. B. bei Puerperalfieber, sonstigen septischen Prozessen oder Endokarditis. Iritis kann als Komplikation bei **Toxoplasmose, Leptospirose, Canicola** oder **Streptokokkeninfekten** auftreten. Eine chronische, rezidivierende Iritis kommt bei dem **Behçet-Syndrom** vor, zusammen mit Aphthen an der Schleimhaut von Mund und Genitale. Eine Iritis gehört neben der Bindehautentzündung, der Uveitis und akuten Polyarthritis zur **Reiterschen Krankheit.** Bei dem streng einseitigen **Zoster ophthalmicus** kommt außer der Erkrankung der Lider, Bindehaut und Hornhaut auch eine virusbedingte Iritis vor. Bei der **Lymphogranulomatose** von **Besnier-Boeck-Schaumann** sowie der **Febris uveo-parotidea** von **Heerfordt** (Uveitis, Parotitis, Facialisparese) kommt Iritis vor, ferner bei Kindern bei dem **Syndrom von Still-Chauffard** (mit chronischer Polyarthritis, Milzschwellung, Lymphdrüsenvergrößerung, Anämie und bandförmiger Hornhautdegeneration) sowie bei dem **Syndrom von Bechterew-Strümpell-Marie** (fortschreitende Versteifung und Kyphose der Wirbelsäule, vorzugsweise bei Männern von 20–40 Jahren).

Eine besonders bösartige Form der Entzündung der Regenbogenhaut kommt bei der sog. **sympathischen Ophthalmie** vor, die als Folge einer chronischen Entzündung nach Durchbohrung des anderen Auges auftritt. Hierbei kommt es fast immer zu einer starken Exsudation mit dichten Glaskörpertrübungen, oft auch einer Entzündung des Sehnervs.

Die bisher genannten Formen der Regenbogenhautentzündung, die in Kombination mit anderen Krankheiten auftreten, sind insgesamt wesentlich seltener als die **häufige endogene Iritis,** die ohne erkennbare Ursachen und ohne Kombination mit anderen Krankheiten vorkommt und oft rezidiviert. Es ist zwar vielfach noch üblich, hierbei eine Durchuntersuchung nach einem Herd zu veranlassen, (Zähne, Nebenhöhlen, Tonsillen, Prostata etc.), jedoch ist bei 95% aller endogenen Iritiden diese Suche vergebens, der Augenkranke ist sonst gesund. Nur in Ausnahmefällen (weniger als 5%) findet man ein Zahngranulom oder eine sonstige Herderkrankung, deren ursächlicher Zusammenhang mit der Iritis auch dann noch fraglich ist.

Folgen. Die Verwachsungen zwischen der Iris und der Linse sowie im Kammerwinkel können ein Sekundärglaukom verursachen. Die Linse kann sich durch die veränderte Zusammensetzung des Kammerwassers trüben (Cataracta complicata).

2.4 Augenschmerzen, insbesondere nach längerer Naharbeit

Typische Angaben. Die Schmerzen werden in den Augen oder in der Stirn zwischen den Augen empfunden, oft verbunden mit Rötung der Bindehaut.

Zusätzliche Fragen. Entstehen die Schmerzen besonders nach längerer Naharbeit bei allgemeiner Ermüdung? Verschwinden die Schmerzen bei Blick in die Ferne? Haben Sie keine Schmerzen, wenn Sie ohne Glas entspannt in die Ferne blicken oder wenn Sie ein Auge abdecken?

Klinisches Bild. An den Augen ist meist kein krankhafter Befund erkennbar, nach längerer Naharbeit vielleicht eine Reizung der Bindehaut. Oft besteht eine → Exophorie (S. 24 und 53).

Ursachen. Die Beschwerden bei Naharbeit können durch Alterssichtigkeit entstehen, die durch eine Brille nicht oder nicht genügend ausgeglichen ist. Ferner können eine Übersichtigkeit (Hypermetropie) oder eine falsche oder dezentrierte Nahbrille schuld sein. Die Brille kann möglicherweise nicht mehr korrekt sitzen. Eine → Heterophorie (S. 24 und 53) kann die Ursache sein.

Behandlung. Die Behandlung ist Sache des Facharztes. Kein Eilfall.

2.5 Riesenzellen-Arteriitis

Typische Angaben. Sehr starke Kopfschmerzen, plötzliche Erblindung eines Auges. Die Krankheit kommt fast nur im hohen Alter und vorwiegend bei Männern vor.

Klinisches Bild. Die Arteria temporalis ist oft, aber nicht immer als pulsloser harter Strang sichtbar und tastbar. Typisch ist die hohe Blutsenkungsgeschwindigkeit. Keine Schmerzen am Auge. Am Augenhintergrund sieht man meist eine Schwellung der Sehnervenpapille mit verengten Arterien und Blutungen in der Gegend der Papille, das Bild eines ischämischen Infarktes. Später Übergang in Sehnervenatrophie.

Ursachen. Die gleichen pathologischen Veränderungen, die man in der Schläfenarterie bei Excision eines Stückes oft nachweisen kann, betreffen auch die Arteria ophthalmica, Aorta und die Carotiden.

Behandlung. Überweisung zum Facharzt, weil mit hohen Dosen Cortison die Erkrankung des zweiten Auges oft zu verhindern ist. Ohne sofortige Behandlung fast regelmäßig Erblindung beider Augen oft schon in 6–12 Std. Die Behandlung muß meist wenigstens 6 Monate bis zur Normalisierung der Blutsenkungsgeschwindigkeit fortgesetzt werden.

3 Sehverschlechterung mit mäßigen Schmerzen

3.1 Retrobulbäre Neuritis

Typische Angaben. Akute Sehverschlechterung innerhalb von wenigen Tagen in sehr verschiedenem Ausmaß, fast immer zunächst an einem Auge, manchmal bis zur Erblindung gehend. Dumpf drückender Schmerz hinter dem Auge, vermehrt bei Augenbewegungen oder bei Druck auf das Auge.

Zusätzliche Fragen. Haben Sie solche Perioden von Sehverschlechterung, **die einige Wochen oder Monate dauerte,** früher schon gehabt?

Klinisches Bild. Äußerlich ist dem Auge nichts Krankhaftes anzusehen, auch beim Augenspiegeln am Anfang der Erkrankung normaler Befund. Stark herabgesetztes Sehvermögen, bei Gesichtsfeldprüfung zentraler Gesichtsfeldausfall (Abb. 7).

Ursachen. Bei einer Entzündung des Sehnervs zwischen Papille und Chiasma erkrankt das papillo-maculäre Bündel. Es dauert Tage bis Wochen, ehe man mit dem Augenspiegel am Sehnerv eine krankhafte Veränderung entdeckt. Die retrobulbäre Neuritis kann von den Nasennebenhöhlen ausgehen oder ein Frühsymptom der multiplen Sklerose sein. Deshalb Überweisung zunächst zum Augenarzt, von ihm weiter zum Neurologen und HNO-Arzt.

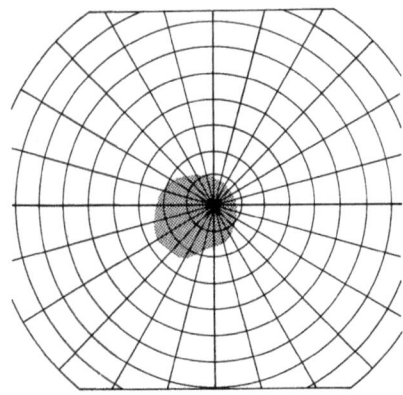

Abb. 7. Zentralskotom. Zentralskotome kommen bei Degeneration, Verletzung oder Entzündung in der Maculagegend vor, sowie bei retrobulbärer Neuritis. Hierbei kann der zentrale Gesichtsfeldausfall unterschiedlich groß und dicht sein, bis zur praktischen Erblindung im frischen Stadium

Differentialdiagnose. Die retrobulbäre Neuritis betrifft oft junge Frauen. Die Riesenzellen-Arteriitis kommt fast nur bei alten Männern vor.

3.2 Chronische Glaukomformen

Keine typischen Angaben! Die Angaben des Patienten sind meistens vieldeutig. Subjektive Symptome können bei **Glaucoma simplex** völlig fehlen. Die Krankheit wird dann durch eine Druckmessung anläßlich der Brillenbestimmung oder im späten Stadium durch die Excavation der Papille entdeckt, wenn der Patient aus anderen Gründen einen Augenarzt aufsucht. Subjektive Symptome können irreführend auf Brillenprobleme hinweisen (S. 16) oder ähnlich, aber viel weniger ausgeprägt wie bei akutem Glaukom sein: zeitweilig leichtes Druckgefühl im Auge oder in dessen Umgebung (S. 12). Bei **chronischem Winkelblockglaukom** liegen die Höhe des Augeninnendruckes und dementsprechend die subjektiven Beschwerden zwischen denen des Glaucoma simplex mit verhältnismäßig geringer Drucksteigerung und dem akuten Glaukom mit hohem Druck (S. 12). Im fortgeschrittenen Stadium kann ein Gesichtsfeldausfall auf das Leiden hinweisen (S. 26).

Behandlung. Bei unbestimmten Augenbeschwerden Überweisung zum Facharzt mit der Bitte um Druckmessung. Falls ein Facharzt nicht erreichbar ist: Durch Palpieren läßt sich eine leichte Drucksteigerung auch für den Geübten nicht erkennen! Nur die → Tonometrie (S. 66) hilft weiter.

4 Einseitige plötzliche Erblindung ohne Schmerzen

4.1 Differentialdiagnose

Differentialdiagnostisch ist an eine retrobulbäre Neuritis (S. 17) oder an eine Riesenzellen-Arteriitis (S. 16) zu denken, bei denen zum typischen Krankheitsbild zwar mehr oder weniger starke Schmerzen gehören, die aber ausnahmsweise fehlen können oder im subjektiven Erleben durch die Erblindung überlagert sind, so daß der Patient sie nicht erwähnt. Die sonstigen Ursachen werden im folgenden erwähnt: Verschluß der Zentralarterie oder der Zentralvene, Blutung in den Glaskörper bei Diabetes oder bei der Ealesschen Krankheit oder Netzhautablösung. Bei diesen Krankheiten fehlen in der Regel Schmerzen völlig.

4.2 Verschluß der Zentralarterie

Typische Angaben. Manchmal hat der Patient als Vorläufer des Zentralarterienverschlusses zeitweilige Verdunklungen des Auges bemerkt, die *Sekunden oder Minuten* dauerten (S. 22). Jetzt bemerkte er eine plötzlich auftretende, einseitige Erblindung ohne Schmerzen.

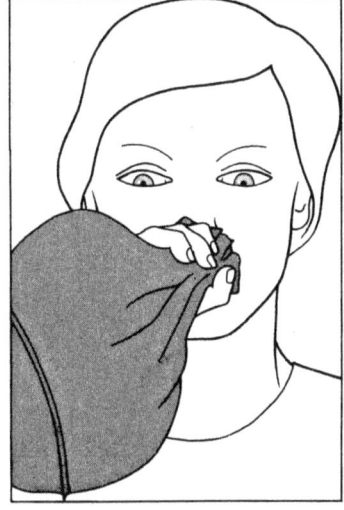

Abb. 8. Ein- und Ausatmen in eine Plastiktüte, um die Luft mit CO_2 zur Gefäßerweiterung anzureichern

Klinisches Bild. Es entsteht eine → amaurotische Pupillenstarre (S. 61). Mit dem Augenspiegel sieht man die Netzhaut grau-weiß, die Arterien sind sehr eng und können einen körnigen Zerfall der Blutsäule zeigen. Die Macula tritt oft als kirschroter Fleck hervor. Der Endzustand besteht in einer Atrophie des Sehnervs, als Komplikation kommt Sekundärglaukom vor.

Behandlung. Wenn die Erblindung weniger als 2 Std. alt ist: Eiltransport in die nächste Intensivstation einer Medizinischen Klinik. Vorher Ronicol oder Eupaverin i.v. Man läßt den Patienten in eine Tüte oder Röhre ein- und ausatmen, um die CO_2-Spannung des Blutes zu steigern (Abb. 8).

Alle therapeutischen Maßnahmen kommen aber meist zu spät, da der Kranke den Arzt gewöhnlich nicht rechtzeitig erreicht und eine fibrinolytische Therapie spätestens 2 Std. nach dem Verschluß der Zentralarterie beginnen muß, wenn sie überhaupt etwas nutzen soll. Wegen des hohen Risikos kann nur dort über die Zumutbarkeit der Behandlung entschieden werden, wo das gesamte Arsenal einer Intensivstation zur Verfügung steht. Der Arzt für Allgemeinmedizin und der Augenfacharzt können die fibrinolytische Therapie nicht ausführen oder selbst verantworten. Wenn der Zentralarterienverschluß älter als 2 Std. ist, kann die Behandlung unterbleiben, da sie aussichtslos ist.

4.3 Verschluß der Zentralvene

Typische Angaben. Plötzliche, sehr erhebliche Sehverschlechterung. Im Gegensatz zum Verschluß der Zentralarterie sind meistens noch Gesichtsfeldreste in der Peripherie vorhanden. Das Ausmaß der Sehverschlechterung hängt von der Ausdehnung der Netzhautblutungen und der hämorrhagischen Infarzierung der Netzhaut ab.

Klinisches Bild. Mit dem Augenspiegel sieht man alle Venen prall erweitert und geschlängelt, die Papille ist ödematös und von radiären Blutungen umgeben, die bis in die Peripherie reichen. Die Grenzen der Papille können in dem Ödem verschwinden. Falls zusätzlich Diabetes besteht, sieht man die entsprechenden Gefäßveränderungen (Blutungen, fettige Degenerationen). Wenn es sich um eine Astvenenthrombose handelt, klagt der Patient über eine plötzliche einseitige Erblindung nur dann, wenn viele Blutungen im Gebiet der Macula lutea eintreten. Sonst fällt ihm in der Regel nur ein Gesichtsfeldausfall auf.

Behandlung. **Transport in die nächste Augenklinik noch am gleichen Tag.** Es gelten die gleichen Überlegungen zum Risiko der Fibrinolyse, wie in 4.2 geschildert. Die Behandlung des Grundleidens (Hypertonie mit oder ohne Diabetes) muß zwischen Augenarzt und Allgemeinarzt oder Internist abgestimmt werden. Als Komplikation kommt oft Sekundärglaukom vor.

4.4 Glaskörperblutung

Typische Angaben. Plötzlich ist ein Schleier vor dem Auge entstanden. Der Schleier kann mehr oder weniger durchsichtig sein, eine rötliche Farbe haben oder nahezu bis zur Erblindung dicht sein.

Weitere Fragen. Sind Sie zuckerkrank? Hatten Sie schon öfter solche Glaskörperschleier, die wieder verschwanden?

Klinisches Bild. Bei der Glaskörperblutung sieht man mit dem Augenspiegel eine mehr oder weniger dichte Trübung. Der Augenhintergrund kann teilweise oder gar nicht mehr sichtbar sein.

Differentialdiagnose, Behandlung. Die häufigsten Ursachen einer Glaskörperblutung sind: diabetische Netzhautveränderungen, Einriß der Netzhaut mit Zerreißen eines Blutgefäßes als Zeichen einer beginnenden Netzhautablösung, Blutung bei der Ealesschen Krankheit, bei Venenverschluß oder Gefäßmißbildungen. **Man überweist den Patienten zum Augenarzt.** Dieser verordnet Ruhigstellen der Augen durch → Lochbrille (S. 77), ferner Medikamente, von denen man sich eine Abdichtung der Gefäße verspricht, wie z. B. Dexium. Nach Aufhellung des Glaskörpers sucht der Augenarzt mit dem Augenspiegel und dem → Dreispiegelglas (S. 73) nach Ort und der Ursache der Blutung.

4.5 Netzhautablösung

Typische Angaben. „Ohne Schmerzen bemerkte ich eine Einengung des Gesichtsfeldes: wie eine Mauer von unten bzw. wie ein Vorhang von oben, die rasch größer wurden. Plötzlich habe ich auch geradeaus viel schlechter gesehen!"

Zusätzliche Fragen. Haben Sie in der Peripherie Lichtblitze wahrgenommen? Haben Sie vor dem Beginn der Gesichtsfeldeinschränkung einen Schwarm von schwarzen Mücken oder dichte Glaskörperschwaden bemerkt? Sind Sie kurzsichtig?

Klinisches Bild. Das Auge ist äußerlich reizfrei. Mit dem Augenspiegel erkennt man im durchfallenden Licht ohne Lupe bei erweiterter Pupille bei bestimmten Blickrichtungen des Patienten, daß das zurückfallende Licht nicht mehr rot ist, sondern dunkel bzw. grau wird. Dies kommt auch bei Melanoblastom vor (S. 26) sowie bei Kindern bei Retinoblastom (S. 44). Bei näherer Untersuchung erkennt man den welligen Verlauf der Netzhautgefäße, die abgehobene Netzhaut als grauen Bezirk, der oft bei Augenbewegungen schwappt (Abb. 9). Prinzipiell kann die Netzhautablösung in jeder Richtung liegen, besonders häufig ist jedoch ein Riß im temporal-oberen Quadranten die Ursache der dort liegenden Ablösung. Da der Patient das Bild umgekehrt wahrnimmt, entspricht dem subjektiven Eindruck einer „Mauer von unten" objektiv eine Ablösung in der oberen Hälfte.

Ursachen. Besonders oft kommt eine Netzhautablösung bei mittlerer Myopie (3–8 dptr) durch periphere Degenerationen der Netzhaut vor. Der Einriß in der Peripherie wird subjektiv als Lichtblitze wahrgenommen. Wenn ein Gefäß dabei zerreißt und eine kleine Glaskörperblutung entsteht, sieht der Patient

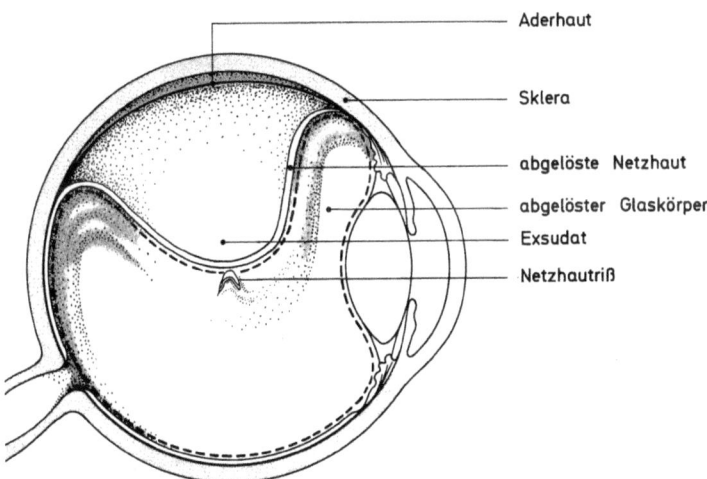

Abb. 9. Netzhautablösung. Die Netzhaut ist als schwappende Blase vorgewölbt und zeigt einen Riß, der nur bei sehr sorgfältiger Untersuchung mit dem Augenspiegel zu finden ist. Hinter der Netzhaut Transsudat und verflüssigter Glaskörper

einen Schwarm von schwarzen (oder rötlich schimmernden) Mücken oder Glaskörperschwaden. Die in der Peripherie entstehende Ablösung kann subjektiv zunächst unbemerkt bleiben. Die plötzliche Verschlechterung des Sehens beim Blick geradeaus entspricht der dann folgenden Ablösung der Netzhautmitte.

Behandlung. Sofortige Überweisung zum Augenarzt zur Operation (S. 76).

5 Plötzliche beiderseitige Erblindung

Die plötzliche beiderseitige Erblindung kommt glücklicherweise nur sehr selten vor. Typische Angaben gibt es deshalb nicht. Man muß an **Urämie** und **Eklampsie** denken, die kaum je übersehen werden dürften. Bei sonst gesunden Menschen kommt eine Vergiftung mit **Methylalkohol** in Frage. Man muß also nach dem Genuß von selbsthergestellten alkoholischen Getränken fragen und dann auch den Amtsarzt oder die Polizei einschalten, um die Quelle dieses giftigen Getränkes zu verstopfen und andere Menschen vor dem Schicksal der Erblindung zu bewahren. Schließlich kommt noch eine Rindenblindheit durch **Calcarina-Apoplexie** vor. Außerordentlich selten werden die unter 4 genannten Ursachen der einseitigen Erblindung an beiden Augen gleichzeitig vorkommen. Ein beiderseitiger Glaukomanfall ist weniger selten, unterscheidet sich aber von den hier besprochenen Erblindungsarten durch die subjektiven Symptome (S. 12).

In jedem Fall muß der Erkrankte sofort in die nächste Klinik transportiert werden, wo der Augenfacharzt, Neurologe und Internist die Klärung und Therapie gemeinsam übernehmen.

6 Plötzlicher, wiederholter Sehverlust für einige Sekunden bis Minuten

Typische Angaben. Vorübergehende, plötzliche Verdunklungen eines Auges, die einige Sekunden bis Minuten dauern und bis zur Erblindung in dieser Zeit gehen können. Manchmal kommen dabei Parästhesien oder muskuläre Schwäche in Arm oder Bein der Gegenseite vor.

Ursachen. In Verbindung mit den Parästhesien ist eine Erkrankung der Carotis mit verminderter Durchblutung wahrscheinlich (Thrombose oder Arteriosklerose). Um **orthostatische Beschwerden** handelt es sich wahrscheinlich, wenn der Patient diese Beschwerden nach Aufsitzen aus dem Liegen angibt. Auch bei Erkrankungen der Arteria basilaris kommen vorübergehende Verdunklungen oder Schwindel und Doppelbilder vor. Die Symptome können auch im Anfang einer Riesenzellen-Arteriitis auftreten (S. 18).

Behandlung. Stets müssen Augenarzt und Neurologe hinzugezogen werden.

7 Allmähliche Abnahme der Sehschärfe

Zusätzliche Fragen. Ist die Sehschärfe nur für die Ferne schlechter geworden oder nur für die Nähe oder in der Ferne **und** in der Nähe? Ist die Abnahme der Sehschärfe innerhalb von wenigen Tagen oder im Laufe der Monate erfolgt?

Differentialdiagnostische Überlegungen. Eine allmähliche Abnahme der Sehschärfe nur für die Ferne bei Personen bis 20 Jahren spricht für eine Zunahme der Kurzsichtigkeit. Eine allmähliche Abnahme der Sehschärfe nur für die Nähe bei Personen über 40 Jahren spricht für eine Zunahme der Alterssichtigkeit. Falls der Patient hypermetrop ist und keine Brille trägt, fangen Lesebeschwerden schon vor dem 40. Lebensjahr an. Eine allmähliche Abnahme der Sehschärfe für die Ferne *und* für die Nähe spricht für eine Linsentrübung (Katarakt) oder eine Erkrankung der Netzhautmitte (dabei oft Verzerrtsehen). Bei einer unter der hinteren Rinde gelegenen Trübung der Linse kann diese bei Besichtigung mit der Taschenlampe fast klar aussehen. Bei einer mehr diffusen Rindentrübung gibt der Patient außer der Sehschärfenabnahme auch zusätzlich Blendungsgefühl im Hellen an. In der Sonne beschattet er die Augen mit der Hand oder trägt einen Hut mit Krempe. In der Dämmerung sieht er besser als am Tag. – Eine Degeneration der Netzhautmitte (Maculadegeneration) kann in jedem Alter vorkommen, ist aber bei Menschen jenseits des 55. Lebensjahres häufiger. Die Veränderungen in der Netzhautmitte sind für den Arzt für Allgemeinmedizin unter Umständen nur schwer zu erkennen.

Eine **plötzliche** Abnahme der Sehschärfe **in der Nähe** kommt bei Iritis vor, aber meist mit Schmerzen (S. 14), ferner bei der postdiphtherischen Akkommodationslähmung, bei Botulismus sowie bei absichtlicher oder versehentlicher Gabe eines Mydriaticums.

Behandlung. Überweisung zum Facharzt.

8 Verzerrtsehen

Typische Angaben. Gerade Linien erscheinen verzerrt, die Sehschärfe hat abgenommen.

Zusätzliche Fragen. Ist das Verzerrtsehen innerhalb von wenigen Stunden entstanden (spricht für eine Blutung in der Netzhautmitte bei Hypertonie, hoher Myopie oder Diabetes)? Ist das Verzerrtsehen in einigen Tagen entstanden (wahrscheinliche Diagnose dann: Retinopathia centralis serosa?)? Ist das Verzerrtsehen in Wochen entstanden (spricht für Maculadegeneration)?

Klinisches Bild. Mit dem Augenspiegel erkennt auch der weniger Geübte eine Maculablutung (bei Hypertonie, hoher Myopie oder Diabetes) verhältnismäßig leicht, eine Retinopathia centralis serosa aber nur schwer. Sie befällt bevorzugt Männer zwischen 20 und 50 Jahren. Der Augenarzt findet einen → Quellpunkt (S. 74) mit Hilfe der → Fluorescenzangiographie (S. 74) und kann diesen Quellpunkt mit Hilfe der → Lichtcoagulation oder mit dem → Laserstrahl (S. 74) verschließen. – Auch die Maculadegeneration kann für den wenig geübten Untersucher im Beginn nur schwer erkennbar sein. Bei fortgeschrittener Degeneration fallen weiß-gelbe Verfärbungen, teilweise auch Pigmentierungen auf, die oft scheibenförmig entsprechend der Größe der Macula angeordnet sind.

Behandlung. Überweisung zum Augenarzt, der die Behandlung der Grundkrankheiten (Hypertonie, Diabetes) veranlaßt und bei Retinopathia centralis serosa den Quellpunkt sucht und verschließt (S. 74, 76).

9 Doppeltsehen

Zusätzliche Fragen. Ist das Doppeltsehen plötzlich aufgetreten? Verschwindet es beim Schließen eines Auges?

Klinisches Bild. Bei plötzlich auftretendem Doppeltsehen durch Schwäche eines Augenmuskels weiß der Kranke nicht, welches der beiden Bilder dem wirklichen Gegenstand entspricht. Er schließt deshalb ein Auge oder dreht den Kopf in die Richtung, in der der erkrankte Muskel entlastet ist. Ist z. B. der rechte Abducens ausgefallen, den man beim Blick nach rechts innerviert, so dreht er den Kopf nach rechts, weil beim Gang geradeaus dann nur das linke Blickfeld benutzt wird, in dem keine Doppelbilder bestehen.

Untersuchung. Siehe S. 64.

Ursachen. Harmlos ist das Doppeltsehen nach Alkoholgenuß. Es handelt sich dann fast regelmäßig um eine manifest gewordene → Heterophorie (S. 53). Unter normalen Bedingungen reicht das Fusionszentrum im Gehirn, um die Tendenz zur Abweichung eines Auges im Zaume zu halten, das Schielen ist also latent (Heterophorie). Es kann manifest werden (→ Heterotropie, S. 53), wenn das Fusionszentrum durch Alkohol geschwächt ist und die Abweichungstendenz nicht mehr kompensieren kann („Silberblick"). Eine plötzliche Insuffizienz des Fusionszentrums kommt auch bei schwächenden Krankheiten sowie nach einer Gehirnerschütterung vor. Bei relativ geringer Fusionsfähigkeit und erheblicher Heterophorie kann bei stundenlangem, ununterbrochenem Lesen die Fusionskraft nicht mehr ausreichen. Die Augen brennen, das Bild verschwimmt, zeitweise sieht man doppelt.

Behandlung. Übungen der Fusion in einer → Sehschule (S. 71), notfalls Prismenbrille. Bei spontan auftretenden Augenmuskellähmungen kommen Diabetes sowie alle Erkrankungen des zentralen Nervensystems als Ursachen infrage.

Monoculare Doppelbilder entstehen z. B. bei Subluxation der Linse, wenn der Linsenäquator in die Pupille verlagert ist und der Kranke teils durch die Linse, teils an der Linse vorbeischaut, oder bei einem Abriß der Iriswurzel (Iridodialyse), so daß eine zweite periphere Pupille entsteht.

Behandlung. **Beim plötzlichen Auftreten von Doppelbildern ist stets eine augenärztliche Untersuchung nötig. Der Augenarzt wird meist den Neurologen hinzuziehen.**

10 Fliegende Mücken (Mouches volantes), Glaskörperabhebung

Typische Angaben. „Ich sehe durchsichtige Gebilde herumschwimmen, die mich irritieren! Habe ich eine schwere Augenkrankheit?"

Zusätzliche Fragen. „Fallen Ihnen die durchsichtigen Gebilde vor allem dann auf, wenn Sie Muße haben darüber nachzudenken und wenn Sie auf einen hellen Hintergrund schauen?"

Klinisches Bild. Bei den sog. Mouches volantes, auf deutsch: fliegenden Mücken, handelt es sich fast immer um harmlose Glaskörpertrübungen, die im durchfallenden Licht mit dem Augenspiegel objektiv oft kaum sichtbar sind. Manchmal sieht man auch bei Augenbewegungen des Patienten im durchfallenden Licht Trübungen herumschwimmen, besonders wenn man dabei den Spiegel mit einer Lupe kombiniert oder im Spiegel etwa + 8 dptr einstellt und entsprechend nahe an die Pupille herangeht. Man untersucht bei erweiterter Pupille im Dunkelzimmer, läßt den Patienten den Kopf ruhig halten und nur mit den Augen nach rechts/links/geradeaus schauen. Die Trübungen wirbeln dann herum und sind eher zu erkennen, als bei ruhig gehaltenem Auge. Geringfügige Trübungen sind bei kurzsichtigen Augen und im Alter häufig. Sie haben keine Krankheitsbedeutung, außer wenn ihre Zahl erheblich zunimmt (dann Untersuchung durch den Facharzt auf Einriß in der Netzhautperipherie). In der Regel ist die Selbstbeobachtung dieser Trübungen nur ein Zeichen dafür, daß der Patient viel Zeit hatte, über sich nachzudenken (z. B. Urlaub oder besondere seelische Beschaffenheit). Meistens fallen ihm diese Trübungen nur dann auf, wenn er gegen einen hellen Hintergrund (Himmel, Schneefeld, Reißbrett) beobachtet.

Hintere Glaskörperabhebung. Eine hintere Glaskörperabhebung kann von dem Patienten ganz ähnlich beschrieben werden. Bei älteren Menschen kollabiert das Glaskörpergerüst, und ein Teil seines Wassers fließt hinter die Grenzmembran zwischen Glaskörper und Retina. Dem Patienten fällt bei genauer Selbstbeobachtung eine ringförmige Trübung in der Mitte des Gesichtsfeldes auf. Bei hinterer Glaskörperabhebung empfiehlt sich eine fachärztliche

Untersuchung zum Ausschluß eines Netzhautrisses. Lichtblitze weisen auf dieses Ereignis hin.

Behandlung. Keine. Netzhautriß ausschließen.

11 Nachtblindheit

Typische Angaben. Schlechtes Sehen in der Dämmerung, in der Kindheit schon beginnend, im Alter zunehmend.

Klinisches Bild. Die häufigste Form der Nachtblindheit in Deutschland ist die **Pigmentdegeneration,** bei der man im Spätstadium eine sehr starke konzentrische Einengung des Gesichtsfeldes findet: „flintenrohrförmiges Gesichtsfeld". Mit dem Augenspiegel erkennt man schwarze Pigmentierungen in der Peripherie. Die Krankheit ist intermediär-geschlechtsgebunden erblich. Sie führt zur praktischen Erblindung, da der Kranke trotz zentral lange erhaltener Sehschärfe über jedes Hindernis stolpert.
In Europa sehr selten, in Entwicklungsländern häufig ist **Vitamin A-Mangel** der Nahrung als Ursache von Nachtblindheit bei Kindern. Die Hornhaut ist getrübt und kann in schweren Fällen einschmelzen (Keratomalacie).
Bei vielen Patienten, die in unseren Breiten über „Nachtblindheit" klagen, besteht keine der beiden genannten Krankheiten. Eine augenärztliche Untersuchung der → Dunkeladaptation kann dies klären. Es zeigt sich dann, daß der Patient tatsächlich nachts nicht abnorm schlecht sieht.

12 Lücke im Gesichtsfeld

Typische Angaben. „Beim Lesen sehe ich die Zeile darunter (oder darüber) nicht gleichzeitig! Beim Autofahren machte meine Frau mich darauf aufmerksam, daß ich einen Hund nicht bemerkt habe, der kurze Zeit später in meinem Gesichtsfeld auftauchte. Ich war nicht unaufmerksam, sondern ich habe den Hund einfach nicht gesehen!"

Untersuchung. Hier ist eine → Perimetrie (S. 75) durch den Facharzt unbedingt nötig. Die Ursachen können sehr verschieden sein. Es kann sich um Entzündungen, Blutungen oder Narben in der Netzhaut oder Aderhaut handeln, um einen Venenverschluß, um eine Netzhautablösung (Abb. 10), um ein Neoplasma (Melanoblastom) oder um Gesichtsfeldausfälle bei sonst subjektiv symptomlosem Glaucoma simplex (Abb. 11–13) handeln. Quadranten- oder Halbseitenausfälle weisen auf Störungen der optischen Leitungen hinter dem Chiasma hin. Solche Angaben sind deshalb nie leicht zu nehmen, sondern bedürfen einer Überweisung zum Facharzt, der in der Regel auch den Neurologen hinzuziehen wird.

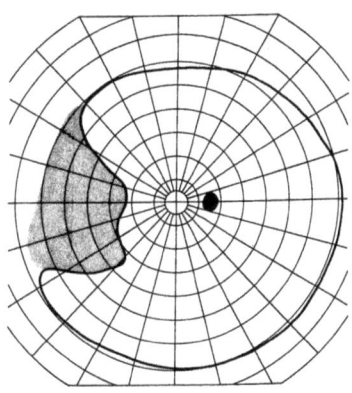

Abb. 10. Atypischer Gesichtsfeldausfall, wie er bei Netzhautablösung, Entzündungen, Neoplasmen oder Blutungen der Netzhaut vorkommt, ohne Orientierung am Faserverlauf der Netzhaut

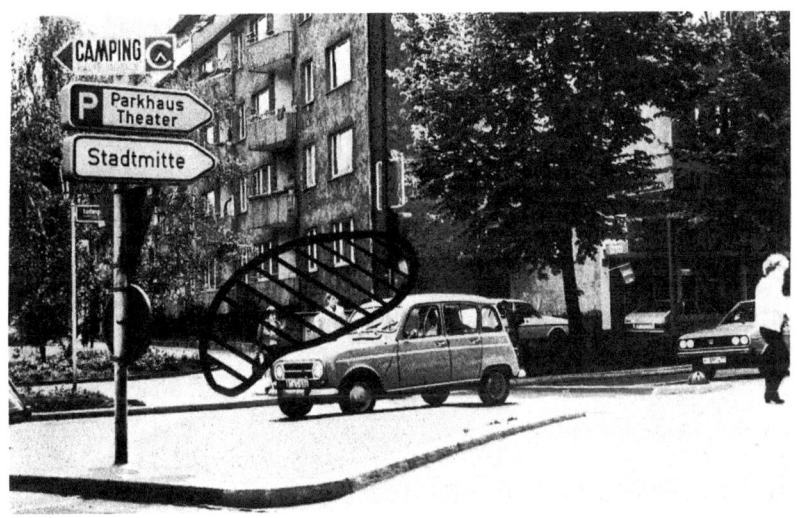

Abb. 11. Gesichtsfeldausfall bei beginnendem Glaukom. Bei ruhig gehaltenem Kopf und Blick geradeaus bemerkt der Kranke nicht, daß 2 Jugendliche auf den Zebrastreifen zugehen

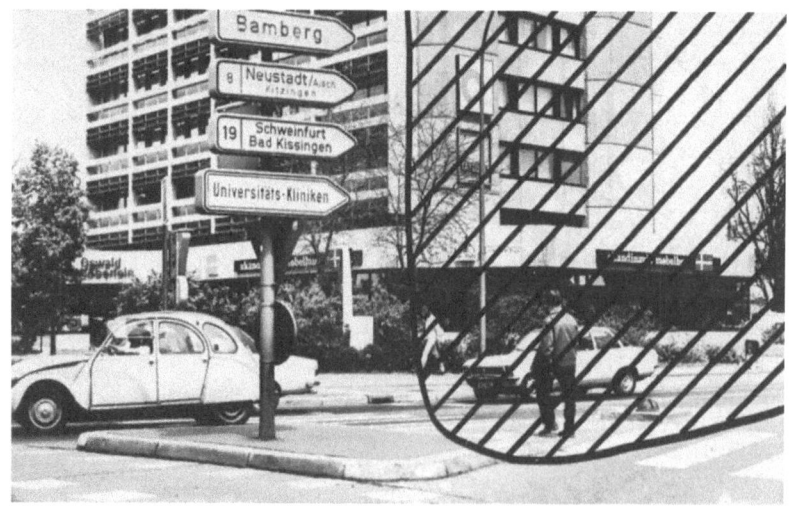

Abb. 12. Gesichtsfeldausfall bei fortgeschrittenem Glaukom. Der Glaukomkranke würde das von rechts kommende Auto und den Fußgänger auf dem Zebrastreifen nicht bemerken

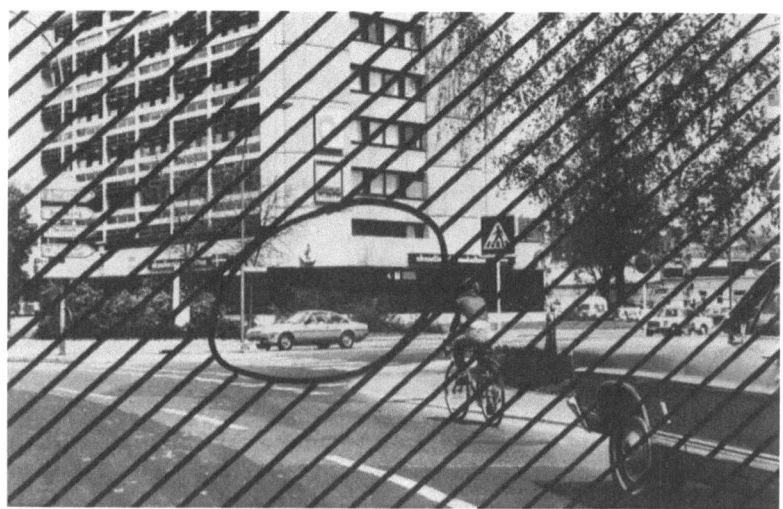

Abb. 13. Gesichtsfeldausfall im Spätstadium des Glaukoms. Die Hinweisschilder, der Radfahrer und das von rechts kommende Auto bleiben unbemerkt

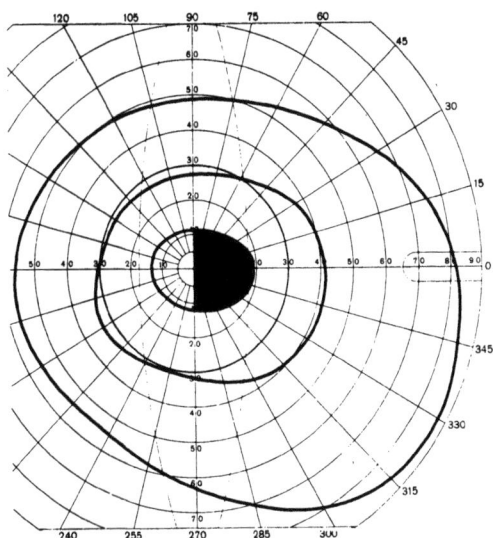

Abb. 14. Rechtsseitige Hemianopsie. Der Kranke hat erhebliche Schwierigkeiten, z. B. den Zeilenanfang beim Lesen aufzufinden

13 Plötzliche Lesestörung ohne Akkommodationsstörung

Typische Angaben. „Ich kann den Zeilenanfang nicht finden und verheddere mich beim Lesen!" oder: „Ich kann die Worte sehen, aber ich verstehe nicht mehr, was sie bedeuten sollen!"

Untersuchung. Eine Perimetrie (S. 75) durch den Augenfacharzt und eine neurologische Untersuchung sind nötig. Die zuerst formulierte Angabe des Patienten weist auf eine rechtsseitige Hemianopsie (Abb. 14) hin, also auf eine Störung im linken Tractus opticus. Die zweite Angabe des Patienten weist auf eine Alexie hin, die durch eine cerebrale Durchblutungsstörung oder durch einen Tumor entstanden sein kann.

14 Schleier- oder Nebelsehen

Typische Angaben. „Manchmal sehe ich Schleier oder neblig, Schmerzen habe ich nicht."

Differentialdiagnose. Wir haben die Angabe, daß tagsüber Nebel gesehen wird bei dem akuten Glaukom (S. 12) kennengelernt. Auch die Sehstörungen bei Iritis (S. 14) oder bei retrobulbärer Neuritis (S. 17) können mitunter als

Nebelsehen beschrieben werden. Als Nebelsehen können auch die Glaskörpertrübungen (S. 25) von dem Patienten beschrieben werden.
Hornhautödem kommt auch bei Hornhautdegeneration vor. Dann pflegt das Nebelsehen dauernd zu bestehen. Auch eine Linsentrübung (Katarakt) kann von dem Patienten als Nebelsehen beschrieben werden, insbesondere bei Blendung, d. h. bei hellem Tageslicht, während eine Besserung in der Dämmerung eintritt.

Behandlung. Überweisung zum Facharzt.

15 Dichter Schleier vor dem Auge, der plötzlich auftrat

Befund. Glaskörpertrübung, Retina mit dem Augenspiegel nicht sichtbar. Trübrotes Spiegellicht.

Differentialdiagnose. Eine Diagnose ist kaum möglich, solange der Glaskörper dicht getrübt ist. Es handelt sich wahrscheinlich um eine Glaskörperblutung oder um eine entzündliche Glaskörpertrübung. Plötzliche Glaskörperblutungen kommen bei Diabetes sowie bei der sog. Periphlebitis (Ealessche Krankheit) vor. Die Ursache läßt sich aber erst klären, wenn der Glaskörper sich durch Ruhigstellung beider Augen mit → Lochbrille (S. 77) und notfalls durch Bettruhe aufgehellt hat. Überweisung zum Facharzt.

16 Die Lider sind morgens verklebt

Klinisches Bild. Entzündliche gerötete Lidränder, meist Bindehautrötung.

Ursachen. Oft handelt es sich um ekzematöse Veränderungen der Lider. Die Haut der Lider beteiligt sich an allen sonstigen Hautkrankheiten. Ein Ekzem kann sich manchmal nur an den Lidern manifestieren. Konstitutionelle oder allergische Faktoren spielen bekanntlich eine Rolle, sind individuell aber oft schwer nachzuweisen. Der Augenarzt findet Lidekzem besonders häufig bei Menschen, die wiederholt die gleichen Medikamente anwenden müssen, wie z. B. Glaukomkranke, die ihre Medikamente regelmäßig einträufeln und außerdem oft mit Lokalanästhetica zur Tonometrie getropft werden. Eine Allergie gegen Medikamente kann man durch Intracutantests nachweisen. Hierbei darf man die für die Glaukombehandlung übliche 1%ige Prostigminlösung *nicht* verwenden, denn sie ist 20mal stärker als die zur Injektion bestimmte Lösung! Eine Verlegung des Tränensackes muß ausgeschlossen werden (S. 36 und S. 62).

Behandlung. Soweit nicht wegen der Schwere des Krankheitsbildes fachärztliche Behandlung erforderlich ist, empfiehlt es sich, morgens die verklebten

Lider mit lauwarmem Wasser zu reinigen, ehe sie dann mühelos geöffnet werden können. Man soll sie nicht mit Gewalt auseinanderziehen, weil dann Wunden entstehen, die zu einer geschwürigen Lidrandentzündung (Blepharitis ulcerosa) führen können. In diesem Fall werden die Cilienböden teilweise zerstört, die Wimpern wachsen nicht nach oder in falscher Richtung (Trichiasis), wodurch sie auf der Binde- oder Hornhaut scheuern und ein dauerndes Fremdkörpergefühl hervorrufen. Im Anschluß an die Reinigung der Lidränder sollte man eine milde, desinfizierende Augensalbe anwenden, wie z. B. Noviform-Augensalbe. Für eine Behandlung nicht über 2 Wochen eignet sich auch eine Salbe mit Cortisonzusatz, wie z. B. Novifort-Augensalbe. Vor Anwendung der Salbe muß der Patient sich jedesmal die Hände mit Wasser und Seife waschen und die Seife sorgfältig abspülen. Es besteht sonst die Gefahr, daß er mit verunreinigten Händen Keime in die Wunden der Lidkanten einmassiert. Auch abends sollen die Lidkanten mit lauwarmem Wasser gereinigt und anschließend mit Noviform-Augensalbe eingefettet werden. Falls außer der Entzündung der Lidränder (Blepharitis) auch eine Entzündung der Bindehaut vorhanden ist (Conjunctivitis), soll auch diese nach Rat des Facharztes behandelt werden.

In chronischen Fällen empfiehlt es sich, auch den HNO-Arzt hinzuzuziehen, denn man findet dann nicht selten eine chronische Schleimhautentzündung der Nebenhöhlen, nach deren Behandlung die Augenentzündung verschwinden kann.

17 Gerstenkorn (Hordeolum)

Typische Angaben. Schmerzhafte Schwellung des Lides ohne äußeren Anlaß.

Krankheitsbild. Das Lid ist entzündlich geschwollen und an der Stelle, an der sich das Gerstenkorn ausbilden wird, besonders druckempfindlich (Abb. 15). Man kann die Druckempfindlichkeit dieser Stelle durch sanftes Betasten mit einem Glasstab prüfen. Ganz im Beginn kann man die Entwicklung des Hor-

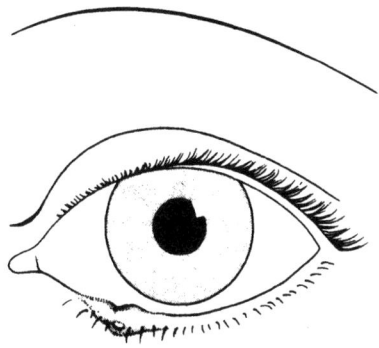

Abb. 15. Hordeolum (Gerstenkorn). Umschriebene, stark druckempfindliche Entzündung, meistens am Lidrand. Oft begleitendes Ödem des ganzen Lides

deolums durch trockene Wärme verhüten. Statt der kostspieligen Rotlichtlampen kann hierzu auch eine schwache Glühbirne verwendet werden (15 Watt), die man so nahe an das Auge bringt, daß ein angenehmes Wärmegefühl entsteht. Heizkissen, die man dem Auge unmittelbar auflegt, sind wegen der Infektionsübertragung weniger zu empfehlen. Von feuchter Wärme ist stets abzuraten, da diese die Haut aufweicht und für die Entzündung weniger Nutzen bringt, als trockene Wärme. Ein Verband ist nie zu empfehlen, da er das Keimwachstum begünstigt und den Infekt weiter fortschreiten läßt. Wenn die Wärmeanwendung das Leiden nicht kupierte, soll man durch antibiotische Salben wenigstens die gegenüberliegende Lidkante vor einem Schmierinfekt schützen. Auf die Entwicklung des Hordeolums selbst hat dies keinen Einfluß. **Man darf den Eiter nicht ausdrücken, da das Blut aus den Lidern über die Vena ophthalmica in den Sinus cavernosus fließt** und schwerste, sogar lebensbedrohende Komplikationen durch unsachgemäßes Auspressen entstehen können. Bei wiederholten Hordeola (Hordeolosis) muß der Blutzucker untersucht werden, da dies besonders bei Diabetes vorkommt.

Differentialdiagnose. Differentialdiagnostisch kommt vor allem das Hagelkorn in Frage (Chalazion), eine chronische, in der Regel nicht schmerzhafte Entzündung einer oder mehrerer *Meibom*schen Drüsen. Näheres s. S. 40.

18 Bindehautentzündung

Typische Angaben. Fremdkörpergefühl, Rötung der Augen, Tränenträufeln, Empfindlichkeit gegen Zugluft und Rauch.

Klinisches Bild. Das klinische Bild kann außerordentlich verschieden sein, je nach der Ursache der Bindehautentzündung. Infektiöse Bindehautentzündungen mit oder ohne Beteiligung der Hornhaut entstehen durch Viren, Chlamydien oder Bakterien, selten durch Pilze. Einzelheiten müssen in Lehrbüchern der Augenheilkunde nachgelesen werden.

Conjunctivitis simplex. Die häufigsten Bindehautentzündungen jedoch sind die nicht-infektiöse sog. Conjunctivitis simplex sowie die allergischen Conjunctivitiden. Die Conjunctivitis simplex ist diagnostisch keineswegs einfach, wie der Name anzudeuten scheint, sondern bedarf oft der eingehendsten kausalen Überlegungen. Es ist die häufigste Augenkrankheit, die überhaupt vorkommt. Die Ursachen können mechanisch oder physikalisch-chemisch sein: Staub, Rauch, z. B. durch Wirtshausbesuch, Hitze, Kälte, Wind (Autofenster) oder individuelle Empfindlichkeit gegen Blendung, oder die über Großstädten manchmal lagernde Dunstglocke aus Industrieabgasen. Man muß ferner an Stellungsanomalien der Lider oder Wimpern denken, wie Ektropium, Entropium oder das Scheuern einer Wimper auf der Hornhaut. Die Störung der binocularen Zusammenarbeit muß durch den Facharzt analysiert werden. Es kann sich um eine Heterophorie, insbesondere um eine Exophorie, eine Konvergenzschwäche, dezentrierte Brillen oder falsch zentrierte Nahteile bei Bifocalgläsern oder falsch verordnete Zylinderachsen bei Astigmatismus handeln.

Allergie. Kosmetika können neben der Allergie der Lider auch eine mechanische Reizung verursachen, wenn deren Kohleteilchen in den Bindehautsack geraten. Auch eine stundenlange Naharbeit ohne Unterbrechung oder ungenügende Korrektur der Presbyopie, schließlich auch Erschöpfung, Schlafmangel oder Nervosität können eine chronische Bindehautentzündung verursachen. Natürlich ist auch an die Ursachen zu denken, die in den Kapiteln 23 (Trockenes Auge) und 25 (Fremdkörpergefühl) genannt werden.

Behandlung. Wegen der Schwierigkeiten der individuell kausalen Diagnose sollte man Patienten mit einer schweren oder lange bestehenden Conjunctivitis zum Augenarzt schicken. Falls von ihm keine Ursache gefunden werden kann, ist eine Behandlung bei jüngeren Menschen mit Mitteln angezeigt, die adstringierende Substanzen mit oder ohne Adrenalin enthalten, z. B. Ophtopur, Zincum boricum in der Ophtiole, Ophtalmin, Dacrin oder Biciron mehrmals täglich.

Aus pharmakologisch nicht ganz verständlichen Gründen helfen oft auch Vitaminkombinationen mit ätherischen Ölen, wie z. B. Solan, Ophtol oder Ger in der Ophtiole. Bei alten Menschen soll man keine Präparate geben, die Adrenalin enthalten!

Der Arzt für Allgemeinmedizin muß wissen.

1. **Corticosteroide und/oder Antibiotica können bei oberflächlichem Herpes oder bei Pilzerkrankung schwerste Schäden anrichten, ihre Verordnung dabei ist ein Kunstfehler!**
2. **Corticosteroide können bei allen Augenkrankheiten in 1 Woche zu trophischen Hornhautgeschwüren führen, in 1 Monat zu Glaukom.**
3. **Auch Lokalanästhetica gehören nicht in die Hand des Patienten!**
4. **Keine Tonometrie bei rotem Auge! Palpieren, wenn der Verdacht besteht, die Rötung könne ein Teilsymptom des akuten Glaukoms sein!**

19 Entzündliches Lidödem mit oder ohne Exophthalmus

Typische Angaben. Lider zugeschwollen, Schmerzen.

Klinisches Bild, Differentialdiagnose. Bei einem **Hordeolum** ist oft ein Ödem auch des gegenüberliegenden Lides vorhanden. Ein Hordeolum weist man im Zweifelsfall durch vorsichtiges Abtasten der Lidkante mit einem Glasstab nach (S. 32). Typisch ist eine streng lokalisierte, besonders schmerzhafte Stelle nahe der Lidkante. Eine besonders starke Schwellung an der temporalen Seite des Oberlides läßt an eine **Dacryoadenitis** denken. Die Tränendrüse kann so stark geschwollen sein, daß sie beim Blick nach unten und Hochheben des Oberlides schläfenwärts unter dem Oberlid hervorschaut. In typischen Fällen zeigt hierbei das Oberlid eine Paragraphenform, weil die Schwellung des Oberlides temporal besonders stark ist. Bei einem **Insektenstich** oder einer **allergischen Reaktion nach Medikamenten** findet man eine entzündliche diffuse Lidschwellung. Die **Tränensackentzündung** kann man erkennen, indem man auf die Tränensackgegend drückt, wo bei einer Entzündung ein Druckschmerz besteht, und hierbei darauf achtet, ob sich durch das untere Tränenpünktchen Eiter entleert (S. 62). Schließlich ist noch an die **Orbitalphlegmone** zu denken, bei der allgemeines schweres Krankheitsgefühl besteht, die Blutsenkung in der Regel stark beschleunigt und die Temperatur erhöht ist. Dieses schwere Krankheitsbild muß auch der praktische Arzt diagnostizieren können, weil hierbei Lebensgefahr wegen des Abflusses des Blutes über die Vena ophthalmica in den Sinus cavernosus besteht. Bei Verdacht muß außer dem Augenarzt auch der HNO-Arzt zugezogen werden, weil bei einer Orbitalphlegmone oft eine Entzündung der Nebenhöhle die Ursache ist. Bei einer Orbitalphlegmone besteht Exophthalmus.

Vom Auge kann eine entzündliche Lidschwellung bei dem schleichenden **Hornhautgeschwür (Ulcus serpens)** ausgehen, ferner bei Vereiterung des ganzen Auges, die von außen durch Verletzung oder auch auf dem Blutweg entstanden sein kann, sowie bei der jetzt selten gewordenen **Gonoblennorrhoe.**

Die Behandlung ist die Sache des Facharztes. Hordeolum (S. 31). Bei einem Insektenstich: Cortison örtlich und allgemein.

20 Verlagerung des Augapfels. Exophthalmus

Die Angaben des Patienten können auf die Ursache hinweisen. Nach einer stumpfen Prellung kann durch Bruch des Orbitabodens das Auge nach unten verlegt sein (S. 10) oder durch eine Blutung oder ein Emphysem der Orbita nach vorn treten. Eine allmählich entstehende Verdrängung nach außen-unten sieht man bei einer Mucocele der Stirnhöhle, ferner bei Orbitatumoren, die auch eine Verlagerung nach vorn verursachen (s. unten).

Als Exophthalmus bezeichnet man das Hervortreten des Auges. Besonders häufig ist der **endokrine Exophthalmus,** der durch eine Störung des hormonellen Gleichgewichtes zwischen Schilddrüse und Hypophyse spontan oder durch eine zu rasche medikamentöse Regulierung der Schilddrüsenüberfunktion entsteht. Er ist bei 10% der Patienten einseitig. In schweren Fällen entsteht eine enorme Schwellung der Bindehaut (Chemosis), die Lider können über den weit vorstehenden Augen nicht mehr geschlossen werden, die Hornhaut trocknet aus, Hornhautgeschwüre können zur Erblindung führen. Deshalb heißt die schwere Form **maligner Exophthalmus.**

Seltener ist eine **Myositis** der Augenmuskeln die Ursache eines Exophthalmus. Sie ist differentialdiagnostisch von **Orbitatumoren** abzugrenzen. Diese können eine Dermoidcyste, ein Meningeom, ein Mischtumor der Tränendrüse oder ein Sarkom sein. Seltener sind **Tumoren der Nachbarschaft:** Carcinom, Osteom oder Metastasen. Schließlich muß man noch an **Erkrankungen des hämatopoetischen Systems** denken: multiples Myelom, malignes Lymphom, Chlorom bei Kindern mit myeloischer Leukämie.

Ein ein- oder beidseitiger Exophthalmus mit **schwerem Krankheitsgefühl,** praller Lidschwellung, Chemosis, kaum beweglichem Bulbus, Fieber und beschleunigter Blutsenkung weist auf eine **Orbitalphlegmone** oder eine Thrombose des Sinus cavernosus hin. Die Ursache ist meist eine Sinusitis oder, beim Säugling, eine infizierte Zahnkeimanlage. Es besteht **Lebensgefahr!** Sofortiger Transport in die nächste Augenklinik!

Behandlung. Auch bei allen anderen Exophthalmusformen ist die Überweisung in eine Fachklinik nötig. Die Klärung geschieht in Zusammenarbeit von Augenarzt, HNO-Arzt, Neurologe, Neurochirurg und Internist.

21 Schmerzen beim ersten Öffnen der Lider morgens

Typische Angaben. Schmerzen beim ersten Öffnen der Lider morgens. Im Laufe des Tages klingen die Schmerzen ab, gegen Abend sind sie ganz verschwunden. Am nächsten Morgen wiederholt sich dasselbe.

Klinischer Befund. Bei der Untersuchung findet man meistens nur eine kleine Erosio nach Anfärben mit Fluorescein, die scheinbar die erheblichen Beschwerden des Patienten nicht genügend erklärt.

Ursache. Die Ursache der rezidivierenden Erosio ist eine ungenügend epithelisierte Hornhautverletzung, die nachts während des Schlafens zu einer Verklebung zwischen der noch nicht epithelisierten Wundfläche und der gegenüberliegenden Bindehaut führt. Beim ersten Öffnen der Augen reißt dadurch die Wunde erneut auf und ist bis zum Abend noch nicht zugeheilt.

Behandlung durch den Facharzt: Einstreichen von Salben abends, notfalls weiche Haftschale bis zur Abheilung.

22 Tränenträufeln

Typische Angaben. „Die Tränen laufen über die Wange herab!"

Mögliche Ursachen. Abgesehen von dem psychisch bedingten Weinen kommen in Frage: eine Trichiasis (Wimpern scheuern auf der Hornhaut; typische Angabe: „Es scheuert beim Lidschlag"), eine Bindehautentzündung, eine Hornhautentzündung, ein Hornhautfremdkörper, ein Fremdkörper unter dem Oberlid. Bei diesen Ursachen klagt der Kranke über Brennen oder Fremdkörpergefühl. Ohne Fremdkörpergefühl kommt Tränenträufeln vor, wenn die Tränenpünktchen nicht in den Tränensee eintauchen, so z. B. weil das Unterlid nach außen oder innen gekippt ist (Ektropium oder Entropium), was beides im Alter vorkommen kann, ferner durch Narben nach früheren Verletzungen. Ein Ektropium kommt auch bei der Facialislähmung vor. Wenn die Tränenpünktchen in den Tränensee eintauchen und die Lider dem Auge normal anliegen, muß man bei Tränenträufeln an eine Verlegung der abführenden Tränenwege denken. Eine Verlegung der Tränenröhrchen ist in der Regel von außen nicht sichtbar. Dies gilt auch für eine Verlegung des Tränensackes, wenn nicht eine von außen sichtbare Entzündung der Tränensackgegend besteht. Untersuchung S. 62.

Behandlung. Bei Tränenträufeln ist Überweisung zum Facharzt erforderlich.

23 Trockenes Auge

Typische Angaben. Manche Patienten geben das Gefühl des trockenen Auges dem objektiven Befund entsprechend richtig an, andere klagen über Scheuern der Lider oder über unbestimmte Beschwerden, wie bei Bindehautentzündung.

Klinisches Bild. Der Patient ist fast immer über 40 Jahre alt. In typischen Fällen fehlt eine wesentliche Entzündung der Bindehaut. Die ungenügende Tränensekretion kann dazu führen, daß die Hornhautdeckschicht in kleinen fädchenförmigen Gebilden zusammengeschoben wird (Keratitis filiformis), was mit bloßem Auge und bei Taschenlampenbeobachtung sichtbar sein kann, wesentlich besser jedoch nach Anfärben mit Bengalrosa bei der stärkeren Vergrößerung an der Spaltlampe sichtbar ist. Der Augenarzt mißt die

Tränensekretion, indem er einen 0,5 cm breiten und 3,5 cm langen Streifen Lackmuspapier in den Bindehautsack hängt und nach einer bestimmten Zeit die Strecke abmißt, die befeuchtet wurde (Schirmer-Probe: Normal = in 5 min wenigstens 1,5 cm bläulich verfärbt). — Wegen der manchmal unbestimmten oder atypischen subjektiven Angaben des Patienten wird die Krankheit nicht selten übersehen. In Verbindung mit einer ungenügenden Sekretion der Speichel- und Schleimdrüsen der Nase und des Mundes sowie einer chronischen Polyarthritis spricht man vom Sjögren-Syndrom, das besonders bei Frauen in den mittleren Jahren vorkommt.

Behandlung. Es gibt eine Anzahl verschiedener Präparate, die als Ersatz für die Tränen in Frage kommen und gute Dienste tun, z. B. Dacryo-Biciron oder Adapt. Diese müssen alle 30–60 min eingetropft werden und führen in der Regel zum Verschwinden der Beschwerden und zum Abheilen der Hornhaut.

24 Zoster

Typische Angaben. Erhebliche Schmerzen im Ausbreitungsgebiet von Trigeminus I oder II, Bläschen.

Klinisches Bild. Die Bläschen sind streng einseitig lokalisiert, die Krankheit hört in der Mittellinie des Gesichtes auf. Bei Zoster kommt eine oberflächliche Keratitis mit großen Epithelblasen vor, seltener eine scheibenförmige Hornhautentzündung, oft auch eine Iritis mit Sekundärglaukom. Auch die Augenmuskeln können beteiligt sein. Charakteristisch ist die herabgesetzte Sensibilität der Hornhaut.

Die *Behandlung* ist Sache des Facharztes.

25 Fremdkörpergefühl ohne Befund

Typische Angaben. Fremdkörpergefühl, besonders beim Blinzeln.

Klinisches Bild. Vermehrtes Blinzeln, Tränenträufeln, Lichtscheu, zunächst keine Ursache erkennbar.

Ursachen. Eine Wimper, die sich gelöst hat und im Bindehautsack herumschwimmt, kann die angegebenen Beschwerden erklären. Ein Fremdkörper kann unter dem Oberlid, insbesondere dicht hinter der Wimpernkante, verborgen sein: Er wird übersehen, wenn man nicht ektropioniert. Eine kleine Erosio kann vorhanden sein, die mit bloßem Auge nicht sichtbar ist, wenn man nicht mit Fluorescein anfärbt. Nach einem Unfall kann ein Stückchen Glas unter dem Oberlid oder in der Hornhaut sitzen, das wegen seiner Farblosigkeit sehr schlecht mit bloßem Auge sichtbar ist und außerordentlich heftige Beschwerden macht. Man findet es am besten nach Anfärben mit Fluorescein bei seitlicher Beleuchtung und guter Vergrößerung. Eine Wimper kann falsch gewachsen sein und auf der Hornhaut scheuern (Trichiasis). Eine Wimper kann sich gelöst haben und im Tränenpünktchen stecken. Eine leichte Bindehautentzündung kann individuell sehr verschiedene Beschwerden machen. Schließlich ist an das „trockene Auge" (S. 62) zu denken und an die Möglichkeit, daß zwar die Tränensekretion der Menge nach normal, in der Zusammensetzung aber bei alten Mensdchen verändert ist: Normalerweise ist die hornhautnahe Schicht schleimig und hält die Tränen gleichmäßig über die Hornhaut verteilt. Im hohen Alter kann dieser Teil des Tränenfilms unzureichend sein. Künstliche Tränen (Dacryo-Biciron, Adapt) können dann die Beschwerden beseitigen.

26 Verändertes Aussehen des Auges oder der Lider ohne Schmerzen

26.1 Basaliom

Typische Angaben. Seit Monaten, nicht selten auch seit Jahren entwickelt sich allmählich ein langsam wachsendes Knötchen am Lid oder in der Nähe des Lides.

Klinisches Bild. Der Rand ist etwas erhaben, beim Betasten spürt man eine derbe Konsistenz. Das Knötchen blutet manchmal spontan oder nach Kratzen. Die Ränder können statt wallartig auch leicht blumenkohlartig aussehen (Abb. 16), der Krater kann geschwürig zerfallen. Das Basaliom ist ein semimaligner Tumor, wächst aber langsam, neigt zum Zerfall und metastasiert nicht. Ohne Behandlung wächst der Tumor in cystischen Schläuchen in die Tiefe und zerstört die Nebenhöhlen. Es kann sich auch um das seltenere Carcinoma spinocellulare handeln, das manchmal auch Metastasen in den Lymphknoten verursacht.

Die *Behandlung* ist stets Sache des Facharztes und soll chirurgisch erfolgen, falls dies möglich ist, und nicht primär durch Bestrahlung.

26.2 Xanthelasma

Typische Angaben. Seit Wochen oder Monaten wächst langsam zunehmend eine landkartenartig begrenzte Einlagerung in der Lidhaut (Abb. 17), die sich beim Betasten ebenso anfühlt wie die Lidhaut selbst und von gelblicher Farbe ist.

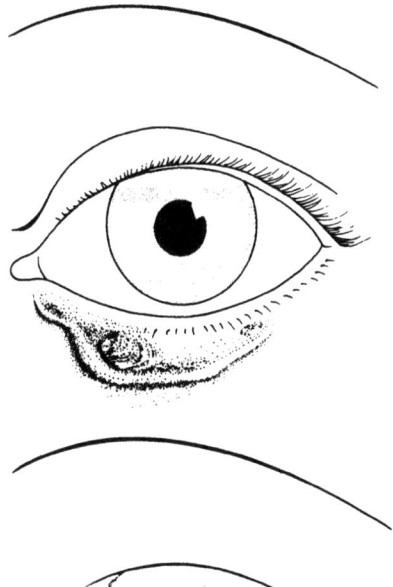

Abb. 16. Basaliom. Kraterförmiges Wachstum, zentral geschwüriger Zerfall mit kleiner Blutung. Etwas erhabener Rand, derbe Konsistenz, keine Schmerzen

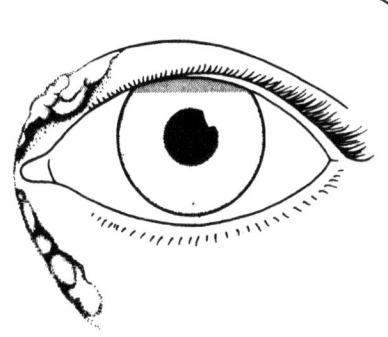

Abb. 17. Xanthelasma. Gelbliche, landkartenförmige Einlagerung in die Lidhaut, besonders bei Frauen in mittleren Lebensjahren. Ursache: Lokale Lipidose

Klinisches Bild. Von der Krankheit sind vorwiegend Frauen im mittleren Lebensalter befallen. Der Zusammenhang mit Fettstoffwechselstörungen wird diskutiert.

Behandlung. Die Entfernung geschieht vorwiegend aus kosmetischen Gründen und ist Sache des Facharztes.

26.3 Sonstige Lidtumoren

An den Lidern können alle Tumoren der Haut vorkommen, wie z. B. Warzen, Dermoidcysten, Atherome, Milien oder Fibrome. **Der Arzt für Allgemeinmedizin soll an den Lidern keine Operationen vornehmen.** Er riskiert heftigste Blutungen, ein Narbenektropium oder eine kosmetisch äußerst entstellende und funktionell sehr unangenehme Kerbe der Lidkante.

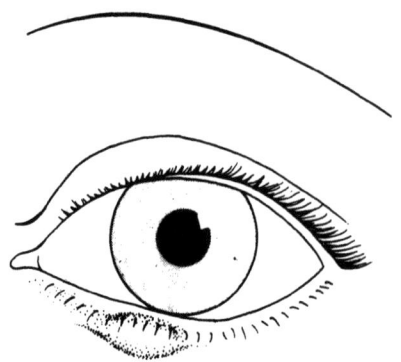

Abb. 18. Chalazion (Hagelkorn). Derber, nicht druckempfindlicher Knoten, über dem die Haut verschieblich ist. Ursache: Chronische Entzündung einer oder mehrerer Meibomscher Drüsen. Nicht schmerzhaft

26.4 Hagelkorn (Chalazion)

Typische Angaben. Schmerzloses Knötchen im Lid, Größe zwischen einem Trauben- und einem Kirschkern (Abb. 18).

Klinisches Bild. Der Knoten ist hart, liegt im Tarsus, ist also mit der Haut verschieblich. Es handelt sich um die Verlegung einer Meibomschen Drüse.

Behandlung. Operative Entfernung durch den Facharzt.

26.5 Verengung der Lidspalte: Ptosis

Klinisches Bild. Mit Ptosis bezeichnet man das mehr oder weniger starke Herunterhängen des Oberlides.

Ursachen. Die Ptosis kommt als **Ptosis congenita** einseitig oder beidseitig vor. Die **Ptosis paralytica** bei Lähmung des Oculomotorius ist in der Regel einseitig, das Auge weicht nach außen und unten ab. Eine **komplette Oculomotoriuslähmung** liegt vor, wenn auch die inneren Augenmuskeln, nämlich der Sphincter pupillae und der Ciliarmuskel gelähmt sind. In diesem Fall ist die Pupille weit und lichtstarr, die Akkommodation erloschen.
Eine einseitige geringfügige Ptosis liegt bei der einseitigen **Sympathicuslähmung** des Hornerschen Symptomenkomplexes vor, zu dem noch die Pupillenverengung (Miosis) und das Zurücksinken des Auges in die Orbita (Enophthalmus) gehören. Hierbei handelt es sich um eine angeborene oder erworbene Schädigung des Halssympathicus, der den glatten Lidheber versorgt. Bei einer beiderseitigen, im Erwachsenenalter aufgetretenen Ptosis ohne Oculomotoriuslähmung muß man an eine **Myasthenia gravis** denken. Hierbei wird die Ptosis im Laufe des Tages immer stärker, frühmorgens pflegt die Lidspalte noch annähernd normal weit zu sein. Nach intravenöser Gabe von Prostigmin (Dosierung beachten!) heben sich die Oberlider in wenigen Minuten.

Bei Ausländern muß man bei einer Ptosis noch an ein **überstandenes Trachom** denken.

Behandlung. Die operative Hebung des Oberlides durch Verkürzung des Lidhebers oder neuerdings durch Einnähen eines Magneten in das Oberlid, dem ein Magnet in der Brillenfassung entspricht, ist Sache des Facharztes. Der Arzt für Allgemeinmedizin muß wissen, daß er Kinder mit einer Ptosis frühzeitig zum Facharzt schicken muß, denn ein Auge, dessen Pupille durch die Ptosis verdeckt ist, erlernt das Sehen nicht und bleibt schwachsichtig.

In Fällen einer angeborenen Ptosis muß die Operation spätestens am Ende des ersten Lebensjahres erfolgen.

26.6 Lidspaltenfleck (Pinguecula)

Die Pinguecula ist eine gelbliche Einlagerung in der Bindehaut. Sie ist histologisch eine hyaline Degeneration und bedarf keiner Behandlung. Sie kommt besonders häufig bei Menschen vor, die sich viel im Freien aufhalten.

26.7 Flügelfell (Pterygium)

Klinisches Bild. Ein etwa dreieckig aussehender Bindehautstrang mit einem grau-sulzigen Kopf zieht im Lidspaltenbereich zur Hornhautmitte und wandert ohne Behandlung weiter vor bis in das Pupillargebiet (Abb. 19).

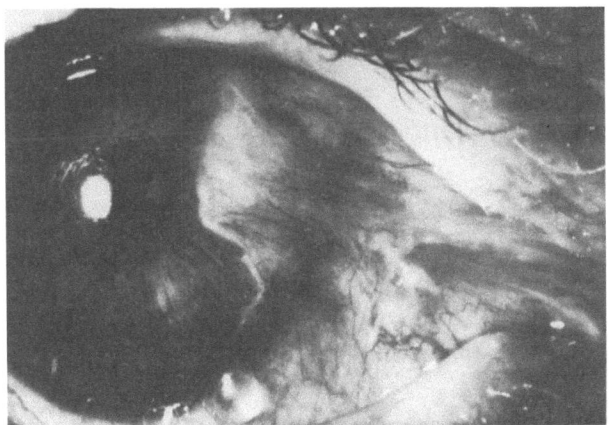

Abb. 19. Pterygium (Flügelfell). Etwa dreieckig aussehende Bindehautduplikatur mit grau-sulzigem Kopf, der im Lidspaltenbereich zur Hornhautmitte wandert. Operation durch den Facharzt nötig

Behandlung. Im Gegensatz zu der vorstehend genannten Pinguecula ist das Flügelfell eine Erkrankung, die operativ behandelt werden muß. Nach der Entfernung bleiben Hornhautnarben zurück. Der Kopf des Flügelfelles muß deshalb operativ entfernt werden, ehe der optische Bereich der Hornhaut erreicht ist. Leider rezidivieren Flügelfelle häufig. Sie kommen besonders in Mittelmeerländern vor und bei Menschen, die sich viel im Freien aufhalten.

26.8 Subconjunctivale Blutung (Hyposphagma)

Bei älteren Menschen kommen häufig subconjunctivale Blutungen spontan oder nach minimalen Traumen, wie Husten, Pressen, Niesen oder Bücken, vor. Man fragt nach einer Verletzung oder nach einer Behandlung mit Anticoagulantien. Bei manchen Grippeepidemien sind sie gehäuft zu beobachten. In der Regel sind die spontan entstandenen, subconjunctivalen Blutungen belanglos, was man dem meist unnötig beunruhigten Patienten sagen soll. Insbesondere lassen solche Blutungen keinen Schluß darauf zu, daß allgemein eine erhöhte Blutungsbereitschaft besteht.

Eine *Behandlung* ist unnötig, denn die Blutung verschwindet mit oder ohne Therapie in 2 Wochen.

26.9 Weißer Ring in der Hornhautperipherie: Arcus senilis

Ein weißer Ring in der Hornhautperipherie, der vollständig oder nicht ganz geschlossen ist, kommt bei sonst völlig gesunden und reizfreien Augen ohne subjektive Beschwerden besonders im Alter vor und hat deshalb den Namen Arcus senilis oder Gerontoxon. Dabei kommt oft eine Störung des Fettstoffwechsels vor, deshalb auch Arcus lipoides. Die auffallende Veränderung hat keine Krankheitsbedeutung.

27 Augenleiden bei Kindern

27.1 Allgemeines

Die vier wichtigsten Augenleiden im Kindesalter, bei denen der Arzt für Allgemeinmedizin die Eltern zum Aufsuchen des Facharztes veranlassen muß, sind das Schielen (Strabismus) — häufig! — die Gonoblennorrhoe, das Retinoblastom und das kindliche Glaukom (Hydrophthalmie). Die drei zuletzt genannten Krankheiten sind selten, aber sehr schwerwiegend.

27.2 Schielen (Strabismus)

Typische Angaben der Eltern: „Das Kind schielt zeitweilig, wenn es müde ist." Später: „Das Kind schielt immer."

Klinisches Bild. Wenn das Kind in nicht ermüdetem Zustand untersucht wird, kann das Schielen völlig fehlen. Erst bei Müdigkeit oder einer leichten Erkrankung weicht ein Auge von der gemeinsamen Sehrichtung ab, nach innen (Strabismus convergens, häufig) oder nach außen (Strabismus divergens, seltener).

Untersuchung. Der Arzt für Allgemeinmedizin diagnostiziert das Schielen mit dem Abdecktest (S. 52). Die weitere Behandlung ist Sache des Facharztes.

Ursachen. Der Arzt für Allgemeinmedizin soll jedoch folgende Zusammenhänge kennen: Häufig entsteht das Schielen bei Übersichtigkeit, die im Kindesalter durch Akkommodation leicht ausgeglichen werden kann, wobei dann jedoch wegen der gleichzeitigen Konvergenzimpulse ein Einwärtsschielen auftritt. Das Einwärtsschielen wird anfangs durch das Fusionszentrum latent gehalten. Bei Müdigkeit oder allgemeiner Schwäche durch eine Krankheit genügt diese Kompensation nicht mehr, es kommt zum manifesten Schielen. Die Anlage ist oft erblich. Hiermit wurden schon drei der möglichen Ursachen kurz genannt: Übersichtigkeit, Schwäche des Fusionszentrums, erbliche Anlage. Durch einen Brillenausgleich der Übersichtigkeit kann man dem Kind die Notwendigkeit nehmen, auch für die Ferne akkommodieren zu müssen, aber sie genügt meist nicht zur Beseitigung des Schielens. Die Brille wird von dem Facharzt also nicht verordnet, um die Sehschärfe zu bessern, sondern um den akkommodativen Anteil des Schielens zu beseitigen!

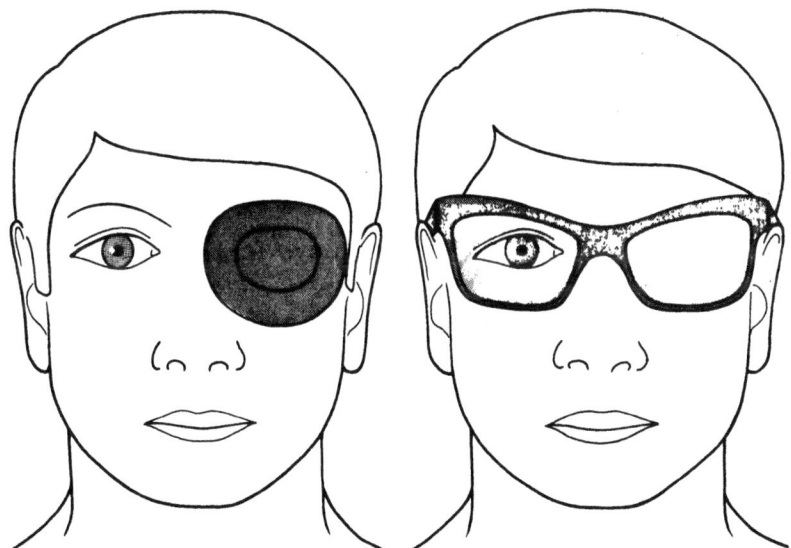

Abb. 20. Okklusion. Durch Zukleben des führenden, linken Auges wird das schielende, rechte Auge zur Fixation gezwungen, wodurch die Schwachsichtigkeit beseitigt oder verhindert wird. Linkes Bild: Okklusivpflaster auf der Haut befestigt. Rechtes Bild: Brillenglas zugeklebt

Behandlung (durch den Facharzt). Wenn immer dasselbe Auge schielt, wird der Seheindruck dieses Auges von dem Kind unterdrückt, damit es nicht doppelt sieht. Eine Schielschwachsichtigkeit (Amblyopie) ist die Folge, die sich nach dem 6. Lebensjahr nicht mehr beseitigen läßt, in den ersten 3 Lebensjahren jedoch sehr rasch zu beheben ist. Hierzu dient das abwechselnde Verdecken eines Auges durch Klebeverband oder andere Methoden (Okklusion) (Abb. 20). Mit der Okklusion soll erreicht werden, daß aus dem unilateralen Schielen ein alternierendes (abwechselndes) Schielen wird, indem jedes der beiden Augen abwechselnd zum Sehakt herangezogen wird, so daß keine Amblyopie entsteht.

Der nächste Schritt in der Schielbehandlung ist in der Regel die Operation, die vor der Einschulung erfolgen soll und deren Aussichten dann am günstigsten sind, wenn durch eine entsprechende Vorbehandlung die Schwachsichtigkeit beseitigt ist. Nach einer erfolgreichen Operation sind weitere Übungen in einer Sehschule (S. 71) erforderlich, um die Zusammenarbeit zwischen beiden Augen zu festigen.

Beratung der Eltern durch den Arzt für Allgemeinmedizin. Der Arzt für Allgemeinmedizin soll also wissen, daß die Behandlung des Schielens und die Beseitigung der Schwachsichtigkeit beginnen müssen, sobald das Schielen erkennbar wird, also vor dem Ende des ersten Lebensjahres, wenn das Schielen so früh beginnt. Es ist grundfalsch, das Schielen für ein nur kosmetisches Problem zu halten, das sich später durch eine Operation beseitigen ließe. **Der entscheidende Schaden durch Schielen ist nicht die Entstellung, sondern die Schwachsichtigkeit. Diese läßt sich um so leichter beseitigen, je früher man behandelt, und ist nach dem 6. Lebensjahr in der Regel nicht mehr zu bessern. Der Arzt für Allgemeinmedizin soll ferner verstanden haben, daß die Brille nicht für die Besserung des Sehens gegeben wird, da die Kinder mitunter die Brille ablehnen und richtig sagen, daß sie ohne Brille ebensogut sehen. Er muß ferner verstanden haben, daß zur erfolgreichen Behandlung des Schielens häufige Besuche bei einer Sehschule und in entsprechenden Fällen die Schulung durch eine Orthoptistin (S. 71) gehören, die unter der Leitung eines Augenarztes arbeitet. Die Operation ist nur einer der Schritte bei der Behandlung des Schielens.**

27.3 Schielen mit gelb-grauem Reflex aus der Pupille: „Amaurotisches Katzenauge". Das Retinoblastom

Typische Angaben. Den Eltern fällt auf, daß das Kind schielt, oder es fällt den Eltern ein gelb-grauer Reflex aus der Pupille auf.

Klinisches Bild. Das Retinoblastom ist ein malignes Neoplasma, das nur im Kindesalter vorkommt. Schielen entsteht, wenn das Auge am beidäugigen Sehakt nicht mehr teilnimmt, weil der Tumor die Netzhautmitte erreicht hat. Den grauen Reflex sehen die Eltern, wenn der Tumor so groß geworden ist, daß er das ganze Auge ausfüllt und das einfallende Licht kurz hinter der Linse von den Tumormassen reflektiert wird. In diesem Stadium ist das Auge bereits blind. Da bei der Katze einfallendes Licht durch das Tapetum lucidum im Dunkeln reflektiert wird, entstand der Name für diesen Zustand: „Amaurotisches Katzenauge".

Behandlung. Ein Auge, das durch Tumormassen ganz ausgefüllt und erblindet ist, muß immer entfernt werden, weil der Tumor entlang dem Sehnerv weiterwächst und dies den Tod des Kindes bedeutet. Wenn ein Retinoblastom frühzeitig entdeckt wird, kann es durch die Behandlung mit dem Lichtcoagulator, mit Laser oder mit Hartstrahlen geheilt werden, wenn es nicht zu groß ist. In jedem Falle muß ein Kind mit Retinoblastom schleunigst zum Facharzt überwiesen werden. Wenn schon ein Auge erblindet ist, kommt es vor allem darauf an, auch das zweite Auge sorgfältig bei erweiterter Pupille und in Narkose alle 3 Monate zu untersuchen, um beginnende Neoplasmen rechtzeitig zerstören zu können.

Familienberatung. Bei Retinoblastom ist der Erbgang dominant autosomal mit einer Penetranz von 85%. Eltern eines Kindes mit Retinoblastom, bei denen in der Familiengeschichte keine Retinoblastome bekannt sind, dürfen weitere Kinder haben, aber diese Kinder müssen alle 3 Monate bei weiter Pupille in Narkose fachärztlich untersucht werden, um neu entstehende Retinoblastome rechtzeitig mit der Lichtcoagulation zerstören zu können. Wenn in der Familienvorgeschichte Retinoblastom bekannt ist, soll man von weiteren Kindern abraten. Auch der an Retinoblastom erkrankte und erfolgreich behandelte Patient sollte keine Kinder haben. Die Krankheit tritt bei 30% der Befallenen bilateral auf.

27.4 Lichtscheu, „schöne große Augen": Hydrophthalmie

Typische Angaben der Eltern. „Das Kind wurde schon mit grauen Hornhäuten geboren." oder: „Das Kind ist sehr lichtscheu, die Augen tränen, manchmal trübt sich die Hornhaut hauchig." oder: „Das Kind hat so schöne große Augen."

Klinisches Bild. Im Embryonalleben ist die vordere Augenkammer durch ein Gewebe ausgefüllt, das sich normalerweise bis zur Geburt zurückbildet. Falls im Kammerwinkel (Gonioskopie, S. 73) embryonales Gewebe zurückbleibt und dort den Abfluß des Kammerwassers aus dem Auge erschwert, entsteht eine Drucksteigerung: Glaukom. Im Gegensatz zum Auge des Erwachsenen, bei dem durch die Drucksteigerung keine Dehnung des Auges eintritt, gibt das kindliche Auge dem erhöhten Druck nach. Es kann wie beim akuten Glaukom der Erwachsenen (S. 12) zum Hornhautödem kommen, ferner zu vorübergehenden oder dauernden Trübungen der ganzen Hornhautdicke und

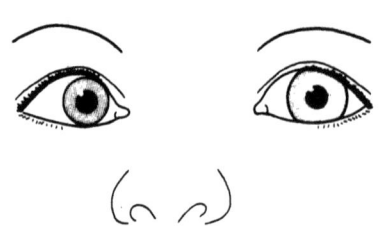

Abb. 21. Hydrophthalmie (Glaukom beim Kleinkind). Anfangszeichen: Tränen der Augen, Lichtscheu. Später Vergrößerung des vorderen Augenabschnittes, hier im Bild des linken Auges. Kommt oft beidseitig vor. Behandlung nur operativ

insbesondere zur Dehnung des vorderen Augenabschnittes mit Vergrößerung der Hornhaut. Eltern, die auf die „schönen" großen Augen ihrer Kinder stolz sind, ahnen oft genug nicht, daß dies ein Zeichen der beginnenden Erblindung ist (Abb. 21).

Untersuchung und Behandlung. Die Drucksteigerung im Auge von Kleinkindern läßt sich nur in Narkose sicher messen. Dies sollte in der nächsten hierfür eingerichteten Augenklinik geschehen. Dort kann auch der Hornhautdurchmesser bestimmt und das Aussehen des Sehnervs (Papille) beurteilt werden. Eine einmalige Messung mit normalen Werten besagt nichts, da bei Kindern mit Hydrophthalmie sehr starke Druckschwankungen vorkommen können und es möglich ist, daß die Narkose gerade in eine Phase mit normalem Augeninnendruck fiel. Medikamente nutzen bei kindlichem Glaukom nichts. Sobald die Diagnose gestellt ist, sollte man mit der Operation nicht zögern. Diese gehört in die Hände besonders erfahrener Spezialisten (S. 76). Unbehandelt führt diese Erkrankung fast regelmäßig zur Erblindung.

27.5 Eitrige Bindehautentzündungen bei Neugeborenen

Typische Angaben der Eltern. „Am 2.–4. Lebenstag begann eine eitrige Absonderung aus beiden Augen."

Klinisches Bild. Stark geschwollene ödematöse Lider, Bindehaut wulstig aufgelockert, dunkelrot, Eiter quillt aus der Lidspalte und entweicht bei passivem Öffnen der Lider unter hohem Druck. Bei Gonoblennorrhoe ist der Eiter sehr infektiös. Der Arzt soll für die erste Untersuchung eine Brille aufsetzen und Gummihandschuhe anziehen. Im Abstrich des Eiters sind Gonokokken nachweisbar. Die Infektion erfolgte während der Geburt.

Behandlung. Höchste Eile ist nötig, um die Augen zu retten, da Gonokokken im Gegensatz zu anderen Keimen die intakte Hornhaut durchdringen können und innerhalb von Stunden oder wenigen Tagen zur Erblindung des Kindes führen können. Auch bei bloßem Verdacht ist der sofortige Transport in eine Augenklinik erforderlich. Dort erfolgt die Behandlung durch Anwendung von Penicillintropfen im Abstand von 30 sec und tägliche Penicillininjektion i.m.

Differentialdiagnose. Die „Einschlußblennorrhoe" kann ein sehr ähnliches klinisches Bild verursachen, jedoch findet man im Abstrich keine Gonokokken. Sie beginnt in der Regel noch nicht am zweiten Lebenstag, sondern einige Tage später. Unspezifische Entzündung mit Pneumokokken oder Staphylokokken verlaufen nicht so heftig wie die Gonoblennorrhoe. Die Klärung der Diagnose ist Sache des Facharztes.

27.6 Tränenträufeln bei Kleinkindern ohne äußere Entzündung

Typische Angaben. „Die Augen tränen beim Kind, eine wesentliche Entzündung liegt nicht vor."

Mögliche Ursachen. Das Tränen der Augen bei Hydrophthalmie wurde bereits erwähnt (S. 46). Die häufigste Fehldiagnose des Arztes für Allgemeinmedizin bei Hydrophthalmie ist „Conjunctivitis"! Eine weitere häufige Ursache des Tränens der Augen ohne wesentliche Entzündung ist der Verschluß des Tränen-Nasen-Kanals durch eine Membran, die aus dem Embryonalleben zurück blieb. Der Augenarzt sondiert die Tränenwege in Narkose und öffnet dabei die Membran. Danach ist in der Regel das Tränenträufeln für immer verschwunden.

27.7 Kopfschiefhaltung (Schiefhals) durch Augenmuskellähmung

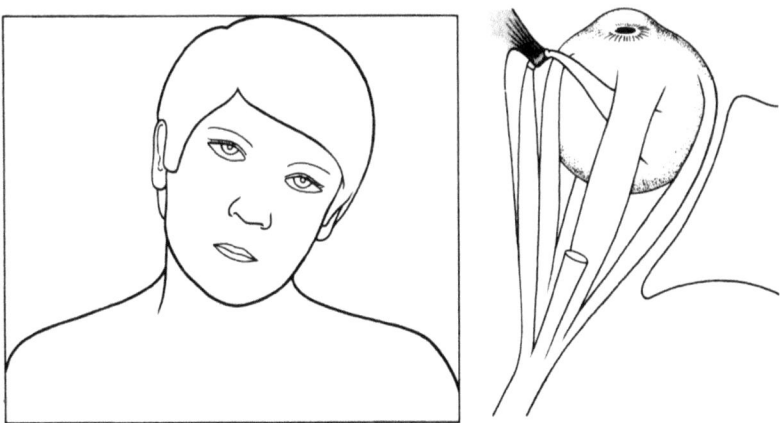

Abb. 22. Torticollis (Schiefhals). Durch Lähmung des M. obliquus superior würden Doppelbilder entstehen, die der Kranke nur vermeiden kann, wenn er den Kopf senkt und auf die Schulter neigt. Folge: Veränderung der Nackenmuskulatur und der Wirbelsäule

Typische Angaben der Eltern und typischer Befund. Der Kopf ist leicht gesenkt und auf eine Schulter geneigt (Abb. 22).

Ursache. Bei der nicht ganz seltenen Lähmung des oberen schrägen Augenmuskels (Musculus obliquus superior) nimmt das Kind die typische Kopfschiefhaltung ein, um Doppelbilder zu vermeiden. Eine orthopädische Behandlung wäre hierbei natürlich nicht nur nutzlos, sondern schädlich. Deshalb sollte bei Torticollis der Augenarzt vor der Operation durch den Orthopäden konsultiert werden.

27.8 Erblindung bei Frühgeburten

Typische Angaben der Eltern. Frühgeburt, unter 2000 g, war im Incubator.

Klinisches Bild. In der Netzhautperipherie sieht man neugebildete Gefäße und Blutungen, später präretinale Stränge, Netzhautablösung und schließlich eine dichte Membran hinter der Linse mit späterem Sekundärglaukom.

Ursachen. Bei Frühgeburten ist die Vascularisation der Netzhautperipherie noch nicht abgeschlossen. Spontan oder durch einen zu hohen Sauerstoffpartialdruck im Blut während der Zeit im Incubator sprossen Capillaren in die Glaskörperperipherie, es kommt schließlich zur Netzhautablösung und zum Sekundärglaukom. Eine Behandlung ist nicht möglich.

Vorbeugung. Untersuchung von Frühgeburten während der Behandlung im Incubator durch den Facharzt bei erweiterter Pupille.

27.9 Nystagmus

Typischer Befund. Die Augen stehen nie ruhig, sondern zeigen Nystagmusrucke. Hierbei ist die Sehschärfe fast immer herabgesetzt.

Behandlung. Die Krankheit wird hier erwähnt, weil bei manchen Kindern in einer bestimmten Blickrichtung der Nystagmus geringer ist und die Kinder deshalb oft von selbst eine entsprechende Kopfhaltung einnehmen. Hierdurch kann sich eine Verkrümmung der Halswirbelsäule entwickeln. Durch eine Operation an den Augenmuskeln kann diese Nystagmushemmung auch für den Blick geradeaus erreicht und die Verkrümmung der Wirbelsäule vermieden werden.

27.10 Lidhämangiome bei Kindern

Die Veränderung ist auch für den Laien auffallend und ohne weiteres sichtbar. Sie wird hier erwähnt, weil Lidhämangiome sich bei Kindern spontan zurückbilden und vor einer unnötigen Operation gewarnt werden soll.

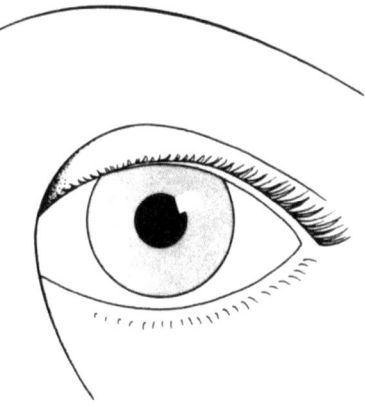

Abb. 23. Epicanthus (fälschlich Mongolenfalte genannt). Ursache: Flacher Nasenrücken beim Säugling, verschwindet später von selbst

27.11 Epicanthus

Klinisches Bild. Bei kleinen Kindern kommt ein Epicanthus vor, der fälschlich Mongolenfalte genannt wird, weil bei der mongolischen Rasse ein ähnliches Aussehen des inneren Lidwinkels die Regel ist (Abb. 23). Durch den Epicanthus wird oft ein Einwärtsschielen vorgetäuscht. Das Schielen kann man mit Hilfe des → Abdecktestes (S. 52) erkennen bzw. ausschließen. Im Zweifelsfall sollte der Facharzt zugezogen werden.

Eine *Behandlung* ist nie nötig. Die *Ursache* ist der bei kleinen Kindern sehr flache Nasenrücken. Der Zustand bessert sich stets von selbst.

28 Untersuchungsmethoden

28.1 Geräte, Medikamente

Das wichtigste Untersuchungsgerät ist ein **Augenspiegel** mit einer stets voll aufgeladenen Batterie, der staubfrei aufbewahrt wird und gleichzeitig auch als Untersuchungslampe anstelle einer Taschenlampe dienen kann. Man soll im Augenspiegel die Scheibe auf Null stellen, weil dann bei den meisten Modellen ein staubfreier Schluß gewährleistet ist. Das z. Zt. besonders zu empfehlende Gerät ist das Ophthalmoskop der Fa. Heine mit aufladbarem Handgriff (Abb. 24). Zum Augenspiegel gehört eine Lupe von + 13 dptr. Das zweitwichtigste Gerät für die Untersuchung des Auges durch den Arzt für Allgemeinmedizin ist eine **Taschenlampe** mit einem möglichst kleinen Lichtkegel. Auch der Augenarzt benutzt für die orientierende Untersuchung solche Taschenlampen, die es mit einem Griff gibt, der in der Steckdose abends aufgeladen werden kann (Hersteller z. B. Firma Oculus) (Abb. 25).

Zum Entfernen von Hornhautfremdkörpern dient ein feiner *Hohlmeißel* (S. 7). Mit einer **Lupenbrille,** die beim Optiker erhältlich ist, erkennt man Fremdkörper besser. Einen Vorrat von **Zellstofftupfern** schneidet man sich in eine Größe von etwa 5×5 cm. Sie dienen zum passiven Öffnen der Lidspalte, um das Auge mit möglicherweise infektiösem Sekret nicht direkt anfassen zu müssen. Auch Tränen oder überschüssige Farbstofflösung kann man damit auftupfen.

Eine **stenopäische Blende** (Abb. 26) kann man im Optikergeschäft kaufen oder noch billiger selbst herstellen, indem man mit einer nicht zu dünnen Nadel ein etwa 1 mm großes Loch in eine Postkarte bohrt.

Eine **Leseprobentafel** für 5 m Entfernung gibt es billig im Fachhandel (Abb. 27).

Ein feiner Hohlmeißel zum Heraushebeln von Hornhautfremdkörpern sollte in der Ausrüstung eines Werkarztes vorhanden sein.

An **Medikamenten** braucht man ein Lokalanästheticum (Handelspräparate sind Chibro-Kerakain oder Novesine), als Mioticum für die Notfallbehand-

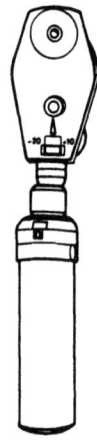

Abb. 24. Elektrischer Augenspiegel mit aufladbarem Handgriff (Fa. Heine)

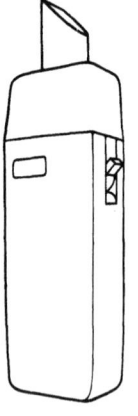

Abb. 25. Visitenlampe mit aufladbarem Handgriff (Fa. Oculus)

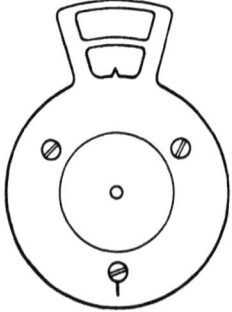

Abb. 26. Stenopäische Blende zum Einsetzen in das Probiergestell des Augenarztes. Nur das zentrale Loch von 2 mm Durchmesser gibt den Durchblick frei

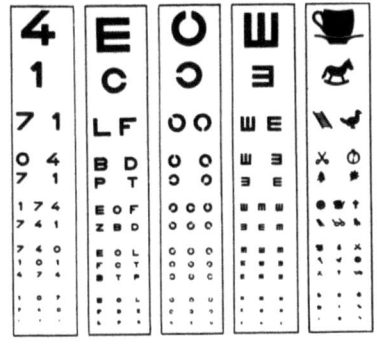

Abb. 27. Leseprobentafel. Besser als die Tafeln mit Zahlen oder Buchstaben, die leicht auswendig gelernt werden können, sind Tafeln mit Landoldt-Ringen, bei denen die Richtung der Lücke im Ring angegeben werden soll, oder Tafeln mit den Snellen-Haken

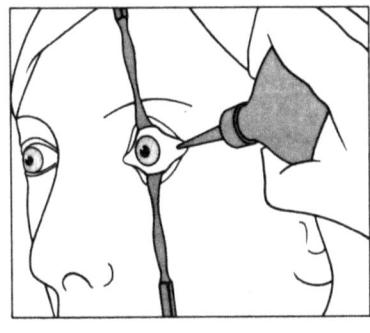

Abb. 28. Lidhalter nach Desmarres und Ausspülen des Bindehautsackes bei starker Verunreinigung des Bindehautsackes am besten im Liegen

lung des akuten Glaukomes 0,5%iges Pilocarpin (z. B. Fa. Winzer: Borocarpin 0,5%) und einen Vorrat von Acetazolamid-Dragees (z. B. Glaupax, Fa. Dispersa Baeschlin).

Das **pupillenerweiternde Medikament** Mydriaticum Roche oder Mydriaticum Chibret darf man nur anwenden, wenn die Vorderkammer nicht abgeflacht ist, da man bei engem Kammerwinkel und flacher Vorderkammer einen Glaukomanfall auslösen könnte. Man darf das Mittel nicht geben, wenn der Patient kurz nach dieser Untersuchung seinen Pkw nach Hause lenken muß. In diesem Falle soll man auf die Pupillenerweiterung verzichten und den Patienten mit einem öffentlichen Verkehrsmittel oder mit einem Fahrer für seinen Wagen wiederbestellen.

Fluorescein sollte man nicht in Lösung vorrätig halten, da diese ein vorzüglicher Bakteriennährboden ist. Es ist besser, mit Fluorescein angefärbte Papierstreifen in den Bindehautsack zu halten, indem man sie am gefärbten Ende umknickt und diese 1 min lang in der Lidspalte läßt. Die Tränen färben sich dann genügend mit Fluorescein an, Infektionsgefahr besteht nicht. Solche Heftchen mit fluoresceingefärbten Papierstreifen werden von der Fa. Haag Streit hergestellt und in Deutschland von der Fa. Schwind, Aschaffenburg, vertrieben.

Für das Öffnen der Lider gegen den Widerstand des Patienten bei Kalkverätzungen können **Lidhalter nach Desmarres** nützlich sein (Abb. 28). Man muß sich jedoch darüber klar sein, daß das Öffnen gegen den Widerstand des Patienten für diesen schmerzhaft ist. Zur Erstbehandlung von Kalkverätzungen braucht man außer Lokalanästhetica nach dem Ausspülen Titriplex III und Isogutt (Fa. Dr. Winzer). Für die Erstversorgung braucht man **sterile Augenkompressen** (Fa. Hartmann) und **Heftpflasterstreifen** (1 cm breit, z. B. Leukosilk, Fa. Beiersdorf).

28.2 Umgebung und Stellung der Augen. Abdecktest

Die Besichtigung der Augen und ihrer Umgebung beginnt während des Gesprächs. Man achtet darauf, ob Narben, Verletzungen, Entzündungen oder Neubildungen in der Tränensackgegend oder an den Lidern sichtbar sind. Normalerweise ist die Lidspalte beiderseits gleich weit. Eine Verengung ohne sichtbaren Grund spricht für eine Ptosis oder einen Enophthalmus (kleines oder geschrumpftes Auge), eine Erweiterung spricht für einen pathologischen Prozeß in der Orbita oder eine Überfunktion der Schilddrüse. Liegt die Lidkante dem Auge gleichmäßig an? Ist sie nach außen (Ektropium) oder nach innen (Entropium mit Scheuern der Wimpern auf der Hornhaut, Abb. 29) gewendet? Tauchen die Tränenpünktchen in den Tränensee? Bei der Beurteilung der Lage des Auges in der Orbita beachtet man, ob ein Exophthalmus oder Enophthalmus oder eine Verdrängung zur Seite besteht, ob das Auge selbst abnorm groß (Hydrophthalmie) oder abnorm klein (angeborener Mikrophthalmus oder geschrumpftes Auge nach perforierender Verletzung) ist. Einen Exophthalmus erkennt man am leichtesten, indem man sich hinter den sitzenden Patienten stellt, dessen Kopf etwas zurücklegen läßt, beide Oberlider gleichzeitig mit den beiden Zeigefingern anhebt und nun von hinten-oben auf den Patienten herunterschaut. Auch eine kleine Differenz der Lage eines Auges läßt sich so sehr gut erkennen.

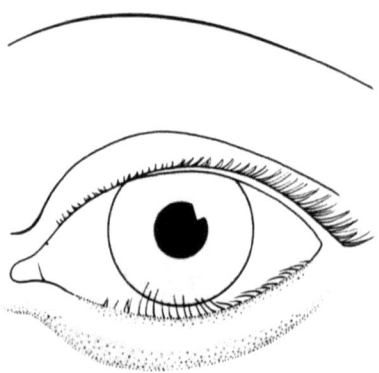

Abb. 29. Entropium (Einwärtswendung der Kante des Unterlides). Die Wimpern scheuern auf der Hornhaut (Trichiasis): Gefahr der Epithelläsion, bei Infekt Hornhautgeschwür

Abdecktest. Der Abdecktest orientiert über die Stellung der Augen. Man hält sich eine Taschenlampe dicht unterhalb des eigenen Auges und visiert über diese zum Patienten in etwa 1 m Abstand. Der Patient soll zum Licht blicken. Der Lichtreflex auf beiden Hornhäuten des Patienten liegt normalerweise annähernd zentral. Man verdeckt dann dem Patienten mit der Hand ein Auge und beachtet, ob das andere Auge dabei eine Einstellbewegung macht. Dies würde bedeuten, daß es vorher nicht mit der Visierlinie auf die Lampe gerichtet war. Man wiederholt den Abdecktest und prüft dann ebenso auch das andere Auge. Eine Einstellbewegung bedeutet **Strabismus** (Heterotropie, Abb. 30).

Mit derselben Methode des Abdeckens kann man auch prüfen, ob eine **Heterophorie** (latentes Schielen) vorliegt. Man läßt den Patienten einen entfernten Gegenstand fixieren und deckt ihm ein Auge mit der Hand ab. Bei Heterophorie wird das Auge unter der deckenden Hand nach innen (Esophorie) oder nach außen (Exophorie) (Abb. 31) abweichen. Wenn man das Auge nun plötzlich freigibt, wird das bisher abgedeckte Auge die Fixation aufnehmen, d. h. eine blitzschnelle Einstellbewegung nach der Freigabe ausführen. Man

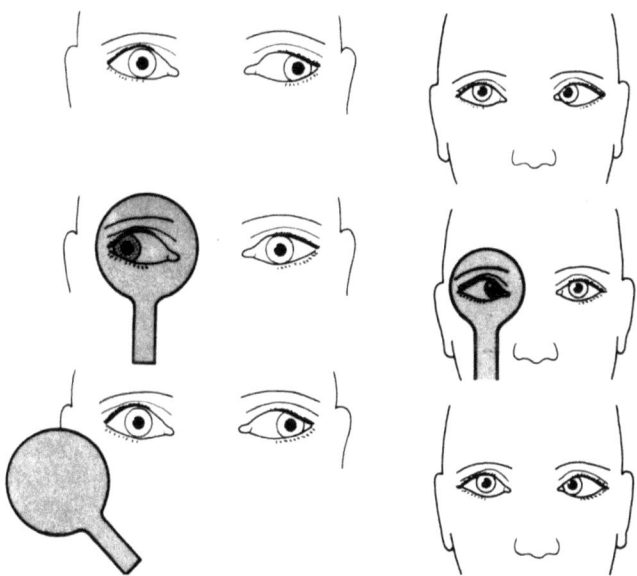

Abb. 30. Abdecktest. Bei Abdecken des führenden rechten Auges nimmt das bisher abweichende linke Auge die Fixation auf. Man achtet auf die Einstellbewegungen und wiederholt den Test abwechselnd rechts und links, falls das Schielen nicht eindeutig erkennbar ist oder der Patient abwechselnd R/L schielt. Linke Bildfolge: Auswärtsschielen (Strabismus divergens, Exotropie). Rechte Bildfolge: Einwärtsschielen (Strabismus convergens, Esotropie)

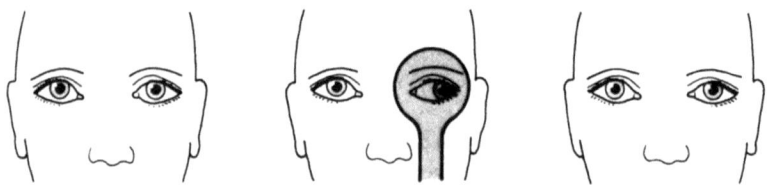

Abb. 31. Exophorie (latentes Auswärtsschielen). Ohne Abdeckung stehen die Augen parallel. Unter der Abdeckung weicht das abgedeckte Auge nach außen ab (Exophorie). Man beachtet die blitzschnelle Wiederaufnahme der Fixation bei Freigabe des abgedeckten Auges

muß dies mehrmals prüfen. Die Probe in dieser Form versagt natürlich, wenn das abgedeckte Auge normalerweise nicht an dem Sehakt teilnimmt, z. B. wenn es schwachsichtig ist.

28.3 Vorderer Augenabschnitt

Bei jedem Auge beobachtet man die **Bindehaut,** die normalerweise feucht glänzend ist, glatt, nicht gerötet und ohne Sekret. Man achtet auf Fremdkörper, Verletzungen, Narben, Entzündungen und Sekret, das schleimig oder eitrig sein kann oder (selten) Pseudomembranen bildet. Ein **Fremdkörper,** selbst ein zarter Fremdkörper wie z. B. eine Wimper, kann im Bindehautsack subjektiv erhebliche Reizung und objektiv eine Rötung und Tränensekretion hervorrufen. Deshalb muß man ektropionieren (S. 67), wenn der Patient über Fremdkörpergefühl klagt.

Die gesunde **Hornhaut** ist klar, glatt und spiegelnd. Man untersucht das Spiegeln der Hornhaut am besten, indem man das Reflexbild der Untersuchungstaschenlampe über die Hornhaut gleiten läßt und beobachtet, ob es verzerrt oder richtig wiedergegeben wird. Eine Hornhaut**narbe** ist grau oder weiß, die Oberfläche meistens glatt, das Spiegelbild also nicht verzerrt. Bei einem **Infiltrat** der Hornhaut besteht eine Reizung mit Tränenfluß und Lichtscheu, die Bindehautgefäße sind gerötet, nicht selten wachsen Gefäße zu dem Infiltrat in die Hornhaut hinein. Das Stroma ist aufgelockert, die Hornhaut erscheint hier dicker als normal. Bei einem Hornhaut**geschwür** ist ein Substanzdefekt vorhanden zusätzlich zu den objektiven und subjektiven Symptomen der Reizung, wie sie bei dem Infiltrat beschrieben wurden. Das häufigste Hornhautgeschwür ist das Ulcus serpens, bei dem eine sterile Eiteransammlung in der Vorderkammer entsteht und dort einen horizontalen Spiegel bildet. Diese Eiteransammlung nennt man **Hypopyon.**

Bei objektiv erheblichen Hornhautinfiltraten, subjektiv auffallend geringen Schmerzen und wenig Tränen des Auges muß man immer an eine herpetische Erkrankung der Hornhaut denken, bei der die **Sensibilität** der Hornhaut aufgehoben oder stark vermindert ist.

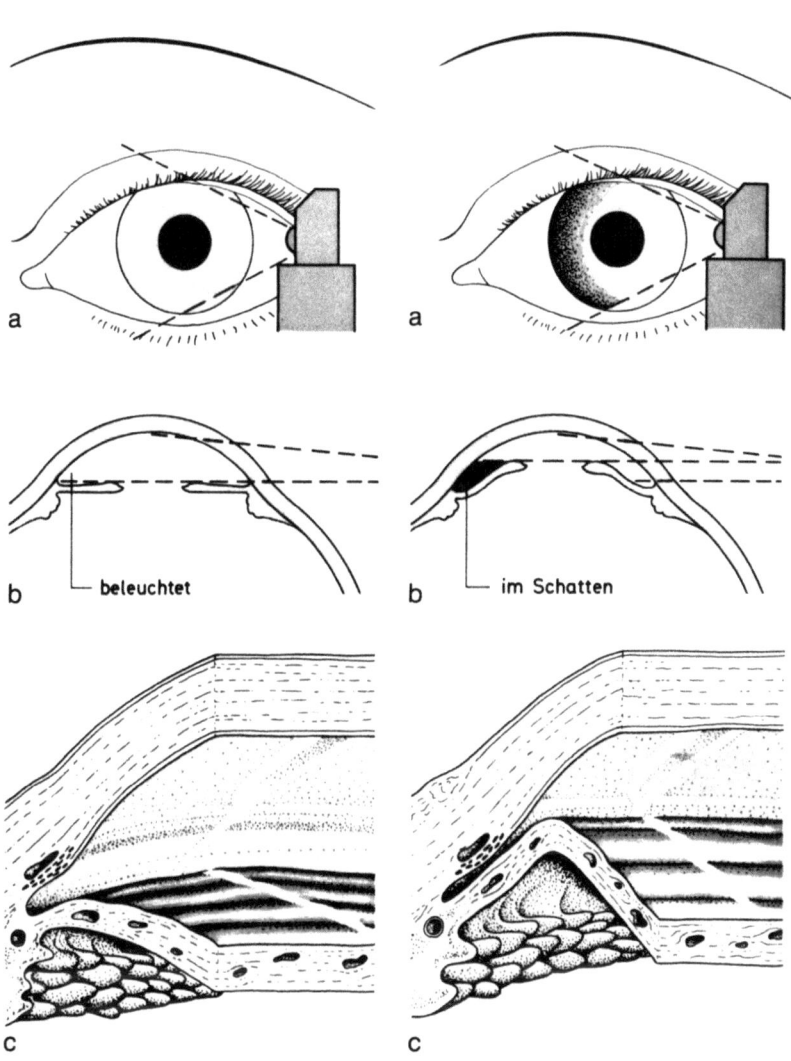

Abb. 32 a–c. Tiefe Vorderkammer. Bei seitlicher Beleuchtung mit einer Visitenlampe (Abb. 25) wird die ganze nasale Irishälfte beleuchtet. In der Regel ist hierbei ein tiefer Kammerwinkel zu erwarten (b). Halbschematische Darstellung des gonioskopischen Befundes bei weitem Kammerwinkel (c)

Abb. 33 a–c. Flache Vorderkammer. Bei seitlicher Beleuchtung mit der Visitenlampe (Abb. 25) wird nur der pupillennahe Teil der Iris hell beleuchtet, der periphere nasale Irisanteil liegt im Schatten. In der Regel ist hierbei ein enger Kammerwinkel zu erwarten (b). Halbschematische Darstellung des gonioskopischen Befundes bei engem Kammerwinkel (c)

Bei der **Vorderkammer** kann der Arzt für Allgemeinmedizin beurteilen, ob sie mitteltief (normal) oder vertieft ist, wie beim Fehlen der Linse oder bei einer Verlagerung der Linse nach hinten, oder ob sie abgeflacht ist. Im letztgenannten Fall besteht die Gefahr eines Glaukomanfalls bei Pupillenerweiterung.

Die **abgeflachte Vorderkammer** erkennt man ohne Spaltlampe am besten, indem man mit der Taschenlampe schläfenvorwärts vom Limbus tangential auf das Auge leuchtet. Bei tiefer Vorderkammer fällt das Licht dann auf die ganze Iris auch nasenwärts (Abb. 32 a und b), bei flacher Vorderkammer beleuchtet man nur den pupillennahen Teil der nasalen Iris, die Irisperipherie bleibt nasenseitig dunkel (Abb. 33 a und b).

Die Trübung des Kammerwassers oder Präcipitate sind mit bloßem Auge schlecht erkennbar. Das Hypopyon wurde schon erwähnt.

Die **Pupille** ist normalerweise rund. Eine Änderung der Pupille kommt z. B. nach einer Entzündung durch Verwachsung der Iris mit der Linse vor (hintere

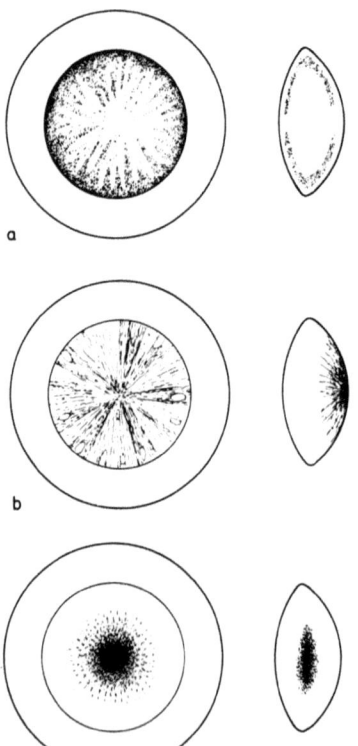

Abb. 34 a–c. Schematische Darstellung verschiedener Trübungsformen der Linse, links jeweils im durchfallenden Licht, rechts in der durchschnittenen Linse. (a) Rindenstar, (b) subkapsuläre hintere Rindentrübung, (c) Kernstar

Synechien), ferner eine D-förmige Entrundung der Pupille bei Abriß der Irisbasis nach Verletzung (Iridodialyse). Siehe auch S. 60.

Die Linse läßt sich ohne Pupillenerweiterung nur unsicher beurteilen. Sie ist im Alter etwas dichter, so daß man bei Taschenlampenuntersuchung den Eindruck einer Linsentrübung haben kann, obgleich der Patient noch volle Sehschärfe hat. Eine bessere Beurteilung als mit seitlich einfallendem Licht ist im **durchfallenden Licht** des Augenspiegels möglich. Man schaltet im Augenspiegel keine Linsen ein und blickt aus etwa 30 cm Abstand in die medikamentös erweiterte Pupille. Normalerweise leuchtet die ganze Pupille rot auf, man erkennt keine Einzelheiten. Trübungen der Linse zeichnen sich durch schwarze Schatten im roten Feld der Pupille aus, eine diffuse Trübung der Linse durch eine Verdunklung des roten Lichtes (Abb. 34).

Mit dieser Methode kann man auch abschätzen, **wo Trübungen lokalisiert sind:** Wenn der Patient bei Untersuchung im durchfallenden Licht nach oben blickt, so bleiben Linsentrübungen etwa unverändert liegen, Glaskörpertrübungen bewegen sich scheinbar nach unten und Hornhauttrübungen scheinbar nach oben (Abb. 35).

Bei allen Untersuchungen des vorderen Augenabschnittes gewöhne man sich an, genügend nahe an das Licht heranzugehen, eine helle Taschenlampe mit gut focussiertem Licht aus etwa 2 cm Abstand vom Auge zu verwenden und das Auge durch eine Lupe zu betrachten, die man ohnehin für das Spiegeln im umgekehrten Bild braucht (Abb. 36). Man wird erstaunt sein, wieviele vorher verborgene Einzelheiten dann auch ohne die Untersuchungsgeräte des Facharztes erkennbar sind.

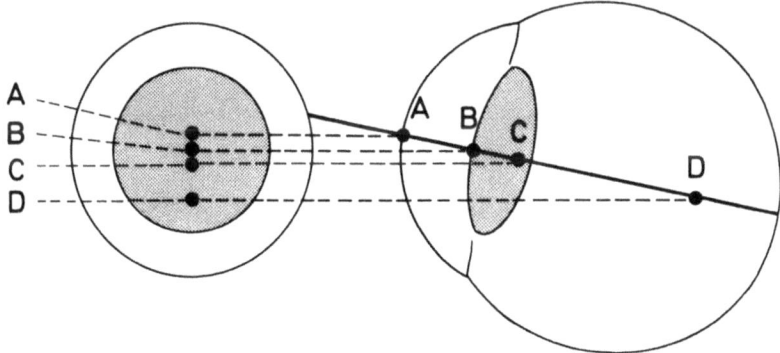

Abb. 35. Untersuchung im durchfallenden Licht. Bei Untersuchung mit dem Augenspiegel kann man nicht erkennen, in welcher Tiefe die Trübungen A, B, C, D des Patientenauges liegen, wenn dieser geradeaus blickt. Bei einer Blickbewegung nach oben tritt die hier gezeichnete Verschiebung der Trübungen ein: In der Hornhaut liegende Trübungen scheinen sich nach oben zu bewegen, im Glaskörper liegende Trübungen nach unten. Hierdurch läßt sich die Tiefenlage erkennen

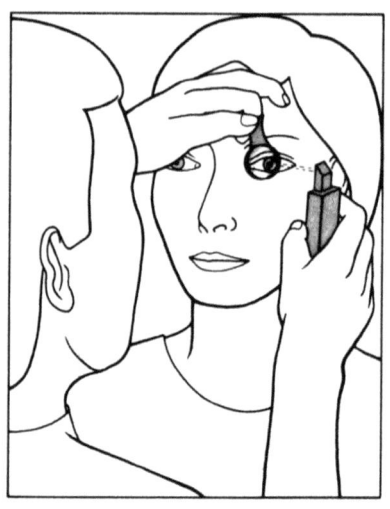

Abb. 36. Untersuchung mit Taschenlampe und Lupe. Man muß mit einer guten Taschenlampe (Visitenlampe) möglichst nahe an das Auge heran gehen und sich bei Untersuchung mit der Lupe dem Auge auf wenige Zentimeter annähern

28.4 Augenhintergrund

Erst nach der Untersuchung im durchfallenden Licht, mit der man Trübungen der brechenden Medien und des Glaskörpers ausschließt, untersucht man den Augenhintergrund im umgekehrten und im aufrechten Bild. **Beide** Methoden sind nötig, denn im umgekehrten Bild bekommt man einen großen Überblick über den Augenhintergrund bei 4,5facher Vergrößerung, während man im aufrechten Bild einen kleineren Bezirk sieht, dafür aber eine 16fache Vergrößerung hat.

Der Arzt für Allgemeinmedizin sollte am Augenhintergrund beurteilen können, ob die Papille scharf begrenzt und normal gefärbt ist; die Papille bei Gesunden ist temporal ein wenig blasser als nasal. Bei einer **Stauungspapille** sieht er die Ränder der Papille unscharf und die Papille pilzartig vorgetrieben, oft umgeben von Blutungen. Bei rund 65% aller Patienten mit Stauungspapille besteht ein Hirntumor! **Bei 40% der Patienten mit Hirntumor fehlt eine Stauungspapille.** Bei einer **Neuritis** entsteht anfangs ein ganz ähnliches Bild, jedoch hat der Patient bei der Neuritis von Anfang an erhebliche Sehstörungen, die bei der Stauungspapille im Anfang fehlen. **Unscharfe Papillengrenzen** findet man auch bei einem Verschluß der Zentralvene, bei Eklampsie und bei der renalisierten Form des Hochdruckes. Ferner achtet der Arzt für Allgemeinmedizin auf eine **Abblassung des Sehnervs** (Atrophie), wie sie z. B. nach Verletzungen oder als descendierende Atrophie nach pathologischen Prozessen im Schädelinnern vorkommt. Schließlich beachtet er, ob die Papille **excaviert** ist, was sich durch Abblassung und Abknicken der Gefäße am Papillenrand zu erkennen gibt. In dem Falle muß eine Untersuchung zum Ausschluß von Glaukom vorgenommen werden. Auch die Blutgefäße kann der

Arzt für Allgemeinmedizin bei einiger Übung im aufrechten Bild beurteilen und erkennen, ob sehr enge Arterien vorhanden sind und ob Blutungen am hinteren Pol vorhanden sind. Auch eine Netzhautablösung oder ein Melanoblastom sollte er erkennen. Viel weiter wird im allgemeinen die ophthalmoskopische Diagnostik des Arztes für Allgemeinmedizin nicht gehen. Besonders am Fachgebiet interessierte Ärzte seien auf die entsprechenden Lehrbücher verwiesen.

28.5 Sehschärfe

Bei den behelfsmäßigen Sehschärfenprüfungen untersucht man jedes Auge einzeln und hält dabei das andere Auge mit einer Karteikarte oder mit der Handfläche zu, nicht mit den Fingern, weil der Patient sonst durch die Lücken zwischen den Fingern gucken kann (Abb. 37). Man läßt den Patienten eine Sehprobentafel **im Abstand von 5 m** mit seiner Fernbrille lesen. Die Sehprobentafel muß gut beleuchtet und sauber sein. Wenn durch wiederholtes Anfassen die Ränder verschmutzt sind, vermindert sich der Kontrast zwischen den Zeichen und dem Grund, die Tafel wird schlechter lesbar. Für Kinder oder Personen, denen unsere Zahlen und Buchstaben unbekannt sind, ist die Prüfung mit Snellen-Haken (Abb. 27) zweckmäßig. Sie haben auch den Vorteil, daß Dissimulanten nicht die Zahlenfolge auswendig lernen. Man drückt die Sehschärfe durch einen Bruch aus, bei dem der Prüfungsabstand im Zähler und die gelesene Zahlengröße im Nenner angegeben ist. Die Zeile mit der

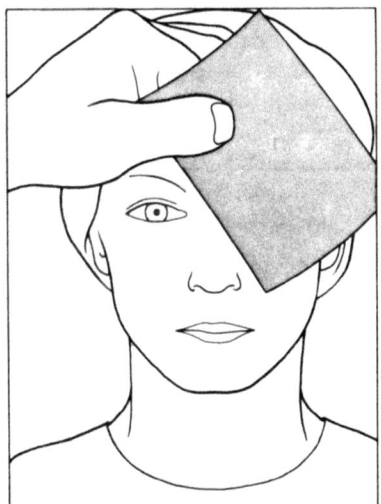 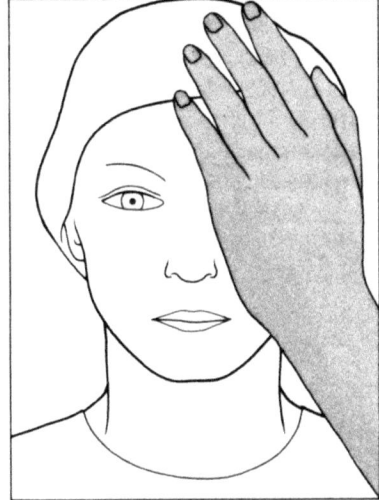

Abb. 37. Abdecken eines Auges mit einer Karteikarte oder mit der Hand. Man darf nicht die Finger verwenden, weil der Patient leicht zwischen den Fingern hindurchblickt

klein davor gedruckten Bezeichnung „10" erkennt der Normalsichtige in 10 m. Wenn in 5 m geprüft wird und dies die kleinsten Zeichen sind, die der Untersuchte liest, so beträgt seine Sehschärfe also 5/10. Wenn er nur das oberste Zeichen erkennen kann, das der Normalsichtige in 50 m Entfernung erkennt, so beträgt seine Sehschärfe 5/50. Der Augenarzt, der mit Sehzeichenprojektoren arbeitet, gibt die Sehschärfe gewöhnlich in Dezimalen an, also 0,5 statt 5/10.

Eine eingehende Prüfung der Sehschärfe ist nicht Sache des Arztes für Allgemeinmedizin. Er wird in der Regel auch keinen Gläserkasten haben. Falls dieser dennoch vorhanden ist, so darf man schließen, daß bei Patienten ohne Brille eine Hypermetropie vorliegt, wenn Plusgläser das Sehen nicht verschlechtern oder wenn sie es bessern. Myopie liegt vor, wenn Plusgläser das Sehen verschlechtern und Minusgläser es bessern.

Eine **stenopäische Lücke** (Loch in einer Postkarte, s. S. 50) ist sehr nützlich, um zu erkennen, ob die herabgesetzte Sehschärfe ein Refraktionsproblem und somit durch Brillen auszugleichen ist oder ob sie andere Ursachen hat. Wenn sich das Sehen beim Blick durch die stenopäische Lücke wesentlich bessert, ist eine Sehbesserung mit Hilfe einer Brille möglich. Bessert sich das Sehen nicht, so liegen andere organische Krankheiten vor.

Prüfung in 1 m bei stark herabgesetzter Sehschärfe. Wenn der Patient die Zeichen der Leseprobentafel in 5 m nicht erkennt, nähert man sich mit der Tafel auf 1 m an. Erkennt er in 1 m das oberste Zeichen, das normalerweise in 50 m erkannt wird, so beträgt seine Sehschärfe also 1/50. Behelfsweise kann man bei so schlechter Sehschärfe auch prüfen, ob der Patient die Zahl der gespreizt ausgestreckten Finger der Hand des Arztes, die dieser gegen einen dunklen Hintergrund hält, in 1 m oder in 30 cm richtig angibt (Visus dann z. B. „Fingerzählen in 30 cm") oder ob er bei noch schlechterem Sehvermögen die Richtung der Handbewegungen des Arztes von oben nach unten oder von rechts nach links richtig angibt (Visus: „Handbewegungen"). Ist auch dies nicht der Fall, so prüft man mit Hilfe der Taschenlampe im Dunkelzimmer für jedes Auge einzeln, ob der Patient das Licht der Taschenlampe wahrnimmt und ob er die Richtung des einfallenden Lichtes richtig angibt („Lichtschein, Projektion richtig").

28.6 Prüfung der Pupillenreaktionen

28.6.1 Normale Pupillenreaktionen

Direkte Lichtreaktion. Der Patient steht mit dem Rücken zum Fenster. Der Arzt beleuchtet die Pupille des einen Auges mit der Taschenlampe aus wenigen Zentimetern Abstand so, daß der Patient wegen dieses geringen Abstandes die Taschenlampe nicht fixieren kann. Das Licht der Taschenlampe darf nicht in das andere Auge fallen: Licht-Dunkel, Licht-Dunkel. Bei Belichtung muß die Pupille sich nach einer Latenzzeit von 0,18 sec verengen, die maximale Miosis ist nach 1 sec erreicht.

Indirekte (konsensuelle) Lichtreaktion. Bei dem eben beschriebenen direkten Lichtreflex, der für jedes Auge einzeln zu prüfen ist, beachtet man nun nicht das belichtete Auge, sondern das zweite, unbelichtete Auge. An diesem Auge muß eine konsensuelle Reaktion bei Belichtung des anderen Auges eintreten.

Die Naheinstellungsreaktion ist nicht allein an die Konvergenz oder an die Akkommodation gebunden. Man kann sie also auch bei Einäugigen oder bei Menschen über 60 Jahren ohne Akkommodationsfähigkeit prüfen. Die Pupillenverengung dauert so lange, wie die Fixation des nahen Gegenstandes anhält. Man läßt den Patienten in die Ferne blicken und dann ohne Änderung der Belichtung einen Gegenstand (Finger, Zeiger der Armbanduhr) in 25–30 cm Abstand fixieren. Die Pupille muß sich hierbei prompt verengen.

28.6.2 Störungen der Pupillenreaktion

Amaurotische Pupillenstarre. Die Belichtung des blinden Auges ändert weder an diesem noch am anderen Auge die Pupillenweite. Bei Belichtung des gesunden Auges verengt sich dort sowie am blinden Auge (konsensuell) die Pupille.

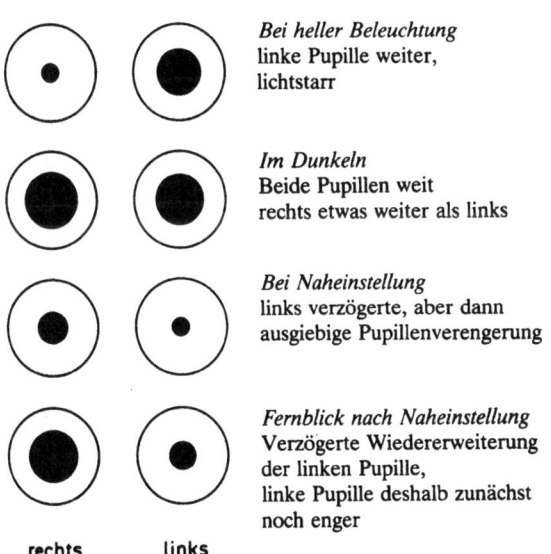

Abb. 38. Linksseitige Pupillotonie (Adie-Syndrom, wenn auch die Patellarsehnen- und Achillessehnenreflexe fehlen)

Reflektorische Starre. Die Pupille ist eng (Reizmiosis), die direkte und die konsensuelle Reaktion fehlen, die Naheinstellungsreaktion ist verstärkt: Argyll-Robertson-Phänomen, typisch für Tabes dorsalis. – Reflektorische Starre ohne Reizmiosis und ohne überschießende Naheinstellungsreaktion kommt bei verschiedenen Gehirnleiden vor.

Absolute Starre. Direkte und indirekte Reaktion fehlen, keine Naheinstellungsreaktion, Pupille meist weit. Kommt eine Akkommodationslähmung hinzu, so besteht eine Ophthalmoplegia interna. Ursachen: Pupillenerweiterndes Medikament; Atropin innerlich; Zustand nach Prellung oder Glaukomanfall; Herd im Mittelhirn oder an der Schädelbasis.

Pupillotonie. Die Lichtreaktion fehlt oder ist minimal und stark verlangsamt, Naheinstellungsreaktion und Wiedererweiterung sind stark verlangsamt. Ätiologisch ungeklärt, harmlos (Abb. 38).

Adie-Syndrom. Pupillotonie mit Fehlen der Achilles-Patellarsehnen-Reflexe. Ätiologisch ungeklärt, harmlos.

28.7 Tränenwege

Die Prüfung, ob der Tränensack ein pathologisches Sekret enthält, geschieht durch Druck mit der Fingerkuppe auf die Tränensackgegend, wobei man das untere Tränenpünktchen beobachtet, ob dort ein Sekrettropfen austritt.
Die Durchgängigkeit der Tränenwege prüft man, indem man eine handelsübliche Chibro-Rifamycinlösung (Chibret) in den Bindehautsack tropft und nach 1–2 min den Patienten sich in ein Zellstofftuch schneuzen läßt. Bei durchgängigen Tränenwegen ist der rote Farbstoff im Tuch erkennbar (Abb. 39). Die Prüfung darf natürlich stets nur einseitig erfolgen, weil man sonst nicht weiß, welche Seite durchgängig ist.

28.8 Gesichtsfeld

Das Gesichtsfeld kann der Arzt für Allgemeinmedizin grob orientierend durch den Konfrontationstest untersuchen. Er stellt sich dem Patienten auf Armeslänge Auge in Auge gegenüber und hält ihm mit der Handfläche ein Auge zu. Der Arzt schließt das eigene gegenüberliegende Auge. Arzt und Patient fixieren sich mit dem freien Auge, z. B. sieht der Patient mit seinem linken Auge in das rechte Auge des Arztes. Der Arzt bringt nun von peripher her einen Finger im gleichen Abstand zwischen den Patienten und sich senkrecht zur gemeinsamen Fixierlinie (Abb. 40). Bei normalem Gesichtsfeld sehen Arzt und Patient den Finger etwa gleichzeitig. Man prüft in allen vier Quadranten des Gesichtsfeldes. Die Methode ist sehr grob, kann aber bei bewußtseinsgetrübten oder bettlägerigen Patienten mit Quadrantenausfällen oder Halbseitenausfällen hilfreich sein. Natürlich darf man aus dem normalen Ausfall dieses primitiven Tests nicht schließen, daß der Patient ein normales Gesichtsfeld hat. Man notiert: „Grobe Gesichtsfeldausfälle mit dem Konfrontationstest nicht nachweisbar." – Der Facharzt nimmt für die **Perimetrie** Reizmarken von nur ¼ mm² Größe, die der Helligkeit nach abgestuft sind.

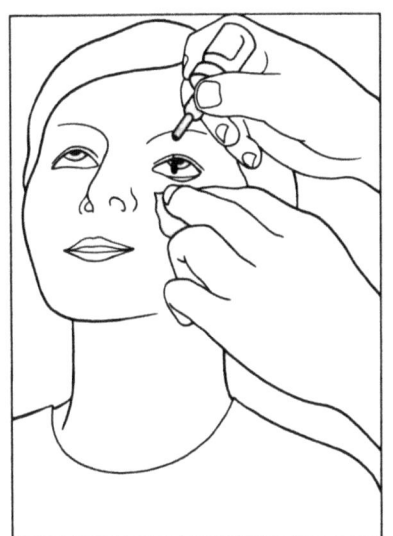
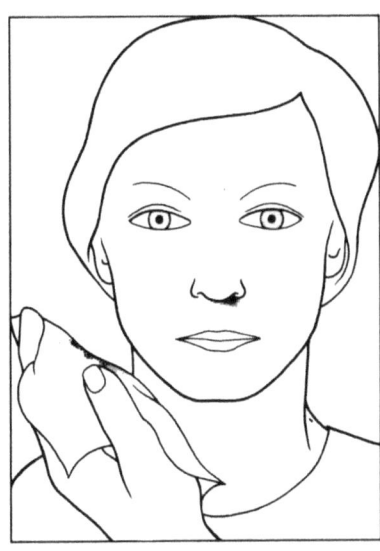
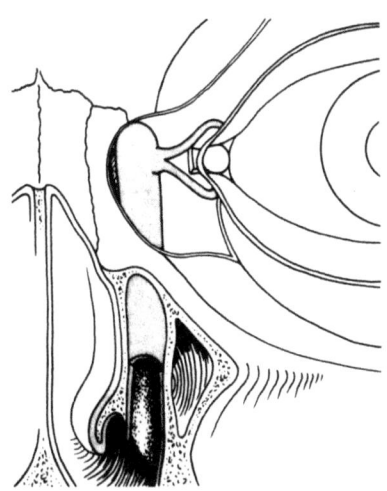

Abb. 39. Prüfen der Tränenwege auf Durchgängigkeit: Auf der zu untersuchenden Seite wird eine Farbstofflösung in den Bindehautsack geträufelt, nach einigen Minuten schneuzt sich der Patient in ein Papiertaschentuch. Man beobachtet, ob der Farbstoff durchgetreten ist. Unten: Halbschematischer Schnitt durch die abführenden Tränenwege. Man erkennt die 2 Tränenröhrchen und den Tränensack, der in die Nase mündet

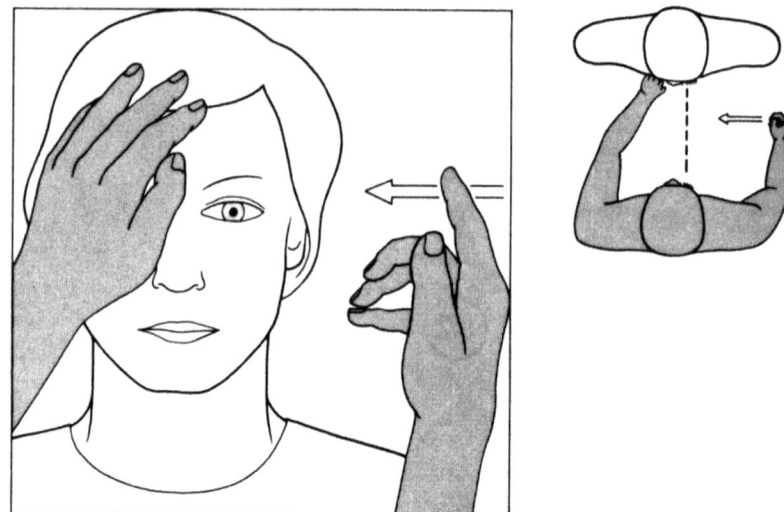

Abb. 40. Konfrontationstest, behelfsmäßige Gesichtsfeldprüfung. Der Arzt steht dem Patienten Auge in Auge gegenüber, verdeckt dem Patienten das rechte Auge und schließt selbst sein linkes Auge. Bei normalem Gesichtsfeld erkennen Patient und Arzt die von verschiedenen Richtungen herangeführte Hand gleichzeitig. Die Methode gibt nur eine sehr grobe Orientierung über große Gesichtsfeldausfälle

28.9 Sensibilität

Die sensible Versorgung von Oberlid, Binde- und Hornhaut geschieht durch den ersten Trigeminusast. Der Arzt für Allgemeinmedizin kann durch ein zusammengedrehtes Ende eines Wattebäuschchens oder eines Zellstofftupfers mit zarter Berührung prüfen, ob die Sensibilität an beiden Augen seitengleich oder ob sie auf einer Seite herabgesetzt ist. Um Keimverschleppungen zu vermeiden, prüft man jedes Auge mit einem anderen Ende des Wattebäuschchens. Die fehlende Lidschlußreaktion weist bereits auf eine herabgesetzte Sensibilität hin. Herabgesetzte oder fehlende Sensibilität der Hornhaut kommt bei Herpeserkrankungen vor.

28.10 Einfache Prüfung der Beweglichkeit und der Funktion der äußeren Augenmuskeln

Die Funktion der äußeren Augenmuskeln kann man grob prüfen, indem man sich dem Patienten gegenübersetzt und bei ruhig gehaltenem Kopf ihn Blickbewegungen in die **sechs Hauptblickrichtungen** ausführen läßt. Jedes Auge hat sechs äußere Augenmuskeln und jede der im folgenden genannten Hauptblickrichtungen entspricht der stärksten Wirkung eines dieser Muskeln (Abb. 41).

Die oberen und unteren Augenmuskeln haben außer den hier genannten Hauptblickrichtungen auch noch andere Funktionen, nämlich Adduktion oder Abduktion und Rollung des Auges, auf die hier nicht eingegangen wird. Während der Patient diese Blickbewegungen in die sechs Hauptblickrichtungen ausführt, beobachtet man, ob eines der beiden Augen in einer dieser Blickrichtungen zurückbleibt. Bei einer Lähmung der äußeren Augenmuskeln wird

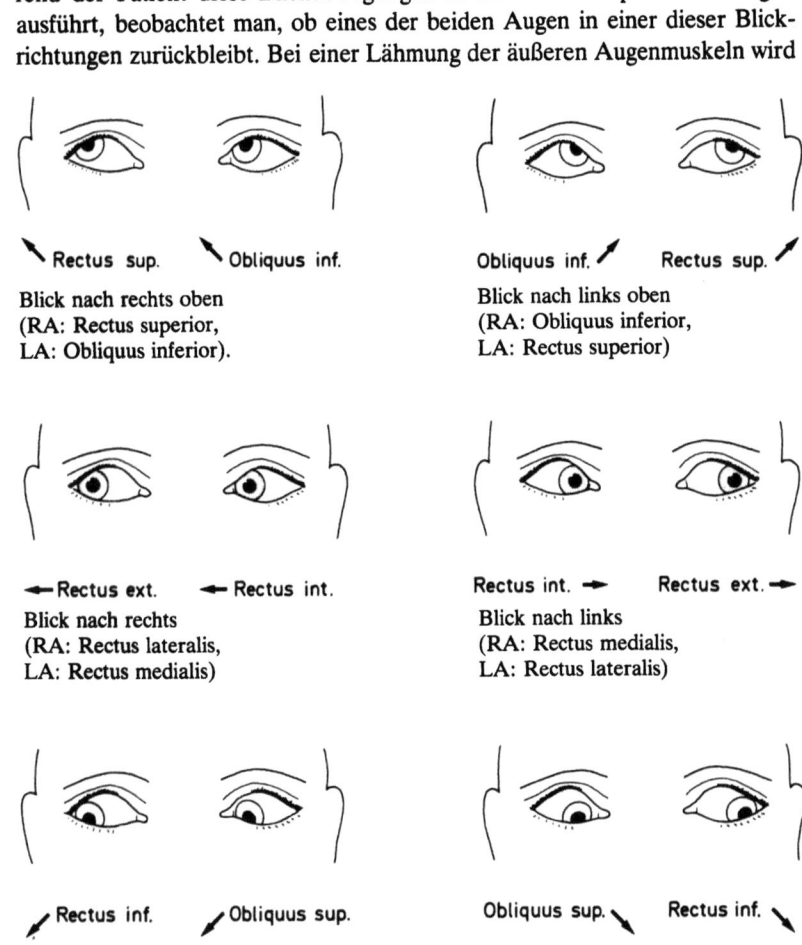

Abb. 41. Die Hauptblickrichtungen. Beachte: Wegen des Verlaufes der Augenmuskeln gehört der Blick senkrecht nach oben und senkrecht nach unten nicht zu den Hauptblickrichtungen, da hierbei mehrere Muskeln beteiligt sind

der Patient dann in der Regel auch Doppelbilder angeben. Zur Prüfung soll er extreme Blickbewegungen ausführen. „Rechts" und „links" bedeutet stets: Vom Kranken aus rechts oder links.
Der Blick senkrecht nach oben oder unten gehört nicht zu den sechs Hauptblickrichtungen, weil an dieser Blickbewegung mehrere Muskeln beteiligt sind. Die Wahrscheinlichkeitsdiagnose einer Augenmuskellähmung läßt sich mit diesem einfachen Verfahren oft stellen. Außer der Unterfunktion des für die jeweilige Blickrichtung zuständigen Muskels kann aber auch eine Überfunktion des Antagonisten bestehen. Ferner ist an ein mechanisches Bewegungshindernis (Narben, Neoplasma oder Bruch des Orbitabodens, S. 10) zu denken.

28.11 Tonometrie: Prüfung des Augeninnendruckes

Die palpatorische Prüfung des Augeninnendruckes (S. 12) ist nur sinnvoll, wenn man einen akuten Glaukomanfall ausschließen will, bei dem der Augeninnendruck über 60 mm Hg beträgt. Geringe Drucksteigerungen kann man mit den Fingern auch bei großer Erfahrung nicht tasten. Für den Arzt für Allgemeinmedizin spielt im Gegensatz zum Facharzt die Kenntnis der genauen Höhe des Augeninnendruckes keine große Rolle. Er möchte sich vielmehr darüber orientieren, ob der Augeninnendruck 22 mg Hg oder mehr beträgt, weil diese Druckwerte bei Gesunden selten vorkommen und stets ein Ausschließen von Glaukom veranlassen müssen.
Die Untersuchung, ob ein bestimmter Grenzwert von z. B. 22 mm Hg erreicht oder überschritten wird, geschieht am einfachsten mit dem Grenzwerttonometer Glaucotest (Abb. 42, Fa. Heine). Das Meßkörperchen für 22 mm Hg kann mit einem Einmalüberzug versehen werden, wodurch das Übertragen von Keimen von einem Patienten zum anderen verhindert wird. Der Patient legt sich auf eine Untersuchungsbank ohne Kopfpolster. Man gibt ihm einen Tropfen Kerakain oder Novesine in beide Augen und färbt die Tränen mit Fluorescein an (S. 51). Wenn häufig gemessen wird und deshalb die angebrochene Originalpackung bald verbraucht ist, kann man Thilorbin verwenden (Lokalanästhetikum mit Fluorescein). Dann läßt man ihn den Arm hoch heben und den eigenen Daumen fixieren. Durch Bewegen des Armes des Patienten reguliert man die Stellung des Auges so ein, daß es senkrecht nach oben blickt. Man hält das Tonometer einige Sekunden ruhig 1–2 cm über die Hornhaut, bis das Auge ruhig steht und der Patient nicht mehr ängstlich gespannt ist. Dann setzt man das Grenzwerttonometer zentral auf die Hornhaut und sieht eines der Bilder der Abbildung 43. Sie zeigen an, ob der Druck des untersuchten Auges kleiner (links), gleich (Mitte) oder größer (rechts) ist, als dem gewählten Grenzwert entspricht (Abb. 43).
Der Patient soll nach dieser Untersuchung die Augen nicht wischen oder reiben, weil die Anästhesie noch vorhält und er sich sein anästhesiertes Auge verletzen könnte, ohne es gleich zu bemerken.

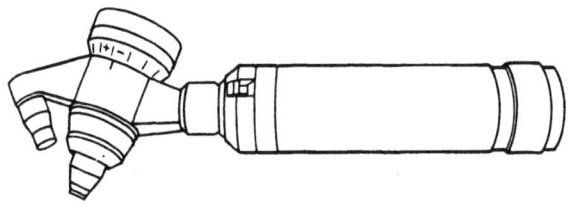

Abb. 42. Glaucotest — Grenzwerttonometer (Fa. Heine). Auf die anästhesierte Hornhaut des liegenden Patienten wird ein Meßkörperchen (im Bild: unterster Teil des Gerätes) aufgesetzt, dessen Dimensionen denen des Applanationstonometers von Goldmann entsprechen. Vor Untersuchung 1 Tropfen von Thilorbin, einer handelsüblichen Mischung eines Lokalanästheticums mit Fluorescein. Durch das Okular oben sieht man einen Kreis und einen Strich

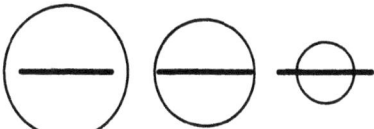

Abb. 43. Wenn der Augeninnendruck weniger als das eingesetzte Meßkörperchen für 22 mm Hg beträgt, so sieht man das linke Bild: Kreis größer als der Strich. Ist der Augeninnendruck gleich dem gewählten Meßkörperchen von 22 mm Hg, so sieht man die mittlere Figur. Ist der Druck höher, so sieht man den Kreis kleiner als den Strich (rechte Figur)

29 Fertigkeiten

29.1 Ektropionieren

Zum Ektropionieren des Unterlides blickt der Patient nach oben. Der Arzt setzt seinen Finger dicht an der Lidkante an und zieht das Lid nach unten. Man überblickt so die ganze Innenfläche des Tarsus und die untere Übergangsfalte.

Zum Ektropionieren des Oberlides blickt der Patient mit beiden Augen nach unten. Der Arzt setzt einen Glasstab, ein Streichholz oder einen entsprechenden Gegenstand am oberen Ende des Tarsus an und kippt das Lid, das er mit Daumen und Zeigefinger der linken Hand an Wimpern und der Lidkante faßt, mit einer raschen Hebelbewegung um den Glasstab (Abb. 44). Es ist wichtig, den Patienten zu ermahnen, dauernd mit beiden Augen nach unten zu blicken, damit das Umklappen des Lides ohne Schmerzen gelingt.

Bei ektropioniertem Oberlid überblickt man die ganze Bindehautseite des Tarsus. Die obere Übergangshautfalte wird so noch nicht sichtbar. Hierfür ist

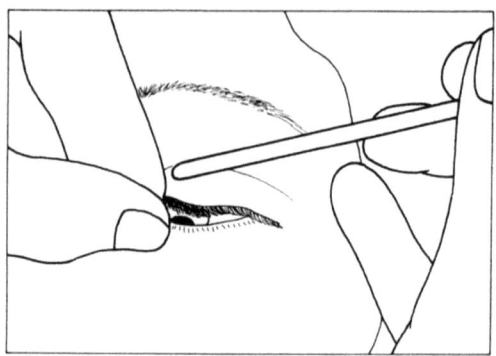

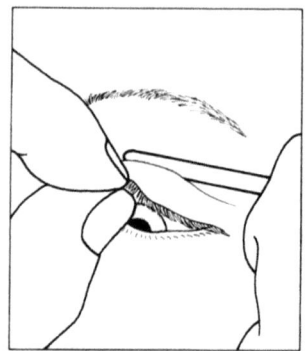 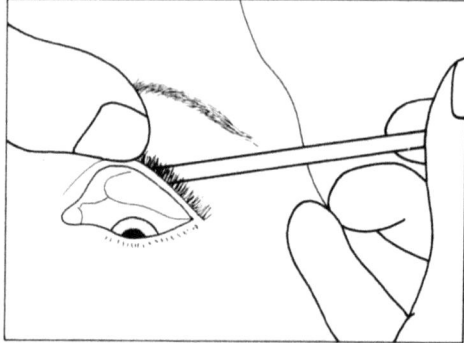

Abb. 44. Ektropionieren. Zum Ektropionieren des Oberlides blickt der Patient mit beiden Augen nach unten. Der Arzt setzt einen Glasstab, ein Streichholz oder einen entsprechenden Gegenstand am oberen Ende des Tarsus an und kippt das Lid, das er mit Daumen und Zeigefinger der linken Hand an den Wimpern und an der Lidkante faßt mit einer raschen Hebelbewegung um den Glasstab

das doppelte Ektropionieren erforderlich, das man nur mit Hilfe der Desmarres-Lidhaken ausführen kann. Der Patient muß mit beiden Augen nach unten blicken. Das Lid wird um den Lidhaken nach Desmarres gekippt, und der Lidhaken wird nach oben geschlagen. Nun läßt sich auch die obere Übergangsfalte betrachten. Das doppelte Ektropionieren ist für den Patienten immer unangenehm und bei ungeschickter Ausführung schmerzhaft. Es ist nur dann erforderlich, wenn z.B. bei einer Verätzung oder Verbrennung die obere Übergangsfalte gereinigt werden soll.

29.2 Anfärben der Hornhaut

Epitheldefekte der Hornhaut macht man sich durch Anfärben mit Fluorescein sichtbar. Man verwendet hierfür schmale Papierstreifen, deren Spitze mit Fluorescein gefärbt ist und die man umgeknickt in die Lidspalte hängt (S. 51).

Nach einigen Sekunden hat sich genügend Farbstoff gelöst, der sich mit dem Lidschlag verteilt. Vom Epithel entblößte Bezirke färben sich intensiver an als die Umgebung.

Die so in die Tränenflüssigkeit gebrachte Fluoresceinmenge genügt auch für die Applanationstonometrie der Hornhaut. Will man die Durchgängigkeit der Tränenwege prüfen, so braucht man mehr Farbstoff (S. 62).

29.3 Anwendung von Augentropfen oder Salbe

Beim Eintropfen von Medikamenten in den Bindehautsack stützt man sich mit der rechten Hand an der Stirn des Patienten ab, damit bei einer unvorsichtigen Bewegung des Patienten keine Verletzung des Auges durch die Tropfenflasche möglich ist. Mit der linken Hand zieht der Arzt das Unterlid nach unten, indem er ein Stückchen Zellstoff mit seinen Fingern dicht an der Unterlidkante ansetzt. Der Patient blickt nach oben und nimmt den Kopf so weit wie möglich in den Nacken. Mit der Tropfflasche darf man die Wimpern oder Bindehaut nicht berühren, da sonst Keime verschleppt werden könnten. Man läßt den Tropfen frei in die untere Übergangsfalte fallen (Abb. 45).

Wenn die Tropfen nicht in erster Linie auf die Bindehaut einwirken sollen, sondern auf die Hornhaut oder auf das Augeninnere, wenn es sich also um ein Lokalanästheticum für die Hornhaut oder um pupillenerweiternde oder pupillenverengernde Tropfen handelt, so ist es besser, wenn man mit einem Finger das Oberlid hochhebt, den Patienten nach unten blicken läßt und nun

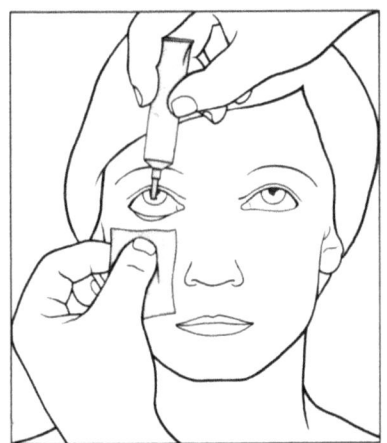 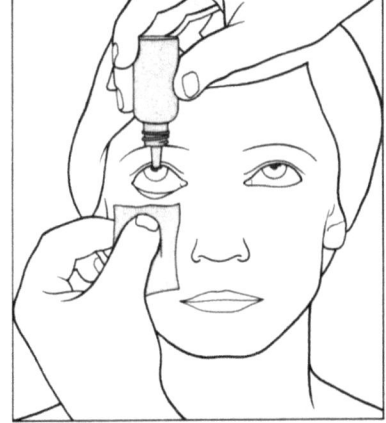

Abb. 45. Gabe von Augensalbe (linkes Bild) oder Tropfen (rechtes Bild). Man stüzt die Hand an der Stirn des Patienten ab und vermeidet jede Berührung der Lider oder Wimpern mit der Tropfflasche. Am leichtesten gelingt das Eintropfen oder die Salbengabe am flach liegenden Patienten

den Tropfen bei rückwärts gebeugtem Kopf des Patienten auf den oberen Hornhautrand tropft und gleichmäßig über das Auge rinnen läßt oder wenn man am liegenden Patienten auf die Hornhaut tropft.

Bei Kindern sowie bei älteren Patienten mit steifer oder verkrümmter Wirbelsäule, die den Kopf nicht in den Nacken nehmen können, wendet man Tropfen oder Salbe am besten im Liegen an.

Salbe gibt man ganz ähnlich, wie eben bei der Tropfengabe beschrieben. Man stützt die Hand an der Stirn des Patienten ab, läßt einen etwa 0,5 cm langen Salbenstrang in die untere Übergangsfalte fallen und achtet streng darauf, mit der Salbentube die Wimpern oder Bindehaut nicht zu berühren, um das Übertragen von Infektionen zu verhüten.

29.4 Verband

Zwischen zwei ovalen Lagen Verbandsstoff befindet sich Verbandswatte. Man kann solche Augenverbände selbst herstellen oder sie fertig kaufen (Hersteller z. B. Paul Hartmann AG, Heidenheim-Brenz). Die sterile, dem Auge zugewendete Seite darf nicht angefaßt werden. Über den Verband klebt man zwei Heftpflasterstreifen V-förmig, so daß sie sich auf der Stirn überlappen und nach schläfenwärts unten auseinandergehen (Abb. 46).

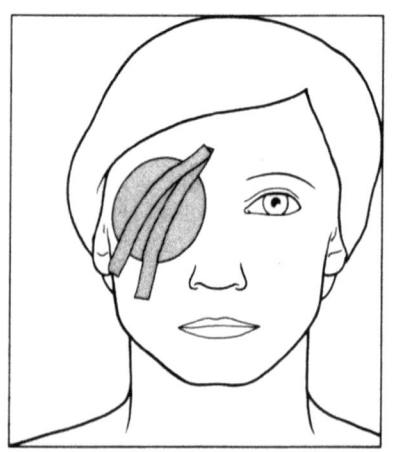

Abb. 46. Verband. Die fertig von der Industrie gelieferten Verbände werden nur an der Seite mit den Fingern berührt, die nicht mit dem Auge in Berührung kommt. V-förmiges Anbringen der Heftpflasterstreifen, die sich auf der Stirn überdecken

30 Untersuchungs- und Behandlungsmethoden des Augenarztes

In dieser kurzen Übersicht werden nur einige der Untersuchungs- und Behandlungsmethoden erwähnt, die in dem Bericht des Facharztes an den Arzt für Allgemeinmedizin vorkommen können.

30.1 Untersuchungsmethoden

Der Facharzt bestimmt die Brechkraft des Auges durch die **Skiaskopie** oder **Refraktometrie**. Bei der **Skiaskopie** beobachtet er die Wanderung von Licht bzw. Schatten in der Pupille bei Bewegung seines Augenspiegels. Durch Zwischenschalten von Linsen kann er die Brechkraft des Auges objektiv bestimmen. Dies ist stets nötig bei Kindern und manchmal auch bei Erwachsenen als Grundlage für die Brillenverordnung. Die **Refraktometrie** erfolgt mit einem Gerät, das ein Bild auf die Netzhaut wirft. Durch Zwischenschalten von Linsen kann die Abbildung auf der Netzhaut zur bestmöglichen Schärfe gebracht und hierdurch die Brechkraft des Auges bestimmt werden. Beide Methoden, Skiaskopie und Refraktometrie, sagen über die Sehschärfe nichts aus, da z. B. ein Auge mit zerstörtem Sehnerv dennoch eine normale Refraktion haben kann.

Pleoptik und Orthoptik sind Übungsmethoden, die vorwiegend in Sehschulen angewendet werden. Sehschulen befinden sich in allen Universitäts-Augenkliniken und in einigen größeren Praxen niedergelassener Fachärzte. Die Pleoptik dient dazu, die **Amblyopie** (Schwachsichtigkeit durch Nichtgebrauch eines Auges bei einseitigem Schielen) zu beseitigen. Die Orthoptik dient dazu, die Zusammenarbeit beider Augen zu normalisieren, was natürlich erst möglich ist, wenn beide Augen eine annähernd gleiche Sehschärfe haben. Die Übungen werden im allgemeinen von einer Orthoptistin unter augenärztlicher Weisung ausgeführt, die eine mehrjährige und sehr intensive Ausbildung in diesen Problemen hat (S. 44).

Bei Glaukom sind verschiedene Untersuchungsmethoden nötig, die dem Facharzt vorbehalten sind. Bei der **Tonometrie** unterscheidet man die Tonometrie mit dem **Schiötz-Tonometer** (Abb. 47), die eine **Impressionsmessung** ist: Es wird geprüft, wie tief ein genau definierter Senkstift in das Auge sinkt. Er sinkt umso tiefer ein, je weicher das Auge ist. Es gibt ferner die **Applanationstonometrie** (Abb. 48), wobei ein kleines planes Meßkörperchen an die Hornhaut gedrückt wird. An der Spaltlampe beobachtet man mit mikroskopischer Vergrößerung und nach Eintropfen von Fluorescein, wann gerade eine völlige Abplattung der Hornhaut im Bereich des Meßkörperchens erfolgt. Die zuletzt genannte Methode gibt die genaueren Werte, da bei der Impressionstonometrie noch andere Faktoren außer dem Druck das Meßergebnis beeinflussen.

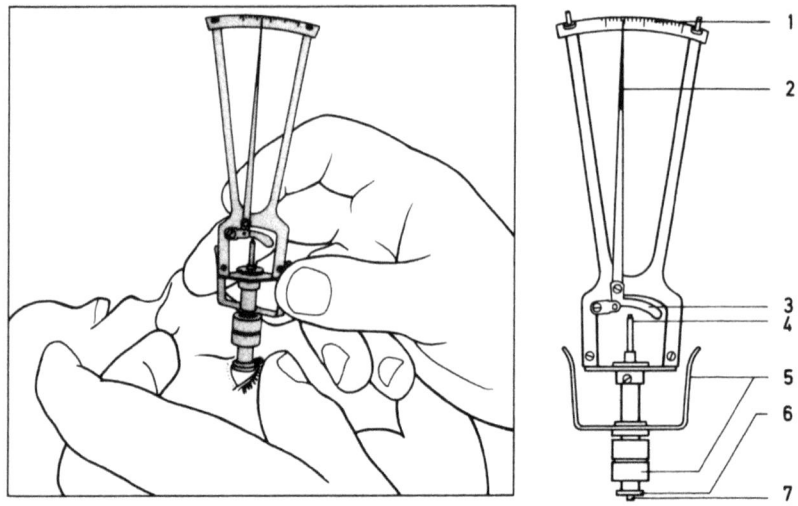

Abb. 47. Die Tonometrie mit dem Schiötz-Tonometer am liegenden Patienten. Gemessen wird die Eindellung der Hornhaut durch einen Zapfen *(4,7)*, der durch die zentrale Bohrung des auf das Auge gesetzten Zylinders *(6)* reicht. Die Tiefe der Eindellung wird durch ein Hebelsystem *(2,3)*, auf eine Skala *(1)* übertragen. Aus dem Zeigerausschlag auf der Skala läßt sich aus einer dem Instrument beigegebenen Tabelle der Druck in mm Hg finden. *5:* Handhalterung

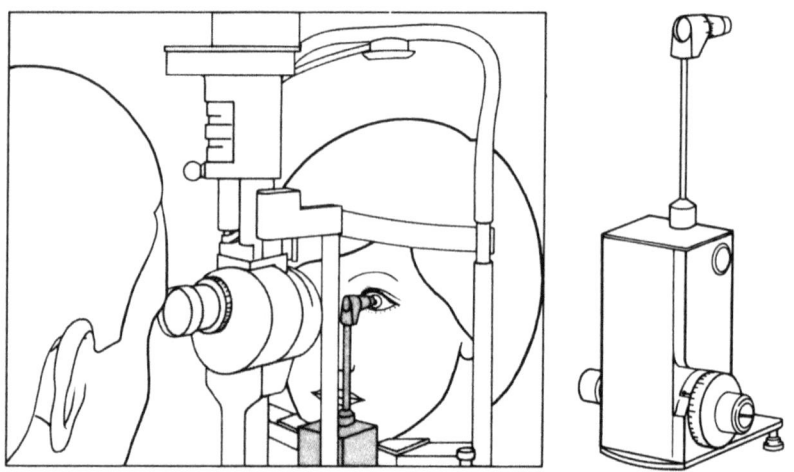

Abb. 48. Applanationstonometer nach Goldmann. Nach Anästhesie und Anfärben der Tränen mit Fluorescein-Lösung mißt man unter Beobachtung an der Spaltlampe (von der im linken Bild schematisch nur ein Okular gezeichnet ist), ob das vorn flache Meßkörperchen die Hornhaut in einem Bereich von rund 3 mm Durchmesser abflacht. Dies ist die genaueste Methode zur Messung des Augeninnendruckes, die jedoch dem Facharzt vorbehalten bleiben muß

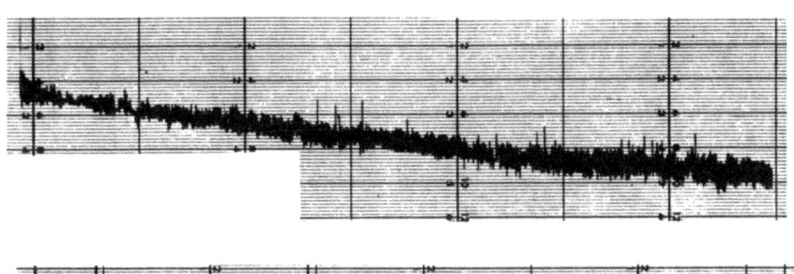
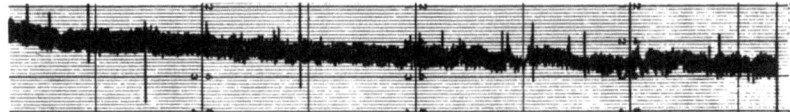

Abb. 49. Tonographiekurve. Absinken des Augeninnendruckes bei Glaukom (untere Kurve) wegen des erhöhten Abflußwiderstandes nur sehr geringfügig, bei einem gesunden Auge (obere Kurve) wesentlich stärkeres Absinken. Die Methode dient der Früherkennung des Glaucoma simplex

Die **Tonographie** stellt eine Messung des Abflußwiderstandes dar. Hierbei belastet man das Auge mit einem **elektronischen Tonometer,** das nach dem Schiötz-Prinzip gebaut ist und 16,5 g wiegt. Bei einem gesunden Auge ist der Abflußwiderstand niedrig, während der Belastung fließt also viel Kammerwasser ab, der Druck sinkt stark (Abb. 49). Bei Glaukom ist der Abflußwiderstand krankhaft erhöht, in der gleichen Zeit fließt also weniger Kammerwasser ab, der Druck sinkt weniger. Die Methode dient in erster Linie zur Frühdiagnose von glaukomkranken Augen, weil diese schon im Beginn einen erhöhten Abflußwiderstand zeigen. Die Originalmethode nach Grant ist unzuverlässig, der **Tonographietest** nach Leydhecker, der 7 statt 4 min dauert, ist wesentlich zuverlässiger (Abb. 49).

Mittels der **Gonioskopie** untersucht man den Kammerwinkel. Er ist normalerweise nicht sichtbar, weil er in die Sklera eingefalzt ist. Es ist der Winkel zwischen der Hornhautperipherie und der Iris. Dort befindet sich ein schwammartiges Gewebe, das **Trabekelwerk,** durch das das Kammerwasser in den Schlemmschen Kanal abfließt. Man kann den Kammerwinkel in dem schräggestellten Spiegel eines Haftglases sehen, das man auf die Hornhaut setzt. Die Untersuchung läßt z. B. erkennen, ob der Kammerwinkel eng ist und deshalb ein Winkelblockglaukom (akutes Glaukom) entstehen könnte. Auch für die Diagnose und Operation der Hydrophthalmie (S. 45) ist die Gonioskopie nötig. Das gonioskopische Bild ist schematisch in Abb. 32c (weiter Kammerwinkel) und Abb. 33c (enger Kammerwinkel) dargestellt.

Das **Dreispiegelglas** von Goldmann ist der Gonioskopielinse ähnlich (Abb. 50). Man untersucht damit mikroskopisch die Netzhaut des lebenden Auges bei stark erweiterter Pupille. Dies ist z. B. bei der Diagnose der Netz-

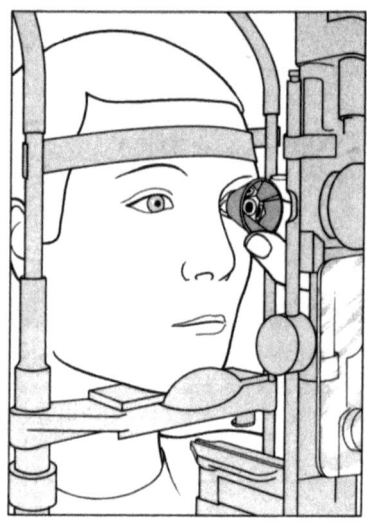

Abb. 50. Dreispiegelglas nach Goldmann. Das Glas wird auf die anästhesierte Hornhaut aufgesetzt, Beobachtung am Spaltlampenmikroskop. Mit Hilfe dieses Glases läßt sich der ganze Bereich der Netzhaut am Lebenden mikroskopisch untersuchen

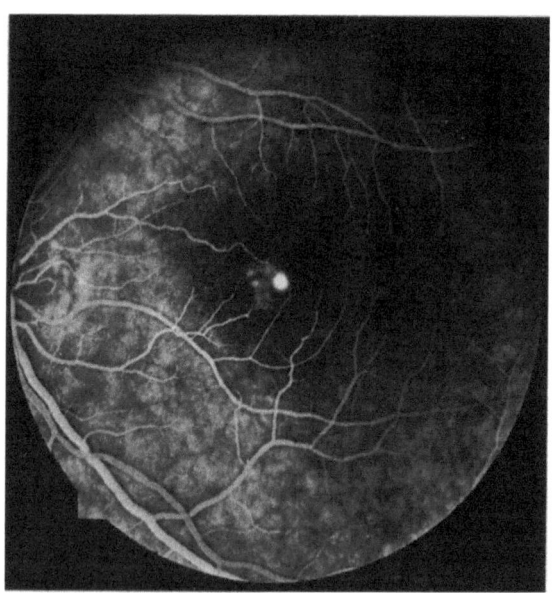

Abb. 51. Fluorescenzangiographie bei Retinopathia centralis serosa. Nach Fluorescein-Injektion in die Armvene erkennt man die Verteilung des Farbstoffes in den Blutgefäßen. An einer Stelle sickert der Farbstoff aus: Quellpunkt. Diese Stelle kann mit Laser verschlossen werden, was zur schnelleren Heilung der Krankheit führt

hautablösung wichtig, um auch kleinste Löcher finden und verschließen zu können.

Die **Perimetrie** (S. 63) führt der Facharzt am Goldmann-Perimeter aus, die besonders exakte „statische" oder „Profilperimetrie" am Tübinger Perimeter, die Übersichtsperimetrie am Friedmann-Analyzer. Es gibt viele weitere Methoden.

Die **Fluorescenzangiographie** besteht in der intravenösen Injektion von Fluoresceinlösung und der unmittelbar anschließenden, sehr raschen Serienphotographie der Netzhautgefäße, die sich mit Fluorescein füllen. Mit dieser Methode lassen sich Anomalien des Gefäßlumens sowie Mißbildungen der Gefäße sehr gut erkennen. Bei diabetischer Retinopathie sind Gefäßanomalien (Mikroaneurysmen) mit der Angiographie sichtbar, die mit dem Augenspiegel sonst unentdeckt bleiben. Bei der Retinopathie centralis serosa, die zu Verzerrtsehen führt, kann man mit der Angiographie einen Defekt in der Bruchschen Membran als Quellpunkt sichtbar machen (Abb. 51), dessen Verschluß mit Hilfe von Laser oder Lichtcoagulation die Krankheit rasch heilt.

Die **Ultraschalluntersuchung** ist ein Echolotverfahren, bei dem durch einen Ultraschallkopf, der auf die Hornhaut aufgesetzt wird, ein Schallimpuls in das Auge geschickt wird.

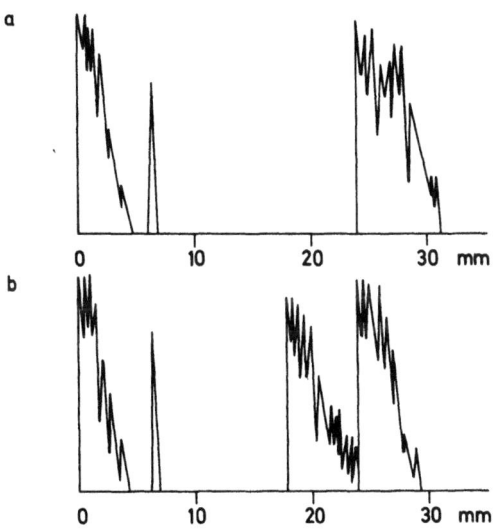

Abb. 52a und b. Ultraschall-Untersuchung. (a) Normales Echogramm. Der Schallkopf ist auf die Hornhaut aufgesetzt. Beschallungsrichtung zum hinteren Pol. 0–5 mm: Eigenecho des Schallkopfes einschließlich des Echos der Hornhaut und des Echos der Linsenvorderkapsel. 7 mm: Echo der Linsenrückfläche. 24 mm: Echo der hinteren Bulbuswand. (b) Bei 18 mm beginnt ein pathologisches Echo, das solidem Gewebe entspricht (Echogramm bei zentral sitzendem Tumor des Augenhintergrundes)

Man kann mit dieser Methode auch bei Trübung der brechenden Medien erkennen, ob z. B. ein Fremdkörper im Glaskörper ist, ob eine Netzhautablösung besteht oder ob ein solides Gewebe (z. B. Melanoblastom, Abb. 52 a + b) die Ursache der Netzhautablösung ist.

Die **Elektroretinographie** prüft die elektrische Antwort des Auges auf Lichtreize. Man kann einen schwachen elektrischen Strom ableiten, der in den Sinneszellen und bipolaren Zellen entsteht. Die Methode ist vor allem geeignet für das Erkennen einer Pigmentdegeneration bei Kindern, noch ehe sichtbare Veränderungen entstanden sind. Die Frage nach dem Vorliegen der Krankheit wird an den Arzt von Eltern mit Pigmentdegeneration wegen der Erblichkeit oft gestellt. Ferner kann man eine Verrostung der Netzhaut damit erkennen, was dann wichtig ist, wenn durch einen eisenhaltigen Fremdkörper das Augeninnere verrostet und durch eine Linsentrübung der Einblick auf die Netzhaut nicht mehr möglich ist. Der Augenarzt will dann wissen, ob eine Staroperation sinnvoll ist oder ob die Netzhaut durch Verrosten zerstört ist. Die dritte wichtige klinische Anwendung ist die Kontrolle von Netzhautveränderungen bei Chloroquinbehandlung.

30.2 Operationen

Bei der **Staroperation** richtet sich die Methode nach dem Lebensalter. Bis zum 25. Jahr ist noch kein harter Linsenkern vorhanden. Man kommt deshalb mit einer **Discision der Linse** aus. Hierbei zerschneidet man die Linsenkapsel mit einem oder zwei Messerchen. Kammerwasser bringt die Linsenmassen zur Quellung, die durch eine Incision am Limbus herausgespült oder abgesaugt werden können. Die hintere Linsenkapsel bleibt zurück. Sie kann einen **Nachstar** bilden, der in unregelmäßig geformten Linsenfasern besteht. Der Nachstar muß durchschnitten werden, wenn er ein optisches Hindernis bildet. Auch dies ist ein Eingriff ohne wesentliches Risiko und ohne größere Eröffnung des Auges.

Beim Erwachsenen ist ein harter Kern in der Linse vorhanden, der die einfache Methode der Linsenzerschneidung nicht mehr erlaubt. Man entfernt die getrübte Linse mit der Kapsel („intracapsulär"), indem man sie an einer auf $-30\,°C$ abgekühlten Sonde anfrieren läßt **(Kryoextraktion).** Die Wunde wird mit feinsten Seidennähten geschlossen. Die Operation hat also eine sehr gute Erfolgsquote: 95% der Eingriffe verlaufen ohne wesentliche Komplikation, die Hälfte aller Kranken sieht bereits bei Krankenhausentlassung 0,7–1,2 (Statistik unserer Klinik).

Bei der **Operation der Netzhautablösung** muß man das Netzhautloch verschließen. Falls nur ein Riß in der Netzhaut ohne Ablösung vorhanden ist, kann die Behandlung mit Hilfe der **Lichtcoagulation** oder des **Lasers** geschehen. Mit beiden Methoden wird eine sterile Entzündung durch Hitzeeinwirkung um das Netzhautloch herum gesetzt, die zur Vernarbung zwischen Netzhaut und der Aderhaut führt. Falls die Netzhaut abgehoben ist, muß zunächst ein Kontakt zwischen der Netzhaut und der Aderhaut hergestellt werden. Da man die Netzhaut nicht nach außen zur Aderhaut schieben kann, bleibt als Möglichkeit nur, die Sklera von außen einzudellen und so die Aderhaut an die abgehobene Netzhaut zu bringen. Nun kann man mit der Lichtcoagulation wie oben beschrieben weiter operieren, oder man setzt durch die Sklera hindurch **Kälteherde** ($-70\,°C$), die eine ganz ähnliche Wirkung haben, nämlich gleichfalls sterile Entzündungsherde bewirken, die später zur festen Vernarbung und Wiederanheftung der abgehobenen Netzhaut führen. Sind mehrere Netzhautlöcher vorhanden, so kann man eine **Umschnürung** des Augapfels ausführen, wozu meist ein **Silikongürtel** verwendet wird. Danach gibt man für einige Wochen eine **Lochbrille,** damit der Kranke die Augen nicht bewegt.

Glaukomoperationen. Beim kindlichen Glaukom verlegt ein Gewebe zwischen der Vorderkammer und dem Schlemmschen Kanal den Abfluß. Man kann dieses Gewebe von der Vorderkammer aus einschneiden (**Goniotomie, Angulocision**) oder man kann von außen eine Sonde in den Schlemmschen Kanal einführen und sie in die Vorderkammer schwenken, damit das persistierende embryonale Gewebe zerrissen wird (**Trabeculotomie**). In beiden Fällen wird also die Verbindung zwischen der vorderen Augenkammer und dem Schlemmschen Kanal hergestellt. Diese Methoden haben bei **Hydrophthalmie,** dem Glaukom des Kleinkindes, eine Erfolgsquote von 80% bei günstiger Ausgangslage.

Beim Glaukom der Erwachsenen stellt man in der Regel einen Abfluß von der vorderen Augenkammer unter die Bindehaut her. Die Bindehaut wird durch das Abfließen der Kammer vorgewölbt, es bildet sich ein **Sickerkissen** (Abb. 53). Durch das Sickerkissen hindurch sowie auch seitlich zur benach-

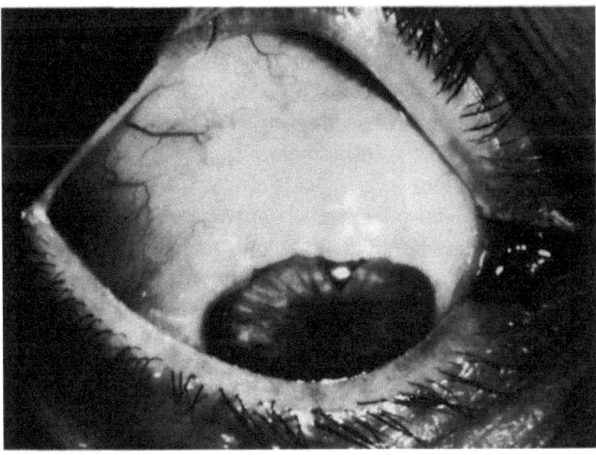

Abb. 53. Sickerkissen. Nach einer Glaukomoperation ist am oberen Limbus eine Vorwölbung der Bindehaut erkennbar, die das Absickern des Kammerwassers aus dem Augeninnern unter die Bindehaut anzeigt

barten Bindehaut fließt Kammerwasser aus der vorderen Kammer ab. Bewährte Methoden sind die Einklemmung einer Iriszunge **(Iridenkleisis)**, die als Docht wirkt, ferner das Ausstanzen eines 1,5 mm großen Scheibchens am Limbus unter der Bindehaut **(Elliotsche Trepanation)** oder das Herstellen einer Öffnung der Vorderkammer unter die Bindehaut mit abwechselnder Benutzung von Kauter und Messer, die **Scheiesche Operation.** Man kann damit rechnen, daß bei 70% der Operationen ein voller Erfolg eintritt, d. h. daß der Druck ohne Medikamente reguliert bleibt. Bei weiteren 20% sind zusätzlich noch drucksenkende Medikamente erforderlich. Bei den restlichen 10% vernarbt der Abfluß früher oder später, die Operation muß dann wiederholt werden.

30.3 Die häufigsten Aufgaben des augenärztlichen Alltags

sind die Behandlung von Bindehaut- und Hornhautentzündungen, die Verordnung von Brillen, die Behandlung von schielenden Kindern (rund 4% aller Menschen schielen) und die Behandlung des Glaukoms (rund 12% der Patienten der augenärztlichen Praxis werden wegen Glaukom behandelt).

31 Augenschäden durch Medikamente

Cortisonhaltige Präparate können in 1 Woche zu schwersten Epithelschäden der Hornhaut führen, in rund 1 Monat zu einer Drucksteigerung (Glaukom), nach 1 Jahr zu Katarakt. Cortisontropfen dürfen also nur unter mindestens wöchentlicher und regelmäßiger Kontrolle von Hornhaut und Augeninnendruck angewendet werden. Man soll sie nicht wegen banaler Bindehautreizung verordnen. Dem Patienten muß man sagen, daß er sie nicht auf eigene Faust weiter anwenden darf, ohne daß er regelmäßig augenärztlich kontrolliert wird. Die beiden Komplikationen durch Cortison: Glaukom nach 1 Monat, Katarakt nach 1 Jahr, gelten auch für alle sonstigen Anwendungsweisen von Cortison (außer bei Hautsalben), insbesondere auch bei Nasentropfen oder bei oraler Gabe oder Injektion.
Die Verordnung von Cortison lokal oder von Lokalanästhetica bei nicht intaktem Hornhautepithel ist ein schwerer Fehler. Cortison ebenso wie Lokalanästhetica verhindern die Epithelisation. Cortison unterdrückt dabei eine entzündliche Reaktion, Lokalanästhetica unterdrücken die Schmerzen. Da Epitheldefekte der Hornhaut schmerzhaft sind, wird der Kranke Lokalanästhetica immer häufiger anwenden und ist somit in größter Gefahr, ein nur durch Daueranwendung von Lokalanästhetica schmerzloses Ulcus der Hornhaut zu entwickeln, an dem er erblinden kann. **Lokalanästhetica gehören deshalb nie in die Hand des Patienten!** Bei einer oberflächlichen Herpes- oder Pilzerkrankung der Hornhaut sind Antibiotica und Cortison streng kontraindiziert. Unter dieser Therapie kann die Hornhaut rasch einschmelzen (18.).

Alle Mydriatica, einschließlich aller Adrenalinverwandten können bei engem Kammerwinkel einen akuten Glaukomanfall auslösen, auch wenn in der Vorgeschichte kein Hinweis auf Glaukomverdacht vorhanden ist.

Blutdrucksenkende Medikamente sind bei geschädigtem Gesichtsfeld, z. B. beim Spätstadium des Glaukoms, sehr gefährlich. Das Gesichtsfeld verfällt dann rasch, weil die Sauerstoffversorgung des Sehnervs vermindert wird.

Eine zu intensive Therapie der Hyperthyreose kann einen malignen Exophthalmus auslösen. Hierbei treten durch die Störung des Gleichgewichts zwischen Schilddrüsen- und Hypophysenhormon ein Auge oder beide Augen außerordentlich stark hervor, so daß manchmal die Lider die Hornhaut nicht mehr bedecken, wodurch es zur Austrocknung der Hornhaut und zur Erblindung kommen kann.

Bei einer Chininvergiftung findet man bei der Untersuchung der Netzhaut enge Arterien, später einen Sehnervenschwund und die entsprechende Sehverschlechterung. Ähnliche Zeichen in noch stärkerem Maße findet man nach einer Methylalkoholvergiftung, bei der am nächsten Tag bereits ein sehr großer zentraler Gesichtsfeldausfall bis zur Erblindung eines oder beider Augen bestehen kann.

Eine örtliche Allergie und Lidschwellung kann nach allen wiederholt gegebenen Medikamenten auftreten, insbesondere nach Miotica, die zur Glaukombehandlung gegeben werden, und nach Lokalanästhetica, die vor Messung des Augeninnendruckes verwendet werden. Auch pupillenerweiternde Medikamente, die z. B. bei der Behandlung einer Regenbogenhautentzündung täglich mehrmals angewendet werden, können eine erhebliche Allergie von Bindehaut und Lidern verursachen.

Atropin wird bei Kindern und Jugendlichen zur Refraktionsbestimmung bei der Brillenverordnung eingetropft. Bei überempfindlichen Personen können Zeichen einer leichten Atropinvergiftung auftreten: Trockener Mund, rote warme Wangen, selten auch Verwirrtheitszustände. Die Pupille ist durch das Eintropfen von Atropin natürlich weit und lichtstarr.

Chloroquin kann nach etwa 1 Jahr Behandlungsdauer Hornhauttrübungen, die reversibel sind, sowie schwerste Netzhautschäden mit Farbsinnstörungen, Gesichtsfeldausfall und Nachtblindheit verursachen, die nicht reversibel sind. Falls eine Dauerbehandlung internistisch nötig ist, muß man die Netzhautfunktion mit dem Elektroretinogramm überwachen lassen.

Monoaminooxidasehemmer (Nialamid, Phenitrazin) können eine Neuritis nervi optici verursachen, die später in Opticusatrophie übergeht.

32 Häufige Fragen von Patienten und falsche Vorstellungen von Laien

32.1 Sind Haftschalen besser als Brillen?

Haftschalen sind nicht besser oder schlechter als Brillen, sondern sie haben ihre besonderen Anzeigen. Wer mit relativ schwachen Brillengläsern gut sieht, braucht in der Regel keine Haftschalen. Nicht jeder Mensch verträgt Haftschalen ganztägig. Ungeschickte oder alte Patienten mit zittrigen Händen lernen das Einsetzen nicht. Haftschalen sind wesentlich teurer als Brillengläser, weiche Haftschalen teurer als harte. Augenärztliche Kontrollen sind immer wieder nötig, da die Haftschalen bei zu langem Tragen oder ungeschicktem Einsetzen zu Hornhauterosionen führen können. Harte Haftschalen werden oft nicht den ganzen Tag über vertragen, sondern meist 6–8 Std. Nachts müssen sie stets herausgenommen werden, damit die Hornhaut wieder normal atmen kann.

Weiche Haftschalen brauchen eine sorgfältige Pflege. Sie können ins Auge eingetropfte Medikamente aufsaugen und damit als ein Depot wirken, ebenso auch für Farbstoffe, wie z. B. Fluorescein. Auch Augensalben darf man einem Träger von weichen Haftschalen nicht geben.

Indikationen. Harte Haftschalen sind ärztlich indiziert bei beginnendem Keratoconus, einer kegelförmigen Verformung und Verdünnung der Hornhaut, die mit harten Haftschalen im weiteren Fortschreiten aufgehalten werden kann. Gleichfalls sind harte Haftschalen angezeigt bei irregulärem Astigmatismus, der z. B. durch Narben entsteht. Er kann mit Augengläsern nicht ausgeglichen werden. Bei hoher Myopie können starke Gläser das Gesichtsfeld erheblich einengen. Sie sind außerdem entstellend und haben eine starke prismatische Nebenwirkung. All diese Nachteile haben Haftschalen nicht, die deshalb hierbei ärztlich angezeigt sind. — Wenn ein erheblicher Brechkraftunterschied zwischen beiden Augen besteht, so sind auch die Netzhautbilder verschieden groß. Die ungleich großen Bilder des rechten und linken Auges können im Gehirn nicht zu einem einzigen Bild verschmolzen werden. Das ist besonders störend, wenn z. B. nur an einem Auge die Linse entfernt wurde, also bei einseitiger Aphakie. Dieser Zustand kann mit Gläsern nicht korrigiert werden. Wenn der Kranke das operierte Auge mit dem anderen zusammen benutzen will, ist dies nur beim Tragen von Haftschalen möglich. Der einseitig aphake Patient kann dann wieder mit beiden Augen sehen und Entfernungen richtig einschätzen.

Berufliche Gründe können das Tragen einer Brille verbieten, z. B. bei Seeleuten, bei Schauspielern, Köchen und Sportlern. Der häufigste Grund für das Tragen von Haftschalen sind jedoch die kosmetischen Wünsche der Patientinnen.

Bringt man alles auf eine kurze Formel, so läßt sich sagen, daß man immer dann zu Haftschalen raten soll, wenn die Motivation des Patienten sehr groß ist, und abraten soll, wenn sie klein ist.

32.2 Zweistärkenglas, Dreistärkenglas oder Gleitsichtglas?

Wer für die Ferne und für die Nähe ein Glas braucht, sollte sich möglichst frühzeitig an ein Zweistärken- oder Dreistärkenglas gewöhnen. Der Fehlsichtige mit zwei verschiedenen Brillen, einer für die Ferne und einer für die Nähe, hat die gerade benötigte Brille oft verlegt und verbringt unnütze Zeit mit dem Suchen. Wer ein kombiniertes Fern- und Nahglas hat, ist für die im täglichen Leben dauernd vorkommende Situation, zwischen Fern- und Nahblick abwechseln zu müssen, jederzeit gerüstet. Nach eigener Erfahrung mit dem Ausgleich meiner Fehlsichtigkeit rate ich, sich mit etwa 43 Jahren an ein Zweistärkenglas und mit 53 Jahren an ein Dreistärkenglas zu gewöhnen. Das Zweistärkenglas bedarf einer gewissen Angewöhnungszeit wegen des Bildsprunges zwischen Fern- und Nahteil. Man blickt beim Treppensteigen durch den Nahteil nach unten, was eine Eingewöhnungszeit von wenigen Wochen erforderlich macht. Mit 50–55 Jahren stört, daß man in einer mittleren Entfernung von etwa 1 m nicht mehr scharf genug sieht, z. B. bei dem Lesen von Zeittafeln am Bahnhof. Der erträglichste Ausweg ist das Dreistärkenglas.

Gleitsichtgläser geben einen stufenlosen Übergang vom Fern- zum Nahteil. Der Nachteil der Gleitsichtgläser ist die erhebliche Verzeichnung außerhalb der Blicklinie Ferne-Nähe. Sie haben den kosmetischen Vorteil, daß man im Glas keine Stufen erkennt. Wegen der Verzerrung der seitlichen Gesichtsfeldteile rate ich meinen Patienten in der Regel nicht zu Gleitsichtgläsern. Wenn der Kranke jedoch bereits Gleitsichtgläser hat und damit zufrieden ist, besteht natürlich kein Grund, ihn etwa zu beunruhigen.

32.3 Getönte Gläser, Sonnenbrillen

Eine erhöhte Blendungsempfindlichkeit besteht bei einer Trübung der brechenden Medien, wie z. B. Hornhautnarben, beginnendem grauen Star, bei chronischen Entzündungen der Binde-, Horn- oder Regenbogenhaut, bei künstlich erweiterter Pupille, Iridodialyse und anderen Augenveränderungen. In diesen Fällen verordnet der Augenarzt Lichtschutzgläser, die dem individuellen Bedürfnis angepaßt sind, oder getönte Haftschalen.

Auch bei übermäßigem Lichteinfall schützt man die gesunden Augen durch Sonnengläser, so z. B. am Strand oder bei beruflich bedingter, sehr starker Belichtung (Filmschauspieler, Fernsehaufnahmen). Die Lichttransmission ist 15–50%.

Wenn diese insgesamt seltenen Ursachen für erhöhtes Blendungsgefühl nicht vorliegen, besteht kein Anlaß, dauernd Lichtschutzgläser zu tragen. Dies ist mehr eine Modetorheit als eine augenärztliche Notwendigkeit. Schädlich ist das Tragen von Lichtschutzgläsern in Innenräumen nur dann, wenn man dadurch z. B. Treppenstufen nicht sieht.

Ein anderes Problem ist das Tragen von Lichtschutzgläsern im Straßenverkehr. Als Autofahrer darf man in der Dämmerung selbst schwache Sonnengläser keinesfalls tragen, weil man sonst nicht mehr verkehrstüchtig ist. Dunkel gekleidete Passanten am rechten Straßenrand könnte man übersehen.

Das Tragen von getönten Gläsern (mit einer Lichttransmission über 80%) ist mehr eine Modeangelegenheit und mehr Sache der Psyche des Patienten als augenärztliche Notwendigkeit. Der Augenarzt hat keine Einwände gegen getönte Gläser, solange der Patient sie selbst bezahlt. Die Krankenversicherung bezahlt sie nur, wenn sie nach ärztlichem Ermessen notwendig sind, was nur selten der Fall ist, wie oben beschrieben wurde.

Subjektiv angenehm sind die modernen Gläser, die ihre Lichtdurchlässigkeit entsprechend der Belichtungsstärke ändern (z. B. Umbramatic). In heller Sonne werden sie lichtundurchlässiger, in Innenräumen lichtdurchlässiger. Wenn man nicht in extremen Lichtbedingungen lebt, können diese Gläser Sonnenbrille und Normalglas in einem darstellen.

32.4 Wie lange müssen Schielkinder ihre Brille tragen?

Seite 42 ff wurde erklärt, daß der akkommodative Anteil des Schielens durch die Brille beseitigt werden kann. Solange dies zutrifft, sollen in der Regel die Kinder die Gläser tragen, also auch nach der Schieloperation. Die Entscheidung muß individuell durch den Facharzt getroffen werden. Die Vorstellung mancher Eltern, daß durch die Operation das Tragen der Brille überflüssig werden müsse, ist unzutreffend. Würde der Augenarzt die Schieloperation so dosieren, daß auch der akkommodative Anteil des Schielens beseitigt wird, so bestünde bei vielen Patienten die Gefahr, daß sie später in der anderen Richtung schielen, daß also aus dem Einwärtsschielen ein Auswärtsschielen entsteht.

32.5 Ist das Nichttragen der Brille schädlich?

Schädlich kann das Weglassen der Brille allenfalls sein, wenn Kinder kurzsichtig sind und deshalb ohne Brille keine scharfe Abbildung auf der Netzhaut bekommen, so daß sie das Sehen nicht recht erlernen. Ferner könnte das Weglassen der Brille bei Kindern schaden, die die Brille nicht zur Besserung der Sehschärfe, sondern zur Vermeidung des akkommodativen Schielens verordnet bekamen. Im übrigen ist das Nichttragen der Brille unschädlich, von den Folgen der herabgesetzten Sehschärfe abgesehen (z. B. im Straßenverkehr).

32.6 Verzärtelt Brillentragen die Augen?
Soll ich mit der Lesebrille nicht besser noch abwarten?

Die Antwort ist wieder ein glattes Nein. Manche Menschen glauben, daß man die Augen ihrer natürlichen Aktivität beraubt, wenn man eine Brille trägt. Als Stütze für ihre Ansicht führen sie an, daß sie mit 43 Jahren eine Brille brauchten, nach wenigen Jahren die Brille verstärkt werden mußte und einige Jahre danach nochmals eine Verstärkung der Brille nötig war. Die Begründung ist falsch. Zwischen dem 40. und 45. Lebensjahr beginnt bei jedem Menschen die Alterssichtigkeit. Das ist ein ganz normaler Vorgang, der sich fortsetzt bis etwa zum 60. Lebensjahr. In dieser Zeit müssen im Abstand von einigen Jahren die Nahgläser verstärkt werden. Wenn man keine Brille trägt oder die Brille zum Lesen möglichst wenig aufsetzt, nimmt dennoch die Alterssichtigkeit in genau dem gleichen Maße zu. Durch den Versuch, in der Nähe ohne Glas zu lesen, obgleich man altersichtig ist, strengt man jedoch die Augen über Gebühr an mit dem Erfolg, daß man ein Ermüdungsgefühl spürt und vielleicht auch eine Bindehautentzündung bekommt.

Bei Kindern entwickelt sich die Kurzsichtigkeit zwischen dem 10. und 20. Lebensjahr besonders rasch. Wenn Kinder keine Brille tragen, aber die Anlage zur Kurzsichtigkeit haben, nimmt die Kurzsichtigkeit dennoch im gleichen Maß und in der gleichen Geschwindigkeit zu. Wenn also myope Kinder nach 6–12 Monaten eine stärkere Brille brauchen, so ist dies ein schicksalsmäßiger, erblich bestimmter Ablauf, der durch Tragen oder Nichttragen einer Brille nicht geändert wird.

32.7 Stärken Gläser die Augen?

Auch hier ist die Antwort: nein. Ein Refraktionsfehler, der durch eine Brille ausgeglichen werden kann, entsteht durch das Mißverhältnis zwischen brechenden Medien (Hornhaut und Linse) zur Achsenlänge des Auges. Gläser korrigieren die Richtung des einfallenden Lichtes so, daß dieses Mißverhältnis ausgeglichen wird. Das Auge selbst wird dadurch weder geschwächt noch gestärkt. Durch richtige Gläser ist jedoch ein beschwerdeloser Gebrauch der Augen zu erreichen.

32.8 Der Patient bekam eine Brille verordnet, sieht aber bei der Arbeit schlecht damit

Die Ursache kann möglicherweise sein, daß die Brille für den vom Patienten eingehaltenen Arbeitsabstand nicht richtig ist. Man darf sich bei der Brillenverordnung nicht nach dem durchschnittlichen Leseabstand von ungefähr 40 cm richten, sondern muß nach den besonderen Arbeitsbedingungen und dem Beruf fragen. Ein Feinmechaniker oder Juwelier braucht ein stärkeres Nahglas für seine Berufsarbeit in 20 cm Abstand als für das normale Lesen.

Ein Buchhalter braucht einen größeren Arbeitsabstand, um die großen Geschäftsbücher überblicken zu können. Auch für die Arbeit an der Schreibmaschine, als Schreiner oder als Musiker sind in der Regel größere Arbeitsabstände erforderlich als 40 cm, um nur einige wenige Beispiele herauszugreifen.

32.9 Wie oft muß man die Brille wechseln?

Man muß die Brille immer dann wechseln, wenn man mit ihr nicht mehr genügend sieht. Bei Kindern zwischen 10 und 18 Jahren nimmt die Kurzsichtigkeit rasch zu, ein Wechsel der Brille ist also immer dann nötig, wenn sie für die Ferne nicht mehr ausreicht. Die Presbyopie (Alterssichtigkeit) nimmt nach festen Regeln zwischen dem 45. und 60. Lebensjahr zu, eine Verstärkung der Nahbrille ist also dann nötig, wenn sie nicht mehr ausreicht, meist etwa alle 2–3 Jahre.

Ein Wechsel der Brille ist auch nötig, wenn die Gläser verkratzt sind oder wenn die Fassung nicht mehr richtig sitzt.

32.10 Der Großvater war so außerordentlich rüstig, er konnte ohne Brille in der Ferne und in der Nähe sehen!

Der stolze Bericht beruht auf Irrtümern. Wer nach dem 60. Lebensjahr ohne Brille lesen kann, muß ein myopes Auge haben. Bei einer Myopie von 3 dptr liegt der Fernpunkt in 33 cm, in diesem Abstand kann man also auch im Alter ohne Brille lesen. Bei einer Myopie von 4 dptr liegt der Fernpunkt in 25 cm und man kann ohne Brille auch im Alter in diesem Abstand lesen. Wie kommt es nun aber, daß der so oft zitierte kerngesunde Großvater auch in der Ferne immer gut sehen konnte? Er muß ein emmetropes oder leicht hypermetropes Auge haben. Die Antwort ist also: Wer zeitlebens in der Ferne und in der Nähe ohne Brille gut sehen konnte, hatte ein emmetropes oder leicht hypermetropes Auge (für die Ferne) und ein myopes Auge (für die Nähe). Der berühmteste derartige Patient war Goethe. Mit einer besonders guten Gesundheit hat die Fähigkeit, zeitlebens in der Ferne und in der Nähe ohne Brille gut zu sehen, nichts zu tun.

32.11 Fort mit der Brille! Übt die Augen stattdessen!

„Fort mit der Brille" ist der Schlachtruf der Bates-Schule. Diese Lehre behauptet, man könne durch Übungen, wie Augenrollen oder In-die-Handfläche-schauen („Palmieren"), eine Fehlsichtigkeit, insbesondere eine Kurzsichtigkeit heilen. Diese Behauptung steht im Gegensatz zu unserem augenärztlichen Wissen. Die Kurzsichtigkeit entsteht dadurch, daß das Auge zu lang gebaut ist und deshalb die einfallenden Lichtstrahlen sich nicht auf der Netzhaut zu einem scharfen Bild vereinigen können. Durch die korrigierende

Brille werden die Strahlen so gebrochen, daß auf der Netzhaut ein scharfes Bild entsteht. Es handelt sich also nicht um ein Problem der Übung oder des Glaubens, sondern um ein rein physikalisches und objektiv meßbares Problem von Achsenlänge des Auges und Brechkraft von Hornhaut und Linse. Die Vorstellung, durch „Palmieren" die Kurzsichtigkeit heilen zu können, ist ebenso absurd, wie wenn man behaupten wollte, durch Weitsprungübungen längere Beine zu bekommen.

Die angeblichen Erfolge der Bates-Schule dürften darauf beruhen, daß der Kurzsichtige nach dem Absetzen der Brille trotz nach wie vor unscharfer Abbildung der Außenwelt auf der Netzhaut Bekannte auf der anderen Straßenseite an ihrer Haltung oder an bestimmten Bewegungen oder an der Kleidung erkennt.

32.12 Schadet Fernsehen den Augen?

Die Antwort ist eindeutig: nein. Es gibt keine augenärztliche Begründung dafür, daß man nicht im dunklen Raum, sondern besser bei Dämmerlicht fernsehen soll. Dies ist eine Entscheidung des persönlichen Geschmacks. Es ist auch nicht medizinisch erforderlich, einen bestimmten Abstand zum Fernsehschirm zu halten. Augenschäden sind selbst bei den verbohrtesten Fernsehkonsumenten nicht bekannt geworden. Natürlich muß man wie bei jedem Gebrauch der Augen für den gewählten Abstand die passende Korrektur (Brille) haben. Ein Patient mit Engwinkelglaukom muß ohnehin regelmäßig seine Miotica eintropfen, und im Dunkeln wird sich seine Pupille bei genügender Therapie nicht erweitern.

32.13 Ermüden Einäugige früher?

Die Vorstellung ist falsch, daß bei dem Einäugigen das Auge mehr Arbeit zu leisten hätte, weil hierfür bisher zwei Augen zur Verfügung standen. Wenn nur noch ein Auge vorhanden ist, tut es nichts anderes, als was es vorher bereits tat, nämlich die Umwelt auf der Netzhaut abzubilden und als Sinneswahrnehmung zum Gehirn weiterzuleiten. Auch die Glasstärke ändert sich am verbliebenen Auge nicht.

Natürlich hat man mit einem Auge kein räumliches Sehen mehr, und das Gesichtsfeld ist enger als das beidäugige Gesichtsfeld. Deshalb gibt es bestimmte einschränkende Vorschriften im Straßenverkehr bei dem Lenken eines Pkw.

32.14 Entstehen Schäden durch den „starken Gebrauch" der Augen?

Auch hier ist die Antwort: nein. Die normale Aufgabe der Augen ist das Sehen und hierdurch entstehen keine Schäden, auch nicht durch langes Lesen oder Fernsehen. Durch „Schonung" erreicht man keine längere Lebensdauer einer Funktion oder eines Organs: Wer vorzugsweise im Bett liegt, wird nicht etwa leistungsfähiger oder langlebiger als ein Sportler. Intensiver Gebrauch der Organe nutzt sie nicht vorzeitig ab, sonst müßten Bergführer früher altern als Büroangestellte, und Briefträger müßten kurze oder schwache Beine bekommen.

32.15 Mein Kind liest im Bett heimlich unter der Decke

Augenschäden durch diese kindlichen Eigenheiten sind nicht bekannt. Übertrieben langes Lesen in sehr nahem Abstand kann die Neigung zum Schielen verstärken, falls diese vorhanden ist. Vom Lesen im Bett in Schräglage oder unter der Bettdecke können allenfalls Ermüdung der Augen, vielleicht auch eine leichte Bindehautentzündung herrühren, jedoch sind ernste Schäden nicht bekanntgeworden. Wer jedoch ohnehin beim Lesen leicht ermüdet (z. B. wegen einer Heterophorie), sollte zum Lesen im Bett eine normale Körperhaltung einnehmen, d. h. er sollte sich ein Kissen in den Rücken legen und in halb sitzender Haltung lesen, statt in halber Bauchlage und in zu nahem Abstand. Es ist nicht einzusehen, warum Kinder eigentlich im Bett nicht lesen sollten und es erscheint vernünftiger, sie zu einer normalen Körperhaltung und guter Beleuchtung anzuhalten, als sie durch Verbote, die dann ja doch übertreten werden, zum Lesen bei schlechtem Licht in gekrümmter Haltung unter der Bettdecke zu veranlassen.

32.16 Mein Augeninnendruck wurde nicht gemessen

Bei der Verordnung einer Lesebrille soll der Augenarzt immer den Augeninnendruck messen, um Glaukom rechtzeitig zu erkennen, wenn nicht besondere Gründe etwa dagegen sprechen. Wenn der Arzt für Allgemeinmedizin von seinem Patienten, den er dem Facharzt überwies, erfährt, daß nur die Brille bestimmt wurde, aber keine sonstige Augenuntersuchung und insbesondere keine Druckmessung vorgenommen wurde, sollte er den Facharzt telefonisch nach den Druckwerten fragen. Falls die Mitteilung des Patienten richtig ist, daß der Druck nicht gemessen wurde, hierfür jedoch kein plausibler Grund vorlag, sollte er diesem Facharzt keine Patienten mehr zuweisen.

32.17 Müssen Glaukomkranke alle paar Jahre erneut operiert werden?

70–90% der Glaukomoperationen genügen zur Druckregulierung zeitlebens. Der Erfolg einer Operation hängt von der Ausgangslage ab. Bei hämorrhagischem Glaukom z. B. ist er sehr schlecht. Bei primärem Glaukom kann man in der Regel mit einem Dauererfolg bei 70% ohne Medikamente rechnen. Weitere 20% bleiben druckreguliert mit zusätzlichen Miotica. – Die Glaukomoperation besteht meistens darin, einen Abfluß aus dem Augeninnern unter die Bindehaut zu schaffen. Wunden verheilen normalerweise. Nur bei der Glaukomoperation sollen sie nicht verheilen. Es ist also nicht erstaunlich, wenn bei etwa 10% der Patienten eine erneute Operation wegen Vernarbung der Abflußöffnung nötig ist. Eine dauernde Überwachung des Druckes wenigstens alle 4 Wochen ist bei Glaukomoperierten erforderlich. Sollte der Druck wieder ansteigen, so kann in der Regel mit sehr guten Erfolgsaussichten eine zweite Operation gemacht werden. Es ist falsch, eine Glaukomoperation deshalb abzulehnen, weil man von vornherein annimmt, sie müsse ja doch wiederholt werden. Diese Fälle sind die Ausnahme.

32.18 Nach der Glaukomoperation sehe ich nun auch nicht besser als vorher

Es ist nicht zu erwarten, daß man nach der Glaukomoperation besser als vorher sieht, außer im Falle eines akuten Glaukomanfalles mit Hornhautödem, nach dessen Verschwinden man wieder besser sieht. Bei chronischem Glaukom dient die Operation nur dazu, das Sehvermögen und Gesichtsfeld so zu bewahren, wie es zur Zeit der Operation war. In Spätfällen kann das Gesichtsfeld sogar trotz der Operation noch weiter verfallen, aber dies ist nicht eine Folge der Operation. Die Drucknormalisierung genügte dann als Bremse nicht, um den Wagen aufzuhalten, der zum Abgrund rollte. Die Fahrt wird jedoch sicher durch die Operation verlangsamt. Gerade in Spätfällen soll man deshalb zur Operation drängen, jedoch dem Patienten vorher sagen, daß man ihm nicht sicher versprechen kann, den unglücklichen Verlauf der Erkrankung völlig zum Stillstand zu bringen. Eine Besserung des Sehens ist in keinem Fall zu erwarten, ebensowenig wie durch die Therapie mit Miotica.
Es erscheint neuerdings möglich, nach der Druckregulierung, einerlei ob dies medikamentös oder operativ erfolgte, ein wenig des verlorenen Gesichtsfeldes zurückgewinnen zu können, indem man gefäßerweiternde Mittel mit Digitalispräparaten kombiniert. Die Behandlung ist Sache des Facharztes. Der Arzt für Allgemeinmedizin muß über diese Behandlung informiert sein, damit er nicht zusätzlich Digitalispräparate in Unkenntnis der vom Facharzt eingeleiteten Therapie gibt. **Keinesfalls darf man den Blutdruck bei Glaukomkranken erheblich oder rasch senken,** weil sonst bei bereits eingetretenem Gesichtsfeldschaden ein rasch fortschreitender **Gesichtsfeldverfall** erfolgen kann!
Die Operation des **grauen** Stars hingegen bringt in der Regel eine Sehverbesserung, nämlich immer dann, wenn keine sonstigen Schäden an Netzhaut und Sehnerv vorliegen.

32.19 Soll der Glaukomkranke statt Tropfen Ocusert einsetzen?

Ocusert sind Medikamententräger, die zwischen zwei semipermeablen Membranen Pilocarpin enthalten. Das täglich mehrmalige Eintropfen eines Medikamentes entfällt und die Plättchen brauchen nur einmal pro Woche gewechselt zu werden. Sie haben den weiteren Vorteil, daß die Medikamentenmenge, die in das Auge abgegeben wird, geringer ist als beim Eintropfen. Daraus ergibt sich die Anzeige für Ocusert: Menschen, die schlecht fähig sind einzutropfen (z. B. zittrige Hände), sowie junge Menschen mit störender akkommodativer Myopie nach den Tropfen sind Kandidaten für die Therapie mit Ocusert. Die Drucksenkung ist mit Ocusert nicht besser als mit dem Eintropfen von Pilocarpin. Wer also mit Pilocarpin keinen regulierten Druck hatte, wird auch mit Ocusert nicht auf Druckregulierung hoffen dürfen. Der Nachteil der Ocuserttherapie ist, daß manche Menschen die Plättchen nicht vertragen oder sie wiederholt verlieren. Der Preis ist wesentlich höher als beim Eintropfen.

32.20 Was alles darf der Glaukomkranke nicht essen, trinken oder tun?

Eigene ausgedehnte Untersuchungen haben gezeigt, daß fast alle Verbote unnötig sind. 1–2 Tassen Kaffee steigern den Augeninnendruck nicht. Die Flüssigkeitsmenge, die der Glaukomkranke während des Tages trinkt, ist belanglos. Lediglich der Exzeß, 1 l Wasser innerhalb von 5 min zu trinken, was kein vernünftiger Mensch tut, führt zu einer vorübergehenden Drucksteigerung beim Glaukomkranken. Von diesem Wasserbelastungstest wurde das unsinnige Gebot abgeleitet, die Flüssigkeit während des ganzen Tages einzuschränken. Das Bücken kann einen kurzen momentanen Augendruckanstieg bewirken, aber für den Schaden am Sehnerv durch Glaukom ist dies belanglos. Gerechtfertigt wäre ein Verbot nur dann, wenn ein Glaukomkranker stundenlang in gebückter Stellung arbeiten würde. Alkohol steigert nicht etwa den Druck, sondern senkt ihn, ist also dem Glaukomkranken zur seelischen Entspannung und Therapie in mäßigen Dosen anzuraten. Auch Sport wirkt nicht drucksteigernd. Man sollte bei fortgeschrittenem Gesichtsfeldverfall, der ja auf einer Mangeldurchblutung des Sehnervenkopfes beruht, lediglich **ein einziges Verbot** aussprechen, **nämlich den Tabakgenuß** in jeder Form **untersagen.** Wenn keine oder keine wesentlichen Gesichtsfeldausfälle bestehen, halte ich auch dieses Verbot für überflüssig.

Im allgemeinen kann der Glaukomkranke also tun und lassen, was er mag. Da Aufregungen und Ängste den Druck steigern könnten, wird man ihm raten, seinen Tageslauf nach Möglichkeit ausgeglichen zu gestalten, Hetze und unnütze Aufregungen zu meiden, eine Mittagsruhe einzuschalten und für genügend Schlaf zu sorgen. Entspannungsübungen, wie z. B. das autogene Training können bei ängstlich depressiver Verstimmung helfen.

32.21 Was ist von der Lasertherapie des Glaukoms zu halten?

Diese Methode wurde sensationell aufgebauscht in der Laienpresse propagiert und hat sich bisher nicht bewährt. Sie besteht darin, eine Verbindung zwischen der vorderen Kammer und dem Schlemmschen Kanal durch Laserpunktionen des Trabekelwerkes zu schaffen. Andere Forscher haben gerade mit dieser Methode bei Affen experimentelles Glaukom produziert. Auch anstelle einer chirurgischen Iridektomie bei Engwinkelglaukom wurde die Lasertherapie empfohlen.

32.22 Ist das Kind nicht zu jung für die Operation (bei angeborenem grünem Star)? Ist der Großvater nicht zu alt für die Operation (bei grauem Star)?

In beiden Fällen heißt die Antwort eindeutig: nein. Sobald bei einem Kind die Diagnose des angeborenen grünen Stars gestellt ist, was bei manchen Kindern schon zur Zeit der Geburt möglich ist, muß die Operation erfolgen, um die Erblindung zu verhindern. Wir haben viele Kinder schon in den ersten Lebenstagen erfolgreich operiert.

Der älteste Patient mit grauem Star, den wir in Würzburg operierten, war 101 Jahre alt. Die Operation und der Heilverlauf waren komplikationslos.

Würde man bei kleinen Kindern mit der Operation warten, weil sie einem noch zu zart für die Operation erscheinen, so wäre diese später oft überflüssig, weil die Kinder inzwischen blind sind. Bei alten Menschen sollte man nicht zögern, die Operation an grauem Star auszuführen, da sie oft seelisch wieder aufleben, wenn sie von der Teilnahme an ihrer Umgebung nicht mehr durch praktische Erblindung abgeschlossen sind.

32.23 Welche körperlichen und seelischen Belastungen entstehen durch Operation des grauen oder des grünen Stars oder durch Operation einer Netzhautablösung?

Die Vorstellung der körperlichen und seelischen Belastungen durch Augenoperationen geht auf frühere Jahrzehnte zurück, als die Operation mit Schmerzen verbunden war und der Operierte lange unbeweglich im Bett liegen mußte. In einer modernen Klinik sind die Belastungen sehr gering. Wir operieren heute den grauen oder den grünen Star oder die Netzhautablösung in völliger, örtlicher Betäubung, in unserer Klinik meist in Intubationsvollnarkose. Die Operationsdauer bei grauem oder grünem Star ist rund 20 min, bei der Netzhautablösung je nach Kompliziertheit 1–2 Std. Am Operationstag wird der Patient von sich aus Bettruhe einhalten, um sich von der Narkose und dem Eingriff zu erholen. Nach der Operation des grauen oder grünen Stars kann er am nächsten Tag bereits aufstehen, nach etwa 1 Woche wird er aus dem Krankenhaus entlassen. Nach der Operation einer Netzhautablösung kann der Kranke in der Regel schon nach wenigen Tagen aufstehen. Ein Zubinden beider Augen ist bei der Operation des grauen oder grünen Stars nicht nötig. Wenn der Kranke nur ein Auge hat, pflegen wir dieses nur unmittelbar nach der Operation zu verbinden, am nächsten Tag aber mit einem durchsichtigen Gitter als Schutz zu versehen, ohne es zuzubinden, so daß der Kranke selbst essen oder selbst auf die Toilette gehen kann. Nach der Operation der Netzhautablösung ersetzt man den früher üblichen beidäugigen Verband sehr bald durch eine Lochbrille, die ein kleines zentrales Loch zum Durchblick hat und dadurch die Augen ruhigstellt.

Die seelische Belastung richtet sich natürlich nach der individuellen Lage des Kranken. Nach einer Staroperation kann der Kranke in der Regel damit rechnen, nach der Operation besser als vorher zu sehen. Ob volle Sehschärfe erreicht wird, hängt von dem Zustand der Netzhaut und des Sehnervs ab. Nach einer Glaukomoperation kann der Kranke nicht damit rechnen, besser als vorher zu sehen. Die Operation dient nur dazu, den Augeninnendruck zu normalisieren und kann im günstigsten Fall helfen, das zu bewahren, was an Sehvermögen und Gesichtsfeld noch vorhanden ist. Bei Operationen der Netzhautablösung besteht die seelische Belastung vor allem in der Möglichkeit, daß die Operation nicht den gewünschten Erfolg hat. Ob das Wiederanlegen der Netzhaut operativ erreicht werden kann, hängt von der Ausgangslage ab. Bei günstigen Fällen ist die Erfolgsquote auch hierbei 80–90%.

32.24 Wann soll man bei Kindern den grauen Star operieren?

Ein **beidseitiger** angeborener grauer Star sollte bei Kindern im ersten Lebensjahr operiert werden, wenn er sehr dicht ist, weil die Kinder das Sehen sonst nicht lernen werden.

Problematisch ist die Operation des **einseitigen** grauen Stares bei Kindern. Wenn die Linsentrübungen sehr dicht sind, ist eine Amblyopie (Sehschwäche aus Nichtgebrauch) zu erwarten, so daß die späte Operation dem Kind keine Vorteile bringt. Operiert man jedoch schon im ersten oder zweiten Lebensjahr, so ist gleichfalls eine Sehschwäche zu erwarten, wenn die Eltern das staroperierte Auge nicht zum Sehen zwingen, indem sie das gute Auge verdecken und das schlechte Auge mit einer Starbrille oder später mit einer Haftschale versehen. Erfahrungsgemäß ist dies sehr schwierig und nur bei gutem Verständnis der Eltern zu erreichen. Das Kind sträubt sich natürlich gegen diese Behandlung, weil es mit dem staroperierten Auge weniger gut sieht als mit dem guten Auge und das Zudecken des guten Auges nicht versteht. Eine Linseneinpflanzung kann die Lösung des Problems sein.

Wenn eine **Linsentrübung mit Mikrophthalmie** vorliegt, sollte man den Eltern in der Regel von einer Operation abraten, da auch bei noch so gut gelungener Operation meist keine Sehbesserung erreicht wird.

32.25 Soll man nach der Staroperation eine Linse in das Auge einpflanzen lassen?

Die Antwort auf diese Frage ist noch umstritten. Es gibt eine Anzahl von Augenärzten, die ausgezeichnete Erfolge mit der Einpflanzung von Kunststofflinsen in das staroperierte Auge angeben, während andere mit dieser Methode zögern, weil sie Komplikationen befürchten. In der Regel wird man ein staroperiertes Auge bei einseitiger Staroperation mit einer Haftschale ohne Probleme und Risiken auskorrigieren können, bei beidseitiger Staroperation in der Regel durch eine Starbrille, in speziellen Fällen durch beiderseitige Haftschalen. Die Anzeigen für eine Linseneinpflanzung werden z. Zt. noch erarbeitet.

32.26 Was ist von der Linsenverflüssigung zu halten?

Die in den USA entwickelte Methode der Linsenverflüssigung (Phakoemulsifikation) besteht darin, die Linse in die Vorderkammer zu verlagern, um sie dort mit einem speziellen Gerät zu verflüssigen und abzusaugen. Als Vorteile der Methode werden der kürzere Krankenhausaufenthalt von nur wenigen Tagen und die kleinere Öffnung für das Einführen des Instrumentes im Vergleich zu der größeren Öffnung bei Entfernen der ganzen Linse nach der herkömmlichen Art gerühmt. Die Methode ist noch umstritten und eignet sich gewiß nicht für alle Fälle. An Komplikationen sind Beschädigungen der Hornhautinnenfläche und spätere Veränderungen der Netzhautmitte beschrieben worden. Sensationslüsterne Erfolgsmeldungen in der Laienpresse und die recht intensive Werbung der Geräteherstellier bei Fachärzten machen die Methode nicht vertrauenserweckender.

32.27 Muß man die Reifung des Stares abwarten?

Mit der heutigen, sehr sicheren Staroperation wartet man nicht mehr ein bestimmtes Stadium der Linsentrübung ab, sondern man operiert dann, wenn der Patient dies braucht. Einen Feinmechaniker oder Juwelier wird man sehr früh operieren müssen, weil er sonst nicht mehr arbeitsfähig ist. Man fragt den Patienten, ob er mit der Tätigkeit noch zurechtkommt, die er verrichten will. Wenn dies nicht mehr möglich ist, sollte man ihn am Star operieren, wenn der Star die Ursache der Sehverschlechterung ist.

32.28 Ein Patient sieht trotz der Staroperation schlecht. Warum?

Eine diabetische Retinopathie oder eine Maculadegeneration lassen sich bei dicht getrübter Linse vor der Operation nicht erkennen. Wenn keine sonstigen Augenkrankheiten außer dem grauen Star vorhanden waren, sieht der Kranke nach 1 Woche in der Regel mit Starglas wenigstens 0,7. Im allgemeinen bekommt er eine vorläufige Brille bei der Entlassung aus dem Krankenhaus, also etwa nach 1 Woche. Falls er in den folgenden Wochen über eine Sehverschlechterung klagt, kann es sein, daß das vorläufig verordnete Glas nicht mehr richtig ist. Eine Überprüfung der Brille ist deshalb immer 6 Wochen nach der Staroperation nötig. Erst dann bekommt er die endgültigen Gläser.

Alten und unbeholfenen Menschen fällt eine Gewöhnung an das veränderte Sehen nach der Staroperation anfangs schwer. Der Patient sieht alle Farben mit einem bläulichen Schimmer, weil das bisher vorhandene Farbfilter der getrübten Linse fehlt, an das er sich gewöhnt hatte. Entfernungen werden anfangs falsch eingeschätzt, da das Netzhautbild größer ist. Dies kann an der Bordsteinkante oder beim Treppengehen Schwierigkeiten machen. Eine Gewöhnung tritt immer spätestens in einigen Wochen ein.

32.29 Augentropfen gegen Linsentrübungen

Eine wirksame medikamentöse Behandlung des grauen Stars gibt es nicht.

32.30 Kuren mit Jod, Sauerstoff, im Bergwerk oder mit Bädern

Gegen eine Anzahl von degenerativen Augenleiden, einschließlich der Alterstrübung der Linse, werden solche Kuren empfohlen, für die augenärztlicherseits nicht die geringste Begründung besteht. Fragt man die Befürworter solcher Kuren danach, wodurch denn eine Heilung entstehen solle, so erhält man Antworten, die nicht weiter führen als Gespräche mit Gesundbetern oder Exorzisten.

32.31 Akupunktur

Zu den modernen Zaubermitteln für wundergläubige Menschen gehört die Akupunktur, die im Bereich der Ophthalmologie bisher keine nachgewiesene Wirkung bei organischen Leiden hat. Bei Beschwerden, die suggestiv zu bessern sind (Lidkrampf, Schmerzen) wurden Erfolge gemeldet.

32.32 Sind Karotten gut für das Auge?

Die normale Nahrung enthält genügend Vitamin A, so daß durch zusätzliche Zufuhr von Vitamin A kein Vorteil entsteht. Nur bei Vitamin-A-Mangel hätte die Zusatzernährung mit Karotten Sinn.

32.33 Ist eine Schwangerschaftsunterbrechung bei hoher Kurzsichtigkeit angezeigt?

Bei Myopie ist die Möglichkeit einer Netzhautablösung größer als am normalen Auge, weil periphere Netzhautdegenerationen bestehen. Es läßt sich hieraus jedoch keine Indikation zur Schwangerschaftsunterbrechung ableiten. Vorhandene Degenerationen sollten mit der Lichtcoagulation oder mit dem

Laser abgeriegelt werden. Falls früher bereits Netzhautlöcher oder eine Netzhautablösung bestanden, kann nach augenärztlicher Beratung diskutiert werden, ob ein Kaiserschnitt statt der normalen Geburt angezeigt ist.

32.34 Kann die „Pille" Augenschäden verursachen?

Orale Kontrazeptiva können eine Thromboseneigung begünstigen. Dies sind Ausnahmen, bei den weitaus meisten Frauen machen sie keine Nebenerscheinungen. Bei Frauen mit bekannter Thromboseneigung sollten keine Kontrazeptiva oral gegeben werden, ferner nicht bei Migräne und insbesondere nicht, wenn vorübergehend Verdunkelungserscheinungen des Sehens bekannt sind, die vielleicht auf einer Durchblutungsstörung der Netzhaut oder der zuführenden Arterien beruhen könnten. Gegenindikationen seitens der Augen sind auch Gefäßentzündungen, retrobulbäre Neuritis und Gefäßverschlüsse des Fundus.

32.35 Feuchte Umschläge bei äußeren Augenleiden

Feuchte Wärme weicht die Haut auf, sie begünstigt allergische Reaktionen. Kamillenumschläge oder Waschungen mit Borwasser nutzen nicht mehr als Waschungen mit Leitungswasser. Wenn wegen einer Entzündung im Augeninneren gewärmt werden soll, ist trockene Wärme vorzuziehen: Rotlicht oder noch billiger eine 15 Watt Glühlampe in der Nähe der Augen.

32.36 Irisdiagnose

Irisdiagnostiker sind Laien, die die Regenbogenhaut in zahlreiche Felder unterteilen, wobei sie jedem Feld ein bestimmtes Organ zuordnen. Es gibt mehrere, einander widersprechende solche Irisschemata. Der Irisdiagnostiker behauptet, aus der Betrachtung der Regenbogenhaut auf bestimmte organische Erkrankungen schließen zu können. Durch zahlreiche Untersuchungen an eineiigen Zwillingen oder vor und nach Krankheiten ist wiederholt nachgewiesen, daß die Irisdiagnose keinen Wert hat. Der Wunderglaube der Menschen treibt diese jedoch immer wieder zum Irisdiagnostiker und dieser wird natürlich oft genug eine richtige, jedoch verwaschene Diagnose stellen, wenn er z. B. alten Menschen sagt, das Herz sei nicht mehr in Ordnung, der Blutdruck sei erhöht, und mit der Leber sei es auch nicht mehr zum Allerbesten bestellt. Natürlich kann man solche Vermutungsdiagnosen im Kartenleger-Stil, die häufig zutreffen, aber niemandem etwas nützen, auch ohne Betrachtung der Iris stellen.

32.37 Kann man Augen überpflanzen?

In der Regenbogenpresse erscheint im Abstand von einigen Jahren die Nachricht von der wunderbaren Überpflanzung eines Auges. Es handelt sich immer um Falschmeldungen. Man kann die Hornhaut überpflanzen, nicht jedoch das ganze Auge, weil die Netzhaut ein vorgeschobener Hirnteil ist, und die weiteren Verbindungen mit Sehnerv und Gehirn außerhalb der operativen Möglichkeiten liegen.

32.38 Das Bild des Mörders in der Netzhaut des Ermordeten

Die Vorstellung, den Mörder so entlarven zu können, ist leider falsch. Im Tierexperiment kann man vor dem Töten des Tieres durch sehr starke und lange Belichtung Ausbleichungsmuster auf der Netzhaut erzeugen, die sich im toten Tier nachweisen lassen. Das Bild eines Mördergesichts bleibt aber leider postmortal nicht nachweisbar. Schön wär's!

33 Übersicht: Notfälle

Sofortiger Transport zum Facharzt oder zur Fachklinik:

Verätzung oder Verbrennung der Hornhaut (Erste Hilfe: Anästheticum eintropfen, Bindehautsack sorgfältig ausspülen und von Fremdkörpern reinigen).

Akutes Winkelblockglaukom (Erste Hilfe: Pilocarpin 0,5% eintropfen, Glaupax oder Diamox 750 mg oral oder i. v.).

Verdacht auf perforierende Bulbusverletzung (Anamnese z. B.: Arbeit mit Hammer und Meißel).

Autounfall, Augen- oder Lidverletzung. Schwere Prellung des Auges.

Plötzliche Erblindung. Alle starken Entzündungen (Hornhaut, Bindehaut, Iris, Tränensack).

Stauungspapille, Neuritis nervi optici, Papillenschwellung bei ischämischem Infarkt des Sehnervs.

Netzhautablösung.

Spätestens am nächsten Tag zum Facharzt:

Jede akute Sehverschlechterung, Gesichtsfeldausfall, Doppeltsehen.

Bei Kindern: Verdacht auf Hydrophthalmie (Lichtscheu, Tränen der Augen, Vergrößerung des Hornhautdurchmessers) oder Verdacht auf Retinoblastom („amaurotisches Katzenauge"). Nüchtern in die Klinik bringen zur Narkoseuntersuchung, telefonisch anmelden.

34 Systematik

In diesem Buch sind Augenkrankheiten nach den subjektiv auffallendsten Symptomen geordnet. Dies sind die Klagen, die der Kranke dem Arzt mitteilt. Aus ihnen läßt sich durch Zusatzfragen und einfache Untersuchungen die Zahl der möglichen Diagnosen erheblich einengen.
Für Leser, die im Lehrbuch mehr nachzulesen wünschen, wird in diesem Kapitel der Zusammenhang mit der üblichen systematischen Schilderung hergestellt.

Refraktionsfehler	Hypermetropie 2.4, 28.5 Myopie 28.5 Presbyopie 2.4, 7. Sehhilfen 32.1 bis 32.11
Lider	Allergie 16. Basaliom 26.1 Blepharitis 16 Chalazion 26.4 Entropium, Ektropium 22., 1.4, 28.2 Entzündliches Ödem 19. Epicanthus 27.11 Hämangiom 27.10 Hordeolum 17. Ptosis 26.5 Trichiasis 22., 25. Tumoren 26.3 Untersuchung 29.1 Verletzung 1.4 Xanthelasma 26.2
Tränenorgane	Untersuchung 28.7 Tränenträufeln bei Kindern Verlegung der Hasner-Klappe 27.6 Verletzung 1.4
Bindehaut	Blennorrhoe 27.5 Entzündung 18. Fremdkörper 1.5 Hyposphagma 26.8 Phosphorverbrennung 1.11 Pinguecula 26.6 Pterygium 26.7 *Sjögren*-Syndrom 23. Tintenstiftverätzung 1.9 Untersuchung 28.3
Hornhaut	Arcus senilis 26.9 Erosio 1.6 Fremdkörper 1,5, 25. Perforierende Verletzung 1.3, 1.8 Rezidivierende Erosio 21.

Hornhaut	Sensibilität 28.9 Trockenes Auge 23., 25. Untersuchung 28.3 Verätzung 1.2 Zoster 24.
Pupille	Entrundung 28.3 Synechien 28.3 Untersuchung 28.6
Iris	Iritis 2.3, 7.
Linse	Trübung 7. Katarakt 14, 28.3, 32.24–32.29 Untersuchung 28.3 Verlagerung 9.
Glaskörper	Glaskörperabhebung 10. Glaskörperblutung 4.4, 15. Mouches volantes 10.
Retina	Ablatio 4.5 *Eales*sche Periphlebitis 15. Eklampsie 5. Maculadegeneration 7., 8. Maculaverbrennung 1.10 Netzhautblutung 8. Pigmentdegeneration 11. Retinoblastom 27.3 Retrolentale Fibroplasie 27.8 Retinopathia centralis serosa 8. Retinopathia diabetica 8. Untersuchung 28.4 Urämie 5. Zentralarterienverschluß 4.2 Zentralvenenverschluß 4.3
Sehnerv	Exkavation bei Glaukom Methylalkoholvergiftung 5. Neuritis, retrobulbäre 3.1 Riesenzellen-Arteriitis 2.5
Sehbahn	Calcarina-Apoplexie 5.
Glaukom	Hydrophthalmie 27.4 Primäre Glaukome 3.2, 12 Sekundäre Glaukome 31 Untersuchung 28.11, 30.1 Winkelblock-Glaukom 2.2., 3.2
Orbita	Bruch des Orbitabodens 1.7, 20.

Trauma	Bruch des Orbitabodens 1.7, 20.
	Lider 1.4
	Perforation 1.3
	Verätzung 1.2
Strabismus	27.2
Lähmungsschielen	Doppeltsehen 9.
	Torticollis 27.7
Nystagmus	27.9
Untersuchungs- und	28.1–28.11
Behandlungsmethoden	29.1–29.4

Literatur

Leydhecker, W.: Grundriß der Augenheilkunde, 19. Aufl. Berlin-Heidelberg-New York: Springer 1976
Leydhecker, W.: Glaukom in der Praxis. Ein Leitfaden. 2. Aufl., Berlin-Heidelberg-New York: Springer 1973
Pau, H.: Lehrbuch und Atlas der Augenheilkunde. 12. Aufl., Stuttgart: Fischer 1978

Sachverzeichnis siehe Seite 158

A. Kollmannsberger

Neurologie

Meiner Mutter gewidmet

Vorbemerkung

Die häufigsten neurologischen Probleme, die in der Allgemeinpraxis vorkommen, wurden versucht zu umreißen. Das brachte mit sich, daß auf eine systematische Abhandlung verzichtet wurde. Um eine rasche Orientierung zu ermöglichen wurden teilweise sehr ungleiche Kapitel aneinandergereiht: Krankheiten, Symptome, Syndrome. Wir hoffen, aus unserem Leserkreis weitere Vorschläge zur Verbesserung oder zur Umgestaltung zu bekommen. Für wertvolle Anregungen danken wir Herrn Dr. Fritz Liebl aus München.

I. Anfälle

1 Epileptische Anfälle, Epilepsie

1.1 Definition

Als Epilepsie oder cerebrales Anfallsleiden bezeichnet man eine Erkrankung, bei der es zu einer krisenhaft auftretenden Bewußtseinstrübung oder Bewußtlosigkeit kommt. Diese wird oft von motorischen Phänomenen (sogenannten Krämpfen) begleitet. Ursächlich liegt eine cerebrale Funktionsstörung mannigfaltiger Ätiologie zugrunde.

1.2 Häufigkeit

Etwa 5% aller Menschen erleiden einmal im Leben einen cerebralen Krampfanfall. Bei nur etwa $^1/_2$% der Bevölkerung liegt eine Epilepsie vor.

1.3 Ätiologie

- ▶ **Intrakranieller raumfordernder Prozeß** (Tumor, Hämatom, Absceß etc.)
- ▶ **Stoffwechselstörung** (z.B. Hypoglykämie, Hypocalcämie, Alkoholencephalopathie)
- ▶ **Hirnnarbe** (z.B. nach perinatalem frühkindlichen Hirnschaden; Meningoencephalitis; offenem, selten gedecktem Schädel-Hirntrauma, Schlaganfall)
- ▶ **Gefäßmißbildung** (Angiom, Mediaaneurysma), Gehirnmißbildung
- ▶ **genetisch bedingte Epilepsie**
- ▶ **Epilepsie ungeklärter Ursache**

1.4 Symptome

Nur selten hat der Arzt Gelegenheit, einen Anfall in der Sprechstunde zu beobachten. Wird er zum Kranken gerufen, ist die Krise meistens schon vorüber. In der Regel suchen Kranke mit cerebralen Anfällen den Arzt lediglich mit der Angabe auf, daß sie öfters einmal umfallen.

> Verdächtig auf cerebrale Anfälle sind folgende Angaben
> ▶ wiederholter Bewußtseinsverlust
> ▶ tiefer Schlaf nach der Krise
> ▶ Einnässen, Zungen-, Wangen- und Lippenbiß im Anfall
> ▶ Verletzungen durch den Sturz
> ▶ Erschöpfung, Kopfschmerzen nach dem Anfall

Was sich während des Bewußtseinsverlustes und unmittelbar danach ereignet, muß von den Angehörigen erfragt werden (Fremdanamnese!), da der Kranke für diese Zeit eine völlige Erinnerungslosigkeit (Amnesie) hat. Die Kranken stürzen plötzlich, eventuell mit einem Aufschrei (Initialschrei) zu Boden. Dann kommt es meist zunächst zum tonischen Stadium mit Strecken der Extremitäten. Da gleichzeitig damit für etwa 15 Sekunden die Atmung aussetzt, werden die Kranken blau. In dieser Phase des Anfalls werden nicht selten Reanimationsmaßnahmen eingeleitet, die jedoch überflüssig sind. Das tonische Stadium geht in die klonische Phase über, die mit rhythmischen Zuckungen der Extremitäten einhergeht. Sie kann minutenlang anhalten. Es folgt der Nachschlaf, der nur selten fehlt. Beim Erwachen sind die Kranken zunächst verwirrt, reorientieren sich mehr oder weniger rasch und sind schließlich wieder bewußtseinsklar. Dieser Anfallsablauf gilt für den sogenannten großen cerebralen Krampfanfall. Wenn sich solche Anfälle wiederholen, spricht man von einer Grand-mal-Epilepsie.

Zusätzlich zu diesen großen Anfällen oder auch als einzige Anfallsform können fokale Anfälle auftreten. Diese zeigen folgendes Gepräge:
– Rhythmische Zuckungen einer Extremität oder Körperhälfte, die Sekunden bis Minuten anhalten und von einer motorischen Schwäche gefolgt sein können (motorische Jacksonanfälle),
– flüchtige Mißempfindungen (Rieseln, Kribbeln) in einer Extremität oder Körperhälfte (sensible Jacksonanfälle),
– flüchtige Geschmacks- oder Geruchssensationen (früher als Uncinatuskrisen bezeichnet), die zur vielgestaltigen Gruppe der psychomotorischen Anfälle gehören. Konstantes Kernsymptom ist die Bewußtseinstrübung. Oft zeigen die Kranken in diesen Anfällen Automatismen (Kauen, Lecken, Schmatzen, Nesteln, Reiben), für die Amnesie besteht. Vegetative Erscheinungen wie Pu-

pillenerweiterung oder -verengung, Erblassen, Erröten, Schweißausbruch, Hypersalivation sind häufig.
Als Petit-mal-Epilepsie bezeichnet man eine Reihe altersgebundener kleiner Anfälle sehr unterschiedlicher Prägung. In diese Gruppe gehören die BNS-Krämpfe (Blitz-, Nick- und Salaam-Krämpfe), die Absencenepilepsie, das myoklonisch-astatische Petit mal und einige sehr seltene Formen. Diese Anfälle werden hier nicht weiter besprochen, da sie Domäne des Pädiaters sind.

1.5 Diagnostik
Cerebrale Krampfanfälle, die erstmals im Erwachsenenalter auftreten, können Erstsymptom einer Hirngeschwulst sein. Jeder Kranke, der einen cerebralen Krampfanfall erleidet, muß dem Facharzt vorgestellt werden. Die Klärung der Ursache einer Epilepsie gehört auch für den Spezialisten mit zu den schwierigsten Problemen. Relativ häufig kommt man trotz Einsatz aller diagnostischer Mittel, einschließlich Computertomographie und Carotisangiographie über Vermutungen nicht hinaus. Nicht selten wird fälschlicherweise ein Bagatelltrauma des Kopfes oder eine Commotio als Ursache angenommen und eine traumatische Epilepsie diagnostiziert, ohne daß andere Ursachen des Anfallsleidens mit genügender Sicherheit ausgeschlossen worden sind. Ganz allgemein ist dazu zu sagen, daß die Entwicklung eines Anfallsleidens nach einer Gehirnerschütterung nicht vorkommt und auch nach einem schwereren *gedeckten* Schädel-Hirntrauma selten ist. Die Diagnose einer posttraumatischen Epilepsie ist in vielen Fällen eine Ausschlußdiagnose.
Die Entscheidung, ob ein cerebrales Anfallsleiden vorliegt oder nicht, kann durch eine elektroencephalographische Untersuchung erleichtert werden. Etwa bei 50% aller Kranken mit generalisierten Anfällen finden sich im Wachzustand typische Wellenformen (spike-wave-Muster) und bei weiteren 25% uncharakteristische Anomalien. Ein normales EEG haben etwa 25% aller Anfallskranken, es schließt also eine Epilepsie nicht aus.

1.6. Therapie
Die symptomatische Therapie einer Epilepsie ist in der Regel medikamentös. Die Wahl des Medikamentes und die Dosierung ist abhängig von der Anfallsform und der Frequenz der Anfälle, sowie auch von der individuellen Ansprechbarkeit, die sehr unterschiedlich sein kann. Die Neueinstellung eines Epileptikers auf ein Antikonvulsivum muß in Zusammenarbeit mit dem Neurologen erfolgen, der auch in die Überwachung des Therapieverlaufes mit eingeschaltet werden soll (Tabelle 1).
Allgemeine Richtlinien für die Therapie der Epilepsie
Die volle Dosis des gewählten Antikonvulsivums muß in der Regel langsam ansteigend erreicht werden. Nebenwirkungen werden dadurch reduziert.
Das plötzliche Absetzen eines Antikonvulsivums ist gefährlich, es kann zum Status epilepticus führen. Eine Beendigung der medikamentösen Therapie

Tabelle 1. Einige wichtige Antikonvulsiva

Stoffgruppe Präparate	mittlere Erwachsenendosis	häufigste Nebenwirkungen
Barbiturate: Luminal Prominal	2–3 Tbl. a 0,1 g tgl. 2–3 Tbl. a 0,2 g tgl.	Müdigkeit Müdigkeit
Pyrimidine: Mylepsin Liskantin s. Mylepsin	4–6 Tbl. a 0,25 g tgl.	Schwindel, Müdigkeit
Hydantoine: Zentropil Epanutin s. Zentropil Phenhydan s. Zentropil	3–4 Tbl. a 0,1 g tgl.	Allergie (5%) Hypertrichose (10%) Gingivahyperplasie seltener: Ataxie
Succinimide (bei Absencenepilepsie): Sixinutin	3–8 Kapseln a 0,25 g tgl.	
Dipropylacetat: Ergenyl	3–4 Tbl. a 300 mg tgl.	Magenbeschwerden Haarausfall Blutgerinnungsstörungen (selten)

soll in Zusammenarbeit mit dem Neurologen erfolgen. Sie muß immer sehr langsam, schrittweise durchgeführt werden. Dieses Ausschleichen kann sich über ein Jahr und länger hinziehen. Laufende EEG-Kontrollen sind erforderlich.

Antikonvulsiva müssen regelmäßig, in ausreichender Dosierung und über lange Zeit gegeben werden.

Die Umstellung auf ein anderes Antikonvulsivum erfolgt nicht plötzlich, sondern schrittweise. Ein rascher Wechsel des Medikamentes kann allerdings erforderlich werden, wenn allergische Erscheinungen auftreten (mit einer Anfallshäufung ist zu rechnen).

Die Anfallskranken sollen einen **Anfallskalender** führen, in den nicht nur Tag und Stunde der Anfälle, sondern, wenn möglich, auch die Art des Anfalls

> **Allgemeine Regeln für Anfallskranke**
> Ausreichender Schlaf
> kein Alkohol
> kein Führerschein
> Anfallskalender führen
> Medikamente regelmäßig und in der vom Arzt vorgeschriebenen Dosierung einnehmen.
> Antikonvulsiva niemals plötzlich absetzen
> Wahl des Präparates, Dosierung und Änderungen der Medikation, Kontrolle des Therapieerfolges, führt der Neurologe durch
> Bei Anfallshäufung Neurologen zuziehen

eingetragen wird. Besondere Ereignisse wie Menstruation, Schwangerschaft, Schlafentzug, Alkoholabusus werden ebenfalls im A-Kalender vermerkt. Vom Alkoholgenuß ist generell abzuraten.

Ausreichende Nachtruhe soll gewährleistet sein, da bei einem Teil der Kranken Schlafentzug die Anfallsbereitschaft erhöht.

Wegen möglicher Nebenwirkungen auf die Hämopoese müssen in regelmäßigen Abständen Blutbildkontrollen durchgeführt werden. Da bei einigen Präparaten auch Störungen des Calcium-Phosphatstoffwechsels, der Schilddrüsenfunktion und des Blutgerinnungssystems auftreten können, ist es gut, wenn man Kranke, die ein Antikonvulsivum bekommen, in regelmäßigen Abständen internistisch untersucht.

Da Anfallskranke durch die Unberechenbarkeit ihres Leidens und auch durch die medikamentöse Therapie in ihrer Aktionsfreiheit erheblich eingeschränkt sind, soll man bemüht sein, alle zusätzlichen Vorschriften auf das Nötigste zu beschränken. Vom Verbot, ein Kraftfahrzeug zu lenken, soll allerdings nicht abgegangen werden.

> **Therapie des einzelnen Anfalls**
> ■ Lockerung der Kleider (insbesondere des Kragens)
> ■ Patienten zur Seite drehen (Aspirationsgefahr)
> ■ Angehörige beruhigen
> ■ Medikamente sind in der Regel nicht erforderlich. Beim nicht medikamentös eingestellten Patienten kann ein Antikonvulsivum zur Verhütung weiterer Anfälle gegeben werden (z. B. Phenhydan, 1 Amp. i.m. oder i.v.)

Vorsicht ist in der Verordnung von Medikamenten geboten, die die Anfallsbereitschaft erhöhen. Dazu gehören (nach A. Matthes):

Stimulantien und Analeptica: z. B. Peripherin, Cardiazol, Euphyllin
Analgetica und Antipyretica: z. B. Pyramidon in hohen Dosen, Irgapyrin, Butazolidin, Novalgin, Dolantin
Alkoholentziehungsmittel: z. B. Antabus
Hormone: ACTH, Cortison, orale Ovulationshemmer (?)
Psychopharmaca, besonders Neuroleptica.

Der Status epilepticus
Von einem Status epilepticus (Grand-mal-Status) spricht man, wenn sich Anfälle in kürzeren Abständen (innerhalb einer Stunde) wiederholen, ohne daß der Kranke zwischendurch das Bewußtsein wieder erlangt. Etwa 5% aller Epileptiker erleiden einen oder mehrere Status.

Sofortmaßnahmen beim Status epilepticus
- Valium: 10 bis 20 mg i.v. (= 1 bis 2 Ampullen)
- Luminal: 0,2 bis 0,4 g i.v. oder i.m. (= 1 bis 2 Ampullen)
- Phenhydan: 250 mg i.v. und 250 mg i.m. (= je 1 Ampulle)
- Hohe Einzeldosen sind besser als kleine verzettelte Dosen!
- Einweisung in Fachklinik
- Bereits verabreichte Medikamente (Dosis, Uhrzeit) dem Klinikarzt mitteilen)

Der Status epilepticus ist lebensgefährlich (Letalität 10%). Jeder Kranke mit einem Grand-mal-Status gehört sofort in eine Fachklinik, auch wenn der Status bis zur Einweisung bereits abgeklungen ist.

Da sich gelegentlich vor einem Status die Anfälle innerhalb von Stunden häufen (Anfallsserien) gehören auch solche Kranke umgehend in fachärztliche Behandlung.

Die Zeit bis zur Klinikaufnahme muß beim Status epilepticus therapeutisch genützt werden.

1.7 Eugenische Beratung

Epilepsie und Schwangerschaft. Eine Epilepsie ist keine Indikation zur Schwangerschaftsunterbrechung, es sei denn, es treten Anfallsserien oder ein Status auf. Der Verlauf einer Epilepsie während der Schwangerschaft ist nicht vorhersehbar, die Anfälle können seltener werden oder aber sich häufen.
Antikonvulsiva müssen auch während der Schwangerschaft genommen werden. Die Gefahr einer Mißbildung beim Kind ist erhöht. Der teratogene Effekt von Hydantoinen ist erwiesen. Ergenyl führt im Tierversuch zu Mißbil-

dungen. Eine eventuelle Umstellung der Medikation kann also erforderlich sein. Diese soll in Zusammenarbeit mit dem Neurologen erfolgen.

Erblichkeit der Epilepsien. Die Wahrscheinlichkeit, ein anfallskrankes Kind zu bekommen ist (n. Matthes) beim gesunden Erwachsenen 0,5%, bei genetisch bedingter Epilepsie eines Elternteils 4%, bei vorwiegend exogen ausgelöster Epilepsie eines Elternteils 1 bis 1,5%.

2 Nichtepileptische Anfälle

Differentialdiagnostisch sind von den epileptischen Anfällen die nichtepileptischen Krisen zu trennen. Das kann sehr schwierig sein, da sich vom Erscheinungsbild her Überschneidungen ergeben. Die Kardinalsymptome Bewußtlosigkeit und motorische Entladungen können bei beiden Anfallsformen vorkommen. Eine exakt erhobene Anamnese (einschließlich einer Fremdanamnese) kann jedoch oft vor schwerwiegenden Fehldiagnosen schützen.

Die Übersicht (Tabelle 2) gibt nur grobe Anhaltspunkte. Die Verhältnisse liegen oft komplizierter, und man kommt ohne paraklinische Untersuchungen (EKG-Daueruberwachung, Kreislaufanalysen etc.) nicht aus. Kranke mit unklaren Anfällen sollten deshalb nicht nur dem Neurologen, sondern auch dem Internisten vorgestellt werden.

Die häufigsten Formen *nichtepileptischer Krisen* sind:

a) die banale **Ohnmacht**
b) **pressorische Synkopen**: Sie treten immer in Zusammenhang mit einer pressorischen Kreislaufbelastung auf (Husten, Lachen: experimentell: Valsalva).

Tabelle 2. Unterscheidungskriterien verschiedener Anfallsformen

Anfallstyp	Gesichtsfarbe	Puls	Pupillen	Befinden nach der Krise	sonstig.
Synkope	blaß	schlecht gefüllt, fadenförmig	normal bis eng	Müdigkeit rasch abklingend	Sezessus Zungenbiß Verletzungen selten
Epileptischer Anfall	blau	gespannt, gut gefüllt	weit, reaktionslos	Kopfschmerz, Müdigkeit länger anhaltend	Zungenbiß Verletzungen häufig

c) **Morgagni-Adam-Stokes-Anfälle:** Synkopen auf dem Boden einer Herzrhythmusstörung. Nicht selten haben uns in solchen Fällen schon Angehörige auf die richtige Diagnose gebracht. Sie versuchten, im Anfall den Puls zu fühlen und konnten ihn nicht tasten.
d) **Herzklappenfehler** können Ursache von Synkopen sein.
e) **Hypoglykämische Anfälle** treten in der Regel nach längerer Nahrungskarenz auf. Der Bewußtseinsverlust setzt nicht so abrupt ein, wie beim epileptischen Anfall. Vor der Krise kommt es zu Heißhunger, Schweißausbruch und Tachykardie. Viele dieser Patienten haben bereits selbst beobachtet, daß sie mit einem Stück Würfelzucker oder Zuckerwasser die Krise vermeiden können.
f) Im Rahmen einer **Hypocalcämie** (z. B. parathyreoprive Tetanie) können cerebrale Krampfanfälle auftreten, die nach Calciumgabe oder Vitamin-D-Therapie sistieren. Kein Calciummangel liegt dagegen bei den hyperventilationstetanischen Anfällen vor, weshalb Calcium-Injektionen oder gar AT 10-Gaben nutzlos, unter Umständen sogar gefährlich sind.
g) **hysterische Anfälle** (selten!) haben in der Regel demonstratives Gepräge. Die Pupillenreaktion bleibt dabei erhalten im Gegensatz zum epileptischen Anfall. Oft werden, wenn der Arzt versucht, die Lider zu öffnen, die Bulbi nach oben gedreht und die Augen zugekniffen. Der klassische Arc de cercle ist selten geworden.
h) fingierte Ohnmachtsanfälle bei Maladaption im Familienverband, am Arbeitsplatz, bei Leistungsbelastungen!

Mehr über die oben erwähnten und andere nichtepileptische Krisen muß in den entsprechenden Kapiteln nachgelesen werden (Carotis-Sinussyndrom, orthostatische Synkope, Miktionssynkopen usw.).

II. Brachialgien

1 Der cervicale Bandscheibenvorfall

1.1 Definition

Der Schulter-Armschmerz ist eines der häufigsten Schmerzsyndrome überhaupt. Er kann zahlreiche Ursachen haben. Viel zu oft wird in diesen Fällen die Diagnose HWS-Syndrom gestellt, sehr zum Nachteil der Kranken, denen wegen dieser Fehldiagnose eine wirksame Therapie versagt bleibt. Der Nachweis von Halswirbelsäulenveränderungen, etwa einer Fehlhaltung (nicht selten durch Zwangshaltung beim Röntgen bedingt) oder einer Osteochondrose bei unklaren Schulter-Arm-Schmerzen reicht zur Diagnose eines Cervicalsyndroms nicht aus. Etwa $1/3$ aller 30- bis 40jährigen und fast 90% aller 60- bis 70jährigen haben derartige degenerative HWS-Veränderungen.

Unter dem Begriff des Cervicalsyndroms werden eine Reihe von sehr unterschiedlichen Krankheitsbildern zusammengefaßt, die aber alle durch pathologische Veränderungen der HWS hervorgerufen werden. Die Bezeichnung Cervicalsyndrom hat sich zwar durchgesetzt, dennoch sollte man diesen unpräzisen Ausdruck nicht als Diagnose betrachten, sondern exaktere Begriffe, wie z. B. cervicales Wurzelkompressionssyndrom in Höhe von C8 etc. gebrauchen.

1.2 Ätiologie

Cervicale Wurzelkompressionssyndrome können hervorgerufen sein entweder
a) durch einen akuten Bandscheibenvorfall (sogenannter weicher Prolaps) oder
b) durch sekundäre spondylotische Veränderungen, die über eine knöcherne Einengung der Foramina intervertebralia zur Kompression einer Nervenwurzel führen können.

1.3 Symptome

Beim *weichen Bandscheibenvorfall* kommt es plötzlich, oft durch eine unkontrollierte Bewegung (Abfangen eines Sturzes) ausgelöst, zur schmerzhaften Blockierung der HWS und zu heftigen, in das betroffene Dermatom einschießenden Schmerzen, die sich bei Husten, Pressen oder Niesen weiter steigern (typischer radikulärer Schmerz). Kopfbewegungen werden ängstlich vermieden, da sie zu einer erneuten Schmerzattacke führen können. Reflektorisch tritt ein Hartspann der Muskulatur auf, der seinerseits wieder schmerzhaft ist und zur Fehlhaltung der Halswirbelsäule mit beiträgt. Die fixierte Schiefhaltung des Kopfes ist charakteristisch für den cervicalen Bandscheibenvorfall. Neurologische Ausfallserscheinungen sind nicht obligat.

Das *Wurzelkompressionssyndrom* auf dem Boden spondylotischer HWS-Veränderungen entwickelt sich im allgemeinen nicht so rasch wie das beim weichen Vorfall, sondern im Verlauf mehrerer Stunden bis Tage. Den typischen radikulären Schmerzen können uncharakteristische Nacken-Schulterschmerzen vorausgehen. Die HWS-Beweglichkeit ist zwar schmerzhaft eingeschränkt, in der Regel jedoch nicht völlig blockiert.

1.4 Diagnose

Cervicales Wurzelkompressionssyndrom
▶ Fixierte Fehlhaltung der HWS, oft plötzlich einsetzend
▶ Schmerzhafte Bewegungseinschränkung der HWS
▶ Hartspann der Nacken- und Schultergürtelmuskulatur
▶ typische radikuläre Schmerzen (ein Dermatom betreffend, bei Husten oder Pressen zunehmend)
neurologische Ausfälle nicht obligat
Röntgenaufnahme der HWS meist wenig aussagekräftig, jedoch erforderlich. (Dislokation? Destruktion? etc.)

Die Höhenlokalisation der erkrankten Wurzel (Abb. 1) ist klinisch möglich:

Wurzel C3 und C4: Schmerzen und/oder Sensibilitätsstörungen im Bereich der Schulter. Man achte bei dieser Lokalisation auf die Zwerchfellbeweglichkeit, um nicht eine Phrenicusparese zu übersehen.

Wurzel C5: Schmerzen und/oder Sensibilitätsstörungen über dem M. deltoideus und dem Sulcus bicipitis. Der BSR ist abgeschwächt.

Wurzel C6: Schmerzen und/oder Sensibilitätsstörungen an der Dorsolateralseite des Oberarmes und der Radialseite des Unterarmes bis zum Daumen. Kennmuskeln für die Wurzel C6 sind der M. biceps und der M. brachioradialis. Der BSR ist abgeschwächt oder fehlt.

Wurzel C7: Schmerzen und/oder Sensibilitätsstörungen an der Beugeseite des Unterarmes, besonders aber im 2. und 3., eventuell auch im 4. Finger. Motorische Störungen betreffen den M. triceps sowie die langen Fingerbeuger.

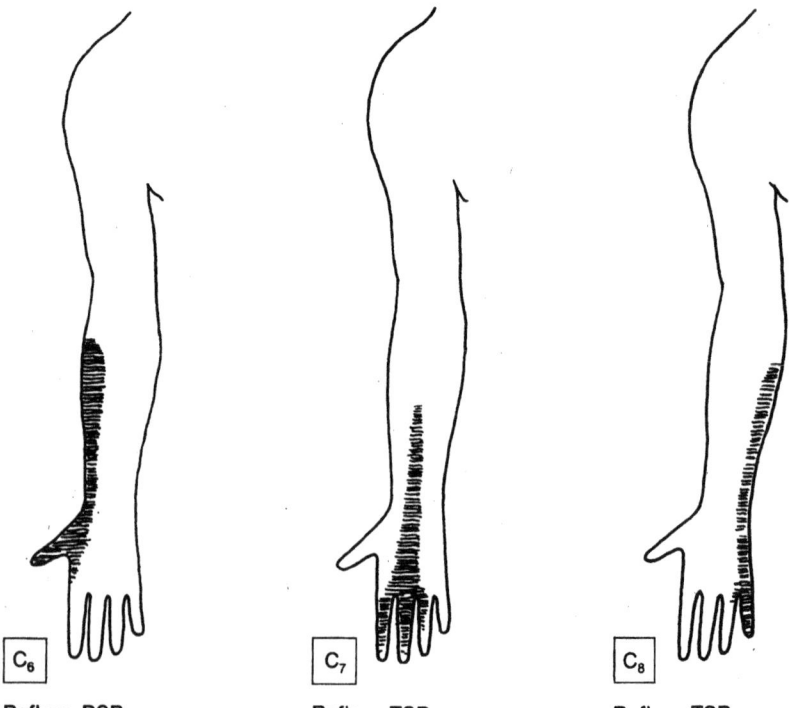

C_6
Reflex: BSR abgeschwächt oder ∅
Parese: Biceps

C_7
Reflex: TSR abgeschwächt oder ∅
Parese: Triceps

C_8
Reflex: TSR abgeschwäch
Parese: kleine Handmuskeln

≡ hypalgetische Zone bzw. Schmerzband

Abb. 1. Die häufigsten cervicalen Wurzelkompressionssyndrome

Wurzel C8: Schmerzen und/oder Sensibilitätsstörungen vor allem im 4. und 5. Finger. Es kann zu Paresen der kleinen Handmuskeln einschließlich des Kleinfingerballens kommen.

Tabelle 3. Übersicht über die Symptomatik der häufigsten cervicalen Wurzelkompressionssyndrome

betroffene Wurzel	Schmerzband Sensibilitätsstörung	Reflex	Kennmuskel	Funktionsprüfung
C5	über dem M. deltoideus	BSR abgeschwächt oder fehlt	M. deltoideus	Elevation d. Armes bis 90°
C6	Radialseite Unterarm bis Daumen	BSR fehlt	M. biceps, M. brachioradialis	Beugen im Ellbogengelenk
C7	zum 2. bis 4. Finger ziehend	TSR abgeschwächt od. fehlt	M. triceps, Daumenballenmuskulatur, lange Fingerbeuger	Streckung i. Ellbogengelenk, Kleinfinger-Daumenschluß Beugung d. Fingermittelgelenke
C8	ulnare Handkante, Kleinfinger	TSR abgeschwächt	Mm. interossei, Kleinfingerballen	Fingerspreizen

1.5 Therapie

Analgeticagaben sind erforderlich. Da dem cervicalen Wurzelkompressionssyndrom eine mechanische Wurzelirritation und nicht eine entzündliche Erkrankung des Nerven zugrunde liegt, ist die Gabe von Antiphlogistica und Antirheumatica nicht indiziert.

Lokale **Wärme** lockert die schmerzreflektorisch verspannte Muskulatur und wird in der Regel als angenehm empfunden. Sie kann z. B. in Form von Fangopackungen oder hyperämisierend wirkenden Salben und Lotionen verordnet werden.

Ebenfalls der Lockerung der Muskulatur dienen **Massagen.**

Krankengymnastik wird in der Regel nach Abklingen des akuten Stadiums begonnen.

Ruhigstellung mit Watte-, Filz- oder Schaumgummikragen wird in der Regel als angenehm empfunden.

Wenn die konservative Therapie innerhalb von 3 bis 4 Wochen nicht zu einer entscheidenden Besserung führt oder Lähmungserscheinungen auftreten, muß der Neurochirurg konsultiert werden.

1.6 Sonderfall

Der cervicale Bandscheibenvorfall wird zum neurochirurgischen Notfall, wenn es zu Symptomen von seiten des Rückenmarkes kommt:

Gangunsicherheit
Schwächegefühl in den Beinen, Spastik der Beine
Blasenentleerungsstörungen

In diesen Fällen ist der Bandscheibenvorfall nicht lateral in Richtung Foramen intervertebrale, sondern in Richtung Rückenmark ausgetreten (medialer Bandscheibenvorfall).

Als einzige Therapie kommt hier die Operation in Frage. Jeder Versuch einer konservativen Therapie ist ein Kunstfehler und verschlechtert die Aussichten des Patienten auf eine Wiederherstellung. Streng zu verbieten sind in diesen Fällen auch chiropraktische Maßnahmen.

Therapie des cervicalen Bandscheibenvorfalls
Konservativ: Analgetica, Wärme, Halskravatte, Massagen, Krankengymnastik, Extension
operativ: Wenn durch konservative Therapie innerhalb von 3 bis 4 Wochen keine wesentliche Besserung erzielt wurde (relative Operationsindikation)
wenn Lähmungen auftreten (absolute Operationsindikation)
wenn Symptome von Seiten des Rückenmarks auftreten (z. B. Schwäche in den Beinen, Blasenentleerungsstörungen)
Neurochirurgischer Notfall!

---

2 Der extramedulläre Tumor

Langsam zunehmende radikuläre Schmerzen, zu denen sich nach und nach neurologische Ausfallserscheinungen einstellen, sind verdächtig auf einen Tumor. Häufig sieht man dabei eine Erweiterung des Foramen intervertebrale, weshalb Schrägaufnahmen der Halswirbelsäule angefertigt werden müssen. Sicher ausschließen kann man eine Geschwulst nur durch die Myelographie, weshalb Kranke mit Verdacht auf einen Tumor dem Neurochirurgen vorgestellt werden sollen.

3 Der Zoster, die Gürtelrose

Zu Schmerzen im Ausbreitungsgebiet einer Nervenwurzel führt auch der Zoster. Die Neuralgie ist Erstsymptom der Erkrankung. Im Abstand von 2 bis 4 Tagen folgt der typische Bläschenausschlag. Die Schmerzen sind sehr heftig, so daß man gelegentlich nicht ohne Opiate auskommt.
Eine der schwersten Komplikationen des Zoster ist die sogenannte postherpetische Neuralgie, die besonders ältere Personen betrifft und monate- bis jahrelang anhalten kann. Die Schmerzen sind äußerst heftig und medikamentös oft kaum beeinflußbar. Nicht selten werden diese Kranken süchtig oder begehen Selbstmord.
Operativ kommt eine cervicale, percutane Chordotomie in Frage, weshalb die Kranken dem Neurochirurgen vorgestellt werden sollen.

4 Das Scalenus-Syndrom

Schmerzen im Schulter-, Arm-, Handbereich, die sich bei Arbeiten mit erhobenem Arm oder beim Tragen schwerer Lasten verstärken, können Hinweis auf ein Scalenussyndrom mit oder ohne knöcherne Halsrippe sein. Ursache ist eine abnorme Enge der Scalenuslücke, durch die die A. subclavia und der Plexus brachialis ziehen. Die Schmerzen werden hauptsächlich in die Ulnarseite des Unterarmes und in die Hand lokalisiert. Später kommt es zu Sensibilitätsausfällen in diesem Bereich und zur Atrophie und Parese der kleinen Handmuskeln. Lageabhängige Durchblutungsstörungen (z. B. beim Gardinenaufhängen, beim Weißen der Zimmerdecke oder durch die Armhaltung bei bestimmten Tänzen) sind wichtige anamnestische Hinweise.

Diagnose des Scalenussyndroms

▶ Druckschmerz über dem Ansatz der Mm. scaleni (supraclaviculär)
▶ Adson-Test positiv (Kopf nach hinten neigen, zur kranken Seite drehen, tief einatmen. Positiv, wenn Radialispuls schwächer wird oder verschwindet.
▶ Durchblutungsstörungen der Hand bei erhobenem Arm und raschem Öffnen und Schließen der Faust
▶ Subclaviaangiographie: Nachweis einer Stenose im Bereich der Scalenuslücke.

Therapie des Scalenussyndroms

■ konservativ: Schonung, Ruhigstellung des Armes, Krankengymnastik zur Lockerung und Stärkung der Schulterheber
■ operativ: Die Scalenotomie, bzw. Resektion der Halsrippe ist indiziert bei Therapieresistenz der Beschwerden, sowie beim Vorliegen objektiver Zeichen einer Armplexusläsion oder einer Durchblutungsstörung.

Die Diagnose eines Scalenussyndroms wird sicher zu oft gestellt. Der Nachweis einer Halsrippe bei uncharakteristischen Schulter-Armschmerzen genügt nicht. Die meisten Halsrippen bleiben klinisch stumm.

5 Das Carpaltunnelsyndrom

5.1 Definition

Der N. medianus zieht an der Beugeseite des Handgelenkes durch einen Kanal, der aus den Handwurzelknochen und dem Ligamentum carpi transversum gebildet wird. Jede Verkleinerung dieses Kanals durch eine Verdickung des Bandes oder Veränderungen am Knochen kann zur Kompression des N. medianus und damit zum typischen Krankheitsbild des Carpaltunnelsyndroms führen.

5.2 Ursachen

Chronische Polyarthritis, alte Frakturen. Tenosynovitis, Gicht, Schnittverletzungen, Schwangerschaft, Akromegalie, Myxöden.

5.3 Symptome

Etwa die Hälfte aller Kranken mit einem Carpaltunnelsyndrom klagen zu Beginn der Erkrankung über Beschwerden im Sinne einer Brachialgia paraesthetica nocturna. (Aber: nicht jede Brachialgia paraesthetica nocturna ist auf ein Carpaltunnelsyndrom zurückzuführen!). Die Kranken erwachen nachts mit Kribbelparästhesien und einem Schwellungsgefühl einer Hand oder beider Hände. Sie schütteln und massieren die Hände und nach kurzer Zeit bessern sich die Beschwerden. Solche Episoden können sich nachts mehrmals wiederholen und den Schlaf empfindlich stören. Neurologisch ist zunächst nichts zu finden. Die Schmerzen können sich über die Beugeseite des Unterarmes und gelegentlich auch bis zum Oberarm und Nacken ausbreiten. Die Fehldiagnose eines Cervicalsyndroms liegt dann besonders nahe.

Symptome des Carpaltunnelsyndroms
- ▶ Brachialgia paraesthetica nocturna
- ▶ Schwellungsgefühl der Hände besonders morgens
- ▶ Schmerzen besonders an der Volarseite des Handgelenks
- ▶ Parästhesien und Sensibilitätsdefekte an den Kuppen der Finger 1 bis 3 (4).
- ▶ Daumenballenatrophie und -parese.

Therapie des Carpaltunnelsyndroms
- ■ Operation meist nicht zu umgehen (Spaltung des Ligamentum carpi transversum)

Die Schmerzzustände befallen oft zuerst die Arbeitshand, treten aber später fast immer doppelseitig auf. Frauen erkranken häufiger als Männer. Die Brachialgia paraesthetica nocturna kann jahrelang das einzige Symptom eines Carpaltunnelsyndroms sein. Im weiteren Verlauf stellen sich auch tags über Parästhesien insbesondere im Versorgungsgebiet des N. medianus an den Volarseiten der Finger 1 bis 3 (bis 4) ein. Wegen einer in diesem Bereich objektivierbaren Hypästhesie und Hypalgesie sind die Kranken bei gewissen Feinarbeiten behindert. Frauen klagen darüber, daß sie nicht mehr nähen können, daß sie die Nadel nicht mehr aufnehmen können oder daß kleinere Gegenstände unbemerkt der Hand entgleiten. Eine Daumenballenatrophie mit Parese der Mm. abductor, flexor und opponens pollicis vervollständigt das Krankheitsbild. Die Bewegungsbehinderung ist durch Zunahme des Ödems bei der Nacht und in den Morgenstunden am schlimmsten. Die Kranken klagen dann darüber, daß sie morgens die Kaffeetasse oder die Zeitung nicht mehr richtig halten können.

5.4 Diagnostik

Ist die Diagnose Carpaltunnelsyndrom nicht klar, können verschiedene Tests weiterhelfen; charakteristische Schmerzen oder Parästhesien können ausgelöst werden

a) durch Beklopfen des N. medianus an der Beugeseite des Handgelenkes

b) durch venöse Stauung mit der Blutdruckmanschette zwischen diastolischem und systolischem Druck für etwa 1 bis 2 Minuten

c) durch forcierte Dorsalflexion im Handgelenk

Gesichert wird die Diagnose durch ein Elektromyogramm mit Bestimmung der Nervenleitgeschwindigkeit, die im Bereich des Carpaltunnels herabgesetzt ist.

5.5 Therapie

Bei entzündlichen Erkrankungen als Ursache eines Carpaltunnelsyndroms, und in der Schwangerschaft kann zunächst eine *konservative Therapie* versucht werden:
Ruhigstellung des Handgelenkes durch dorsale Unterarm-Gipsschiene, Antiphlogistica.
Durch Injektion von Corticoiden und Lokalanästhetica kann ein rascher Rückgang der Schmerzen erzielt werden. Die Gefahr einer irreversiblen Medianusschädigung ist jedoch groß, so daß diese Therapie nicht empfohlen werden kann. Der Versuch einer konservativen Behandlung soll abgebrochen werden, wenn sich innerhalb von 3 bis 4 Monaten keine entscheidende Besserung einstellt.
Die Therapie der Wahl ist die Operation mit Spaltung des Ligamentum carpi transversum. Da der Eingriff nicht groß ist, sollte man die Indikation großzü-

gig stellen. Auf keinen Fall darf mit der Operation gewartet werden, bis eine sichtbare Daumenballenatrophie aufgetreten ist, die erfahrungsgemäß schlecht oder überhaupt nicht rückbildungsfähig ist.

6 Pseudoradikuläre Syndrome und die Periarthritis humeroscapularis

Nicht jede Brachialgie ist durch eine Nervenläsion hervorgerufen. Sogenannten pseudoradikulären Syndromen liegt oft eine schmerzhafte Erkrankung der Gelenkkapsel zugrunde. Der Schmerz kann sich jedoch auf den ganzen Arm ausbreiten, so daß immer wieder an einen Bandscheibenvorfall gedacht wird. Die Erkrankung der Gelenkkapsel führt zu einer schmerzhaften Bewegungseinschränkung und subjektivem Schwächegefühl, was nicht zur Verwechslung mit einer Parese führen darf. Der Muskel ist bei den pseudoradikulären Syndromen oft druckschmerzhaft, besonders an seiner Insertionsstelle. Über den schmerzenden und in ihrem Tonus erhöhten Muskeln können Dysästhesien auftreten. Neurologische Ausfallerscheinungen gehören jedoch nicht zum Bild der pseudoradikulären Syndrome.

Die Periarthritis humeroscapularis ist durch eine schmerzhafte Bewegungseinschränkung des Schultergelenkes gekennzeichnet, die beim Hosenträger- und Schürzenbandgriff sofort erfaßt wird. Im Röntgenbild sieht man bei etwa 50% der Patienten die typischen periarticulären Verkalkungen. Gelegentlich können durch schmerzbedingte Vorinnervation auf der erkrankten Seite die Muskeldehnungsreflexe lebhafter erscheinen. Neurologische Ausfälle gehören nicht zum Bild der Periarthritis humeroscapularis. Die Erkrankung kann sehr hartnäckig und therapieresistent sein, so daß Überweisung zum Orthopäden erforderlich ist. Das gleiche gilt für die Epicondylitis humeri lateralis (Tennisellenbogen). Sie tritt infolge Überbeanspruchung der langen Finger- und Handstreckermuskeln auf. Die Ursprungsstelle dieser Muskeln ist druckdolent

---

Kennzeichen der pseudoradikulären Syndrome
▶ Druckschmerzhaftigkeit des Muskels besonders am Ansatz
▶ Schmerzen bei Anspannung des erkrankten Muskels
▶ rasche Ermüdbarkeit der erkrankten Extremität
▶ Myogelosen
▶ Dysästhesien über dem schmerzenden Bereich

Tabelle 4. Differentialdiagnose der Brachialgie

Ursache	Anamnese	Befunde
Syringomyelie	Brachialgie, schmerzlose Verletzungen	Muskelatrophien, Ausfall von Schmerz- u. Temperatursinn, Spastik
Myatrophische Lateralsklerose	Brachialgie, Crampi	Atrophie, Spastik, Faszikulieren, Sensibilität intakt
Discusprolaps	plötzliche Brachialgie	HWS fixiert, Stauchungsschmerz
Spondylose	langsam zunehmende Cervicobrachialgie	keine Kopfzwangshaltung, kein Stauchungsschmerz
Extramedullärer Tumor	schleichend einsetzende Brachialgie, frühzeitig neurologische Ausfälle	radikuläre, oft auch schon medulläre Symptome
Herpes zoster	Brachialgie	Hauteruptionen
Scalenussyndrom	Brachialgie bei schwerem Tragen	Mm. scaleni druckschmerzhaft, Adson +, Durchblutungsstörungen, untere Armplexusläsion
Hyperelevationssyndrom („Hyperabduktionssyndrom)	Schmerzen und Parästhesien bei erhobenem Arm	keine neurologischen Ausfälle
Pancoast-Tumor	Tumorzeichen, Brachialgie spät	Horner, Armplexusparese
Neuralgische Schulteramyotrophie	erst Schmerzen, später Lähmungen	obere, seltener untere Armplexusparese
Carpaltunnelsyndrom	Brachialgia parcasthetic. noct.	Medianusparese
Pseudoradikuläres Syndrom	Brachialgie, Schwäche	Muskeldruckschmerz
M. Parkinson	Brachialgie	Rigor, Tremor, Bradykinese
HWS-Trauma s. S. 151		

III. Facialisparese

1 Definition

Es handelt sich um eine Lähmung der mimischen Gesichtsmuskulatur; bei der zentralen Facialislähmung ist vorwiegend die untere Gesichtspartie, also die Gegend des Mundes und der Wange betroffen, während bei der peripheren Lähmungsform eine ganze Gesichtshälfte paretisch ist. Die weiteren Ausführungen beziehen sich auf die periphere Facialisparese.

2 Ätiologie

1. Die idiopathische Facialisparese ist die häufigste Form. Ihre Ursache ist unbekannt.
2. Die traumatische Facialisparese ist durch eine Felsenbeinfraktur verursacht. Frühlähmung: sofort nach dem Trauma vorhanden, Spätlähmung).
3. Die otogene Facialisparese geht meist von einer Otitis media aus.
4. Die Facialisparese bei zoster oticus, bei Basalmeningitis, bei Polyneuritis (dabei oft doppelseitig).

3 Symptome

In der Regel rasch, innerhalb von Stunden oder Tagen entsteht eine schlaffe Lähmung einer Gesichtshälfte. Gelegentlich wird zu Beginn der Erkrankung über meist leichtere Schmerzen im Ohrbereich geklagt (starke Schmerzen sprechen für eine Otitis oder einen Zoster oticus). Das Auge kann nicht mehr geschlossen werden. Fehlt der Lidschluß ganz, dann wird der Bulbus zwar nach oben gedreht und die Pupille verengt sich (Lidschlußmiosis), die Cornea bleibt aber sichtbar. Bei weniger schweren Paresen ist der Lidschluß nur unvollständig. Bei versuchtem Lidschluß verschwindet die Cornea unter das Oberlid, ein Teil der Sklera bleibt aber sichtbar (Bell-Phänomen). Der Mundwinkel der erkrankten Seite hängt oder steht tiefer, was besonders deutlich wird beim Versuch, die Zähne zu zeigen. Der Lippenschluß ist schwach, sodaß Speichel und Flüssigkeiten aus dem Mundwinkel der erkrankten Seite herauslaufen. Häufig besteht eine Geschmacksstörung und gelegentlich eine Geräuschüberempfindlichkeit auf der kranken Seite.

4 Verlauf und Prognose

Etwa 80% aller Facialisparesen heilen spontan vollständig oder mit Defekt aus. Die Lidspalte der betroffenen Seite ist dabei enger, der Mundwinkel steht etwas höher. Beim Lidschluß wird der Mund mitinnerviert, beim Sprechen und Kauen verengt sich die Lidspalte (Synkinesien).

5 Therapie

Die Indikation zur operativen Dekompression des Facialis stellt von Fall zu Fall der Otologe, sodaß jeder Kranke mit einer peripheren Facialisparese schon aus diesem Grunde dem Spezialisten vorgestellt werden sollte.

Medikamentöse Therapie
Dexamethason oder eine äquivalente Dosis eines anderen Corticoids: 1. und 2. Tag 60 mg tgl., 4. bis 7. Tag 40 mg tgl., 2. Woche 25 mg täglich unter Antacidaschutz. Ist nach dieser Zeit kein sichtbarer Effekt eingetreten, ist eine weitere Corticoidtherapie nicht erfolgversprechend und das Medikament deshalb abzusetzen.

Elektrotherapie
Bei vollständiger Parese am besten täglich elektrisieren. Bei beginnender sichtbarer Reinnervation kann die Elektrotherapie abgesetzt werden. (Zu lange fortgesetzte Elektrotherapie soll das Auftreten von Kontrakturen begünstigen.) Der Kranke muß jetzt intensiv mehrmals täglich vor dem Spiegel seine mimische Muskulatur üben.

Schutz des Auges
Ist die Cornea bei Lidschluß nicht ausreichend bedeckt, muß das Auge durch eine feuchte Kammer oder andere Maßnahmen geschützt werden. Vorstellung beim Augenarzt mit regelmäßigen Kontrolluntersuchungen ist erforderlich, um eine beginnende Keratitis sofort zu erfassen und zu behandeln.
Zeigt die Parese nach Wochen keine Rückbildungstendenz, empfiehlt sich die Vorstellung beim Neurologen oder Neurochirurgen. Diese ist besonders dann erforderlich, wenn außer dem Facialis noch weitere Hirnnerven betroffen sind (Hörstörung, Sensibilitätsstörungen im Gesicht, Schwindel etc.).

Chirurgisch-plastische Maßnahmen bei Irreversibilität der Parese.

IV. Hirntumoren, intrakranielle Geschwülste

1 Definition

Unter dem Begriff Hirntumor werden oft alle intrakraniellen Geschwülste zusammengefaßt, gleichgültig ob ihre Matrix das Gehirn selbst oder mesenchymale Strukturen wie z. B. die Hirnhäute oder die Gefäße sind. Die häufigsten intrakraniellen Geschwülste des Erwachsenenalters sind neben *Metastasen* die *Meningeome* und die bösartigen *Glioblastome*.

2 Symptome

Für die Frühdiagnose einer Hirngeschwulst ist die Anamnese oft wichtiger als der klinische Befund. Jahrelang bestehende *Krampfanfälle* (s. S. 99ff) können einziger Hinweis auf einen intrakraniellen raumfordernden Prozeß sein. Die

Anfälle können als Jackson-Krisen, als generalisierte große Anfälle oder als psychomotorische Krisen in Erscheinung treten. Cerebrale Krampfanfälle mit Erstmanifestation im Erwachsenenalter sind verdächtig auf einen Hirntumor. Die Angaben über die Häufigkeit cerebraler Krampfanfälle bei intrakraniellen Geschwülsten schwanken zwischen 20 und 50%.

Ebenso wie Anfälle kann auch eine schleichend sich entwickelnde *Wesensänderung* Hinweis auf einen Hirntumor sein. Man ist dabei in der Regel auf die von den Angehörigen erhobene Anamnese angewiesen. Diese müssen gezielt befragt werden, da spontan über psychische Störungen nur selten gesprochen wird.

Cerebrale *Herdsymptome* entwickeln sich beim Tumorkranken schleichend, mehr oder weniger rasch progredient. Sie erlauben oft eine ungefähre Lokali-

---

Hinweise auf einen intrakraniellen Tumor
▶ Cerebrale Anfälle mit Erstmanifestation im Erwachsenenalter
▶ zunehmende psychische Veränderung
▶ zunehmende herdneurologische Ausfälle
▶ Zeichen intrakranieller Drucksteigerung (meist Spätsyndrom)
  Ausnahme: Tumoren d. Mittellinie, die früh zum Verschlußhydrocephalus führen.

---

sation der Geschwulst. Die häufigsten Symptome von lokalisatorischer Bedeutung sind: spastische Hemiparesen und Aphasien bei präzentralem oder zentralem Sitz der Läsion, sowie homonyme Hemianopsien bei temporalen und occipitalen Geschwülsten.

Weitere lokalisatorische Hinweise: Die bitemporale oder Scheuklappenhemianopsie weist auf einen Prozeß im Bereich der Sehnervenkreuzung hin. Meist handelt es sich dabei um Geschwülste, die sich aus der Sella heraus entwickeln, also um *Hypophysentumoren* und *Craniopharyngeome*. Den Sehstörungen gehen dabei oft endokrine Störungen voraus.

▶ Bei ungeklärter Amenorrhoe und Impotenz muß ein Hypophysentumor durch eine Röntgenaufnahme des Schädels und eine endokrinologische Untersuchung ausgeschlossen werden.

Eine *Hemiataxie* weist auf eine Läsion der gleichseitigen Kleinhirnhemisphäre und ihrer Verbindungen hin, während bei mittelständigen Affektionen des Cerebellums in erster Linie eine Rumpfataxie zutage tritt. Diese kann bis zur Steh- und Gehunfähigkeit (Astasie und Abasie) führen.

Eine schleichend sich entwickelnde *Schwerhörigkeit,* die bis zur Ertaubung gehen kann, ist Leitsymptom des *Acusticusneurinoms,* einer Geschwulst im

Kleinhirnbrückenwinkel. Durch die HNO-ärztliche Untersuchung kann eine Un- oder Untererregbarkeit des Labyrinths festgestellt werden. Als weitere Symptome können folgen: Abschwächung des Cornealreflexes, selten eine Facialisparese und in Spätstadien eine Hemiataxie und die Zeichen intrakranieller Drucksteigerung.

▶ Zunehmende einseitige Schwerhörigkeit oder Taubheit ist verdächtig auf ein Acusticusneurinom. Der Kranke muß zum HNO-Arzt und dann zum Neurochirurgen überwiesen werden.

Die bekannte Symptomentrias des intrakraniellen raumfordernden Prozesses: Kopfschmerz, Erbrechen, Stauungspapille gehört meist den Spätstadien an. Sie ist Ausdruck der *intrakraniellen Drucksteigerung,* oft sprachlich nicht korrekt als Hirndruck bezeichnet. Das rechtzeitige Erkennen der Schädelinnendrucksteigerung ist für die Kranken von entscheidender, lebenswichtiger Bedeutung. Die Symptome können unterschiedlich ausgeprägt sein, rasche Verlaufsänderungen sind möglich und nicht vorhersehbar. Kranke mit Verdacht auf erhöhten intrakraniellen Druck gehören deshalb sofort in die Hand des Neurochirurgen.

Die oben erwähnte Symptomentrias: Kopfschmerz, Erbrechen, Stauungspapille ist nur bei etwa einem Drittel der Kranken mit Hirntumor voll ausgeprägt. Die Stauungspapille findet sich in etwa der Hälfte der Fälle, das Erbrechen fehlt noch häufiger. Der Kopfschmerz ist das konstanteste Symptom der intrakraniellen Drucksteigerung. Es gibt aber keinen für einen Hirntumor typischen Kopfschmerz. Am ehesten aus den Angaben des Patienten zu erkennen ist noch der Kopfschmerz bei Verschlußhydrocephalus. Dieser wird als reifen- oder bandförmig um Stirn und Schläfen lokalisiert. Der Kranke klagt über das Gefühl, als ob der Schädel zerspringen würde. Auf dem Höhepunkt der Ausprägung läßt der Schmerz oft schlagartig nach, sodaß ein wellenförmiger Verlauf entsteht.

Zeichen allgemeiner intrakranieller Drucksteigerung
▶ Kopfschmerz,
▶ Erbrechen,
▶ Stauungspapille

Die lebensbedrohliche Zuspitzung der intrakraniellen Drucksteigerung ist die *Einklemmung* der Kleinhirntonsillen in das Hinterhauptsloch oder des Mittelhirns im Tentoriumschlitz; (untere bzw. obere Einklemmung). Hinweise auf eine Einklemmung sind:

Nackensteife, ein- oder beidseitige Pupillenerweiterung, Bradykardie oder Tachykardie, Störungen des Atemrhythmus (z. B. Cheyne-Stokes Atmung), Bewußtseinstrübung, Streckkrämpfe. Die einzige wirksame Therapie ist die operative Druckentlastung. Jeder Versuch einer konservativen Therapie ist Zeitverlust. Die Chancen des Kranken verschlechtern sich rapide!

Zeichen der lebensbedrohlichen Einklemmung
▶ Ein- oder doppelseitige Pupillenerweiterung
▶ Nackensteife
▶ Atemantriebsstörung
▶ Bewußtseinstrübung − Bewußtlosigkeit
■ Einzig mögliche Therapie: Operative Druckentlastung

---

3 Diagnostik

Die *Röntgenuntersuchung des Schädels* in Form von Übersichtsaufnahmen und Spezialeinstellungen (Sellaaufnahmen bei Verdacht auf Hypophysentumor, Stenversaufnahmen bei ungeklärter Hörstörung) ergibt bei der Hälfte der Fälle mit intrakraniellem Tumor einen pathologischen Befund, vor allem bei langsam wachsenden Prozessen.

Das *Elektroencephalogramm (EEG)* zeigt in knapp 80% der Großhirngeschwülste Veränderungen in Form eines Herdbefundes, der Hinweis auf den Sitz der Geschwulst gibt.

Das *Echoencephalogramm* liefert sowohl bei Großhirntumoren (Verlagerung des Mittelechos) als auch bei raumfordernden Prozessen im Bereich der hinteren Schädelgrube (Ventrikelerweiterung) in rund 90% der Fälle charakteristische Veränderungen.

Die *Hirnszintigraphie* (meist mit Tc99) erlaubt in vielen Fällen eine genaue Lokalisation der Geschwulst.

Durch die *axiale Computertomographie*, eine neue, ambulant durchführbare, den Kranken nicht belastende Röntgenuntersuchung, sind wir heute in der Lage, intrakranielle Geschwülste ohne die herkömmlichen Kontrastmittelverfahren (Carotisangiographie, Luftfüllung) zu erkennen, genau zu lokalisieren

---

Untersuchungen bei klinischem Verdacht auf Hirntumor
▶ Elektroencephalogramm (EEG)
▶ Echoencephalogramm (Ultraschallbild)
▶ Röntgenaufnahmen des Schädels, evtl. mit Spezialeinstellungen
▶ Hirnszintigramm
▶ axiale Computertomographie

und sie von anderen intrakraniellen Prozessen (z. B. Blutung, Erweichung) abzugrenzen.
Ergeben alle oben erwähnten Untersuchungen (mit Ausnahme der Computertomographie) keinen pathologischen Befund, dann ist ein Hirntumor bereits mit großer Wahrscheinlichkeit (nahezu 100%) ausgeschlossen. Jeder Kranke mit Verdacht auf einen intrakraniellen raumfordernden Prozeß soll einem Neurologen oder Neurochirurgen vorgestellt werden.

4 Therapie

Die optimale Therapie des intrakraniellen Tumors ist die Operation. Diese sollte auch bei solitären Hirnmetastasen von Fall zu Fall erwogen werden. Als Ergänzung und Erweiterung der operativen Behandlung muß, je nach Art, Lage und Ausdehnung der Geschwulst, die Strahlentherapie eingesetzt werden.

5 Differentialdiagnose des intrakraniellen Tumors

Die Abgrenzung eines intrakraniellen Tumors gegenüber einem Hämatom oder einem andersartigen raumfordernden Prozeß ist in der Praxis nicht möglich. Sie bleibt Spezialkliniken vorbehalten.

V. Das Ischiassyndrom

1 Definition

Unter Ischias oder Ischialgie werden Schmerzen verstanden, die von der Lumbalgegend in ein Bein, seltener in beide Beine ausstrahlen.

2 Ätiologie

Die weitaus häufigste Ursache einer Ischialgie ist nicht eine Affektion des N. ischiadicus selbst, sondern eine Kompression einer oder mehrerer Nervenwurzeln durch einen Bandscheibenvorfall.

3 Symptome

Die Anamnese des lumbalen Bandscheibenvorfalles ist typisch. Oft finden sich in der Vorgeschichte rezidivierende, plötzlich einschießende Kreuzschmerzen, die durch schweres Heben oder abrupte, unkontrollierte Körperbewegungen (z. B. Abfangen eines Sturzes) ausgelöst werden. Diese Attacken klingen nicht selten ohne jede Therapie mehr oder weniger schnell ab. Sie sind unter dem Namen Hexenschuß bekannt. Im Verlauf der Erkrankung, entweder gleich zu Beginn oder erst bei späteren Schüben kommt es zur sogenannten Ischias, d. h. vom Kreuz ins Bein ausstrahlende Schmerzen. Der Schmerz beginnt meist proximal und dehnt sich bei Fortschreiten der Erkrankung nach distal hin aus. Gelegentlich kommt es aber zu Schmerzempfindungen lediglich in einem Abschnitt des Segmentes, was zu Fehldiagnosen führen kann (z. B. Kniegelenksarthrose, Knöcheldistorsion). Die Schmerzen zeigen in der Regel das für jedes radikuläre Syndrom typische Verhalten: Sie verstärken sich durch Husten, Niesen oder Pressen, gelegentlich schon bei tiefem Atmen. Sie strahlen in das der komprimierten Wurzel entsprechende Dermatom aus. Oft ist vom Schmerzband her bereits eine Lokalisation des Bandscheibenvorfalles möglich. Am häufigsten sind die Wurzeln L4, L5 und S1 betroffen.

Diagnose des lumbalen Bandscheibenvorfalles
▶ Rezidivierende Lumbalgien (Hexenschüsse!) oder Ischialgien
▶ plötzlicher Beginn (z. B. bei schwerem Heben, Abfangen eines Sturzes)
▶ Steifhaltung der Lendenwirbelsäule mit paravertebralem Hartspann
▶ positives Lasègue Zeichen
▶ Schmerzverstärkung durch Husten, Niesen, Pressen

Ebenso typisch wie die Anamnese ist auch der klinische Befund. Die Beweglichkeit der LWS ist in der Regel eingeschränkt, sodaß die Kranken Mühe haben oder überhaupt nicht mehr in der Lage sind, sich zu bücken. Der Finger-Boden-Abstand (FBA) ist vergrößert. Es besteht eine Fehlhaltung der LWS in Form einer Abflachung der physiologischen Lendenlordose, oft auch eine Skoliose. Diese Fehlhaltung ist eine antalgische Zwangshaltung. Die Richtung der Skoliose läßt keinen sicheren Schluß auf die erkrankte Seite zu, die Krümmung zur kranken Seite ist häufiger. Die paravertebrale Muskulatur ist schmerzreflektorisch verspannt. Das Anheben des gestreckten Beines aus der Rückenlage (Lasègue) oder der Bauchlage (umgekehrter Lasègue) verstärkt den oft schon spontan sehr starken Wurzelschmerz.
Da das Lasègue Zeichen bei Laien als Ischiassymptom sehr bekannt ist, wird es gelegentlich simuliert. Verdacht auf Simulation besteht dann, wenn man den Patienten auffordert, auf der Untersuchungsliege bei gestreckten Beinen den Oberkörper aufzurichten und er dabei keine Schmerzen empfindet, während durch den Lasègue heftige Schmerzen ausgelöst werden.
Hält die Wurzelkompression längere Zeit an, so kommen zu den charakteristischen radikulären und vertebralen Schmerzen noch neurologische Störungen in Form von Kribbelparästhesien und einer Hypalgesie und Hypästhesie im Ausbreitungsgebiet der betroffenen Nervenwurzel, also dem Schmerzband entsprechend (Abb. 2). Ferner können Reflexausfälle und schließlich Lähmungserscheinungen im Bereich einzelner Muskelgruppen auftreten. Die Paresen betreffen das zur affizierten Wurzel gehörende Myotom. Muskeln, die nur oder vorwiegend aus einem Myotom versorgt werden, bezeichnet man als Kennmuskeln. Sie erlauben im Fall einer Parese die Höhendiagnose des Wur-

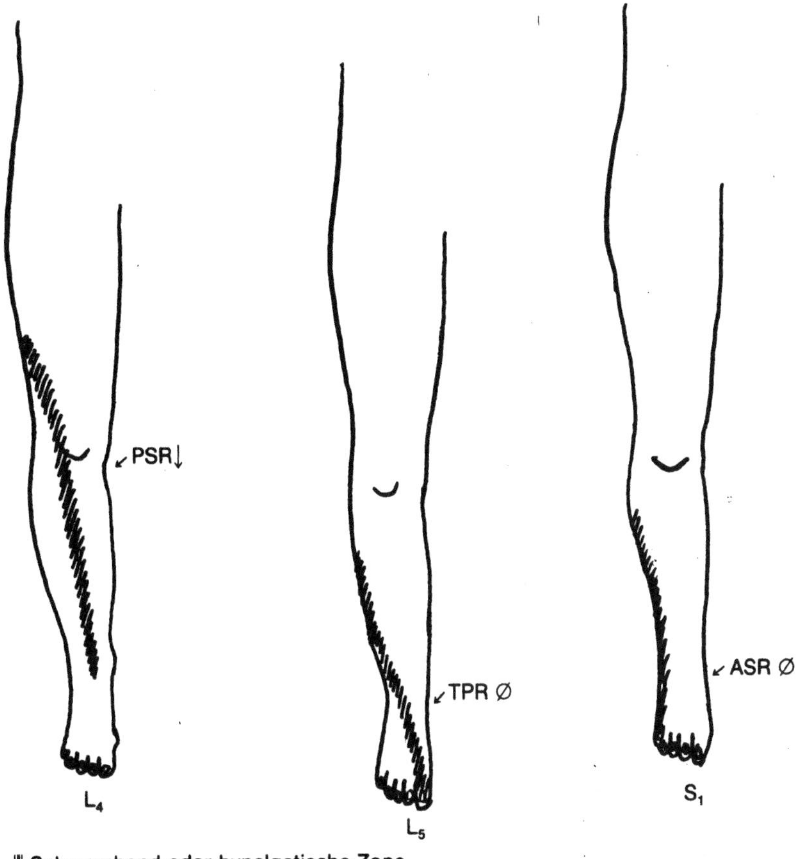

||| Schmerzband oder hypalgetische Zone
← Reflex ↓ abgeschwächt, ∅ fehlt

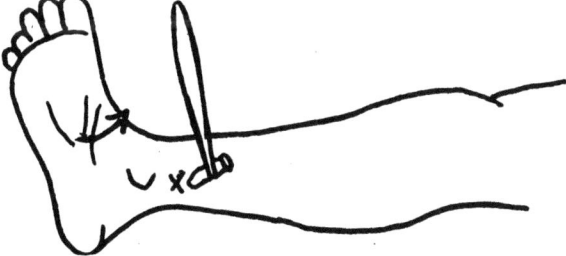

Tibialis posterior Reflex (n. Bronisch)

Abb. 2. Lumbale Wurzelkompressions-Syndrome

zelkompressionssyndroms ebenso wie Schmerzband, Anordnung der Sensibilitätsstörungen und Reflexausfall (Tabelle 5).

Tabelle 5. Symptomatik der häufigsten Wurzelkompressionssyndrome im Lumbalbereich

betroffene Wurzel	Schmerzband Sensibilitätsstörung	Reflex	Kennmuskel	Funktionsprüfung
L4	zur Tibiakante	PSR abgeschwächt	M. Quadriceps	Besteigen eines Stuhles mit dem kranken Bein voraus
L5	zur Großzehe	TPR ∅	M. Ext. hallucis	Dorsalflexion der Großzehe Hackengang
S1	zur Ferse oder 5. Zehe	ASR ∅	Wadenmuskulatur	Zehengang

4 Verlauf

90% aller Kranken mit lumbalem Bandscheibenvorfall werden durch konservative Therapie beschwerdefrei. Ein ungünstiger Krankheitsverlauf zeichnet sich ab, wenn die Schmerzen nachlassen und gleichzeitig die neurologischen Ausfallserscheinungen, in der Regel mit Parese, zunehmen. Die Krankheit geht in das aneuralgische Stadium über. Die Schmerzfreiheit entsteht dadurch, daß die komprimierte Wurzel zugrundegeht und somit den Schmerz nicht mehr leiten kann. Die Prognose des aneuralgischen Stadiums ist quoad sanationem schlecht. Sie wird umso schlechter, je länger mit der operativen Wurzelentlastung gezögert wird.

5 Sonderfall: Das Caudasyndrom

In etwa 2% der Fälle mit lumbalem Bandscheibenvorfall kommt es zu einem Caudasyndrom. Dieses wird durch einen mediolateralen oder einen medialen Discusprolaps hervorgerufen. Es ist gekennzeichnet durch eine oft mehrsegmentale Schmerzsymptomatik, die – wenn auch gelegentlich mit unterschiedlicher Intensität – beide Beine betrifft. Fast regelhaft finden sich dabei Symptome von seiten der Sphincteren und der Potenz. *Blasenstörungen können lediglich in Form einer Startverzögerung beim Wasserlassen auftreten.* Die Kranken geben an, daß sie zu Beginn der Blasenentleerung mehr oder weniger stark pressen müssen. Es kann auch zur Harnverhaltung mit Überlaufblase und Ischuria paradoxa kommen. Nur selten berichten die Kranken spontan über diese Blasenentleerungsstörung, weshalb jeder Patient insbesondere mit einer doppelseitigen Ischialgie eindringlich danach zu befragen ist. Der Tonus des Sphincter ani kann herabgesetzt oder willkürlich nicht ausreichend steigerbar sein. Bei jedem Kranken mit Verdacht auf ein Caudasyndrom muß deshalb der Sphinctertonus geprüft werden. Die Reithosenhyp- oder Anästhesie, die als charakteristisch für das Caudasyndrom gilt, ist oft nicht voll ausgeprägt.

Das **Caudasyndrom** ist gekennzeichnet durch:
▶ Schmerzen und/oder neurologische Ausfälle im Bereich beider Beine
▶ Blasenentleerungsstörungen, Potenzstörungen
Therapie:
■ Sofortige Überweisung zum Neurochirurgen

---

6 Differentialdiagnose der Ischialgie

Differentialdiagnostisch sind bei einer Ischialgie neben einem Bandscheibenvorfall noch folgende Krankheitsbilder zu erwägen:

6.1 Metastatische Wirbelprozesse

Die Schmerzen setzen in der Regel nicht so abrupt ein wie beim Bandscheibenvorfall. Die Ischialgie beginnt schleichend und nimmt an Intensität laufend zu. Röntgenaufnahmen der LWS zeigen oft einen osteodestruktiven Prozeß, wobei vor allem die Bogenwurzel nicht mehr scharf abgegrenzt erscheint. Besser zu erfassen sind diese Prozesse durch ein Strontiumszintigramm des Knochens.

6.2 Tumoren im Wirbelkanal

Diese Kranken klagen sehr häufig über eine Schmerzverstärkung im Liegen. Die Patienten sind deshalb häufig gezwungen, nachts das Bett zu verlassen und umherzugehen. Der Schmerz setzt nicht so plötzlich ein wie beim Bandscheibenvorfall. Die Diagnose eines Caudatumors kann nur durch Myelographie gestellt werden.

6.3 Tumorinfiltration des kleinen Beckens

Maligne Tumoren (Collum-Ca, Rectum-Ca, Prostata-Ca, Ovarialtumoren) können durch Infiltration des Plexus lumbosacralis zu sehr heftigen Schmerzen führen. In der Regel sind dabei bereits Allgemeinsymptome der malignen Geschwulst vorhanden. Die Ischialgie ist so gut wie nie Erstsymptom. Gegenüber dem Bandscheibenvorfall ist die Erkrankung des Plexus lumbosacralis abzugrenzen durch den schleichenden Beginn der Symptomatik und durch

Tabelle 6. Differentialdiagnose der Ischialgie

Ursache	Anamnese	Befund
Bandscheibenvorfall	Hexenschuß, plötzl. Ischialgie Hustenschmerz	Fixierte Fehlhaltung d. LWS
Extramedullärer Tumor	schleichend einsetzende Ischialgie	Meist mehrere Wurzeln betroffen, Liegeschmerz
Beinplexusläsion (Tumorinfiltration)	Beinlähmung nie Erstsymptom	Hyp- Anhidrose des Fußes, keine typ. radikulären Symptome
Polyneuritis Polyneuropathie	langsamer Beginn Parästhesien an Händen und Füßen	akrodistale Sensibilitäts und Reflexstörungen
Fibularisparese	oft traumatisch	LWS frei, Lasègue negativ
Tibialis anterior-Syndrom	Schmerz über der Streckseite des Unterschenkels	Rötung, Schwellung über M. tib. anterior, LWS frei
M. Bechterew	Kreuzschmerz, im Liegen zunehmend	Tomographie Ileosacralgelenke (entzündliche Veränderung)
Pseudoradikuläres Syndrom (Insertionstendopathie)	Muskelschmerz, Schwäche	Druckschmerzhaftigkeit der Muskulatur, insbesondere der Insertionsstelle. Keine neurologischen Ausfälle

die Anordnung der neurologischen Ausfälle, die nicht auf ein Segment beschränkt sind. Eine Hyp- oder Anhidrose des Fußes spricht eher für eine Plexuserkrankung als für einen Bandscheibenvorfall. Hustenschmerz findet sich wesentlich häufiger beim Discusprolaps.

6.4 Neuritis, Radiculoneuritis

Diese entzündliche Erkrankung des N. ischiadicus und seiner Wurzeln beginnt nicht so abrupt wie der Bandscheibenvorfall. Die Symptomatik ist meist mehrsegmental.

6.5 Fibularisparese

Fehlende Lumbo-Ischialgie in der Vorgeschichte. Meist gibt die Anamnese Hinweise auf die Ursache der Parese (Gipsdruck, Fibulafraktur). Im Zweifelsfall muß die Diagnose elektromyographisch geklärt werden.

6.6 Tibialis anterior Syndrom

Diese Muskelnekrose führt wie das L5-Syndrom und die Fibularisaffektion zur Fußheberlähmung. Die LWS-Beweglichkeit bleibt frei, über der Streckerloge des Unterschenkels findet sich eine Rötung und Schwellung. Sofortige Überweisung zum Orthopäden ist erforderlich.

Bei unklaren Kreuz- und Beinschmerzen müssen ferner u. a. ausgeschlossen werden: Mb. Bechterew, Hüftgelenksaffektionen, Insertionstendopathien, statische Beschwerden bei Fußdeformitäten, weshalb solche Patienten auch dem Orthopäden vorgestellt werden sollten.

7 Therapie des lumbalen Bandscheibenvorfalles

90% der Kranken mit einem lumbalen Bandscheibenvorfall werden durch konservative Behandlung beschwerdefrei.

Da die Ischialgie durch eine mechanische Wurzelirritation hervorgerufen wird, ist von der weit verbreiteten Vitaminbehandlung nichts zu erwarten. Das gleiche gilt von Cortisonspräparaten und Antirheumatica. Die Wirkung der Antiphlogistica beruht wohl in erster Linie auf ihrem gleichzeitigen analgetischen Effekt. Die wirkungsvollste konservative Behandlung ist die **physikalische Therapie**

Im akuten Stadium halten die Kranken Bettruhe ein. Wärmeapplikationen (z. B. in Form von Fangopackungen, heißen Duschen, hyperämisierend wirkenden Lotionen oder Salben) wirken schmerzlindernd, da sie die stark verspannte Muskulatur lockern.

Eine bestimmte Lagerung kann nicht vorgeschrieben werden, da die Kranken meist selbst die für sie günstigste Entlastungsstellung finden. Vielfach wird die Flachlagerung auf harter Unterlage empfohlen, die die Lendenwirbelsäule zu lordosieren versucht. Viele Kranke sprechen jedoch besser auf Kyphosierung an. Diese wird durch die sogenannte Stufenlagerung erreicht. Dabei lagert man die Unterschenkel waagrecht auf eingeschobene Matratzenteile oder einen Plastikkubus so, daß zwischen Oberschenkel und Rumpf ein Winkel von etwa 90° entsteht (Abb. 3).

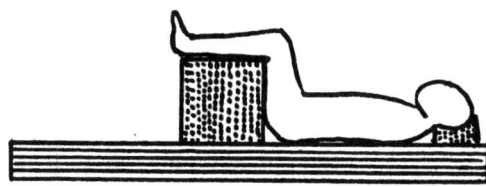

Abb. 3. Stufenlagerung

Die physikalische Therapie wird durch Gaben von Analgetica und muskelentspannend wirkenden Präparaten, z. B. Diazepam (Valium 5, 3 bis 6 Tbl. täglich) unterstützt.

Chiropraktische Maßnahmen, die von Erfahrenen durchgeführt werden, können rasch zur Beschwerdefreiheit führen. Das Hauptanwendungsgebiet ist die fixierte Fehlhaltung der LWS ohne radikuläre Symptome. Die Gefahr der chiropraktischen Behandlung ist jedoch eine akute Verschlechterung mit meist monoradikulären Paresen oder sogar einem Caudasyndrom. In solchen Fällen ist der Arzt verpflichtet, den Kranken sofort zur Operation zu überweisen. Eine Wiederholung chiropraktischer Maßnahmen ist in diesen Fällen ein Kunstfehler, da jede Verzögerung der Operation die Aussichten auf eine Rückbildung der Parese und der Blasenentleerungsstörungen verschlechtert.

Operative Therapie Es gibt relative und absolute Operationsindikationen. Eine **relative Operationsindikation** ist das Versagen der konservativen Therapie, insbesondere der medikomechanischen Behandlung. Zeichnet sich nach 4 Wochen intensiver, am besten stationärer Behandlung keine entscheidende Besserung ab, ist die Operation in Erwägung zu ziehen.

Bei doppelseitiger Ischialgie entschließt man sich in der Regel früher zu einer operativen Wurzelentlastung. In diesen Fällen liegt in der Regel ein nach medial reichender Prolaps vor, wobei die Gefahr eines Caudasyndroms besonders groß ist.

Eine **absolute Operationsindikation** sind Lähmungen.

Ein Caudasyndrom, auch wenn es nicht komplett ist, stellt einen **neurochirurgischen Notfall** dar.

Therapie des lumbalen Bandscheibenvorfalles

- konservativ: Analgetica, Valium 5 (mehrmals täglich 1 Tbl.)
  Bettruhe
  Stufenlagerung
  Wärmeapplikation
  Massagen
  Krankengymnastik (nach Abklingen der akuten Phase)
- operativ: relative Indikation: Therapieresistenz der Schmerzen
  absolute Indikation: Lähmungserscheinungen
  Notfall: Caudasyndrom

VI. Kopfschmerzen

Zahlreiche körperliche und psychische Erkrankungen sind von Kopfschmerzen begleitet. Nicht nur Neurologen und Psychiater, sondern auch Internisten, Ophthalmologen und Otorhinolaryngologen sind mit dieser Schmerzkrankheit befaßt, die oft an Diagnostik und Therapie höchste Anforderungen stellt. Bei zahlreichen Patienten, besonders solchen mit chronischen Kopfschmerzen bleibt die Ursache des Leidens im Dunkeln. Wenn es auch keinen für eine bestimmte Erkrankung typischen Kopfschmerz gibt, so erlauben doch oft die Schmerzart und -lokalisation, sowie die Begleitphänomene Rückschlüsse auf die Kopfschmerzursache oder wenigstens eine Zuordnung zu einer näher definierten Krankheitsgruppe.

Voraussetzung für die Diagnose ist eine sorgfältig erhobene Anamnese, in der zunächst einmal zu klären ist, ob es sich tatsächlich um Kopfschmerzen und nicht um Gesichtsschmerzen oder nur um ein unbestimmtes Druck- oder Benommenheitsgefühl handelt. Anamnestisch ist oft auch zu klären, ob Medikamentenabhängigkeit besteht, ein Rentenwunsch oder eine abnorme Verarbeitung eines (Unfall-)Erlebnisses. Besonders zu beachten ist der Kopfschmerz bei Kindern, der häufiger als beim Erwachsenen organische Ursachen hat.

Wichtige Kennzeichen häufiger Kopfschmerzursachen:

1 Migräne

Familiäre Belastung
Auftreten anfallsweise, oft halbseitig, sehr heftig
Begleitsymptome: Erbrechen, Photome, Flimmerskotom
Dauer: Stunden, selten Tage
Intervall: beschwerdefrei
Häufung der Anfälle oft vor und während der Menses und zu Zeiten erhöhter psychischer Anspannung.
Therapie im Anfall: Ergotamin (Gynergen) 0,25–0,5 mg s.c.
  Dihydroergotamin (Dihydergot) 1 mg s.c.
möglichst keine medikamentöse Dauertherapie, statt dessen Psychotherapie, autogenes Training

Die Diagnose Migräne wird viel zu häufig gestellt. Viele Laien und auch Ärzte sind heute noch der Ansicht, daß die Migräne die gesellschaftsfähige Form banaler Kopfschmerzen sei.

2 Spannungskopfschmerz (tension headache)

Dauerkopfschmerz
Vorwiegend im Nacken-Hinterkopfbereich lokalisiert, über die Kalotte bis zur Stirne hin ausstrahlend. Kältegefühl und andere Mißempfindungen im Bereich der Schädeldecke.

Analgeticaresistenz
anfangs Besserung durch Milieuwechsel (Urlaub, Tanzen)
chronische Streß- und Konfliktsituation
Linderung durch Wärme und Massagebehandlung (meist vorübergehend).

Behandlung: Psychotherapie, autogenes Training

3 Cephalea vasomotorica

Verbreitete Bezeichnung für gewöhnliches Kopfweh.
Provoziert durch Alkoholabusus, Schlafentzug, Aufregung und gelegentlich auch durch den Genuß von Eiscreme, Wetterwechsel (?), akute Obstipation usw.
Schmerz meist diffus, dumpf oder pulsierend
Schmerzverstärkung durch Bücken, Pressen etc.
In der Regel keine Begleitsymptome
Meist genügt zur Beseitigung dieser Kopfschmerzen eine ein- bis zweimalige Analgeticagabe.

4 Bing-Horton-Kopfschmerz (cluster headache)

Schmerzattacken halbseitig um Auge und/oder Schläfe
Auftreten meist nachts,
Dauer 1 bis mehrere Stunden
Attacken rezidivieren täglich (daher „cluster") mehrere Wochen oder Monate lang.
Begleitphänomene: Rötung von Haut und Conjunctiva, Tränenfluß, Nasensekretion, verstopfte Nase, oft Miosis.
Therapie: Methysergit (Deseril oder Deseril retard, ca. 3 mg tgl. über 3 bis 4 Wochen. Keine Dauertherapie wegen Gefahr der Retroperitonealfibrose).
Adrenalin Aerosol evtl. unterstützt durch Ergotamin-Inhalation

5 Subarachnoidalblutung

Kopfschmerz sehr heftig, schlagartig einsetzend
Meningismus
Therapie: Analgetica, sofortige Überweisung zum Neurochirurgen

6 Intrakranieller raumfordernder Prozeß

Schmerzen an Intensität zunehmend
oft am frühen Morgen einsetzend
Erbrechen
evtl. zunehmende neurologische Herdsymptomatik
evtl. zunehmende psychische Alteration
s. auch S. 117

7 Meningitis

rasch an Intensität zunehmender Kopfschmerz (nicht so akut einsetzend wie bei der Subarachnoidalblutung)
Meningismus
febrile oder subfebrile Temperaturen
entzündliche Blutbildveränderungen
Liquor: Zellvermehrung

8 Hochdruckkopfschmerz

Meist diffuser Kopfschmerz, der schon am Morgen einsetzt
Bluthochdruck
Gefäßveränderungen am Augenhintergrund
Abklingen nach Normalisierung der Blutdruckwerte

9 Ophthalmogener Kopfschmerz

1. Brechungsfehler und Heterophorien bei Kindern führen zu Kopfschmerzen, die erst im Laufe des Tages auftreten.
Sie verschwinden nach Korrektur des Sehfehlers.
2. akuter Glaukomanfall: vom Kopfschmerz nicht zu unterscheiden.
Lokalisation vor allem im Stirnbereich
Begleitsymptome: Bradycardie, Erbrechen

10 Kopfschmerz bei cerebraler Mangeldurchblutung

11 posttraumatischer Kopfschmerz

12 Kopfschmerz bei Drogenmißbrauch

Auch *Affektionen der Nasennebenhöhlen* können zu heftigen Kopfschmerzen führen.

VII. Meningitis

Da häufig bei der Meningitis eine Gehirnbeteiligung gefunden wird, spricht man auch von Meningoencephalitis, ohne daß klinisch zwischen diesen Krankheitsbildern immer eine scharfe Grenze gezogen werden kann.

1 Häufigkeit

Im Jahre 1973 wurden in der Bundesrepublik 1577 Fälle von Meningokokkenmeningitis gemeldet mit 150 Todesfällen. Die Dunkelziffern sind dabei sicher hoch, da bei vielen eitrigen Meningitiden der Erregernachweis ausbleibt, und sie deshalb nicht in der Statistik erscheinen. Virusmeningitiden sind häufiger, jedoch statistisch nicht zu erfassen, da keine Meldepflicht besteht.

2 Ätiologie

Pathogene Keime können bei eitrigen Affektionen der Nasennebenhöhlen oder des Ohres in die Liquorräume wandern. Sie können auch nach einer Schädelverletzung (Fraktur mit Durazerreißung, Liquorfistel!) zu den Hirnhäuten direkt vordringen. Ein weiterer Weg ist die hämatogene Infektion der Hirnhäute.

3 Symptome

Die Entzündungen der Hirnhäute bieten ein weitgehend einheitliches, wenn auch unterschiedlich schwer ausgeprägtes Krankheitsbild, das in der Regel keine Rückschlüsse auf dessen Ursache, wohl aber auf die Prozeßlokalisation zuläßt. Zum meningealen Syndrom gehören sehr heftige Kopfschmerzen mit Erbrechen, oft in den Nacken-Hinterkopfbereich und in die Stirne lokalisiert. Meist strahlen sie vom Nacken zwischen die Schulterblätter oder auch über den Rücken zu den Beinen aus. Ein weiteres Kennzeichen des meningealen Syndroms ist die Nackensteife, der Meningismus. Er zeigt sich am deutlichsten, beim Versuch, den Kopf des Kranken nach vorne zu beugen. Bei ausgeprägtem Meningismus gelingt dies nicht, der Kranke verspürt dabei heftige Schmerzen. Oft kommt es bei dieser Prüfung zur Beugung der Knie, man spricht dann von einem positiven Brudzinski-Zeichen. In diesen Fällen ist dann auch das Kernig- oder Lasègue Zeichen positiv: Es gelingt wegen starker Schmerzen nicht, das im Knie gestreckte Bein von der Unterlage abzuheben. Bei ausgeprägtem Meningismus nimmt der Kranke eine charakteristische Entlastungsstellung ein. Der Kopf wird in den Nacken gebeugt, die Knie in Seitenlage bei gestreckter oder hyperlordosierter LWS angezogen.

Symptomatik der Meningitis
- ▶ heftige Kopf- und Nackenschmerzen, Erbrechen
- ▶ Nackensteife
- ▶ febrile oder subfebrile Temperaturen
- ▶ entzündliche Veränderungen des Blutbildes
- ▶ Zellvermehrung im Liquor cerebrospinalis

Diese Stellung wird im deutschen Sprachgebrauch auch heute noch gelegentlich als Jagdhundstellung bezeichnet. Jagdhund ist dabei die falsche Übersetzung von chien de fusil, womit tatsächlich der Abzugshahn eines Jagdgewehres gemeint ist. Aber auch zu diesem Vergleich gehört einige Phantasie.
Neben den charakteristischen Kopf- und Nackenschmerzen findet sich oft eine auf den ganzen Körper ausgedehnte Überempfindlichkeit der Weichteile und der Haut, die jede pflegerische Maßnahme und auch die Untersuchung zur Qual werden läßt.
Besteht bei einem Kranken der Verdacht auf das Vorliegen einer Meningitis, **muß** eine Lumbalpunktion durchgeführt werden. Der Liquor ist zu untersuchen auf Zellgehalt (wobei eine Differenzierung der Zellen − Polymorphkernige, Lymphocyten − vorgenommen werden muß). Ferner ist der Eiweiß- und Zuckergehalt des Liquors zu bestimmen. Eine weitere Liquorprobe kommt zur bakteriologischen bzw. virologischen Untersuchung.

4 Differentialdiagnose

Außer bei der Meningitis findet sich die Symptomentrias Kopfschmerz, Erbrechen, Nackensteife auch noch bei der Subarachnoidalblutung. Die Symptomatik beginnt bei der Subarachnoidalblutung jedoch plötzlich, nicht selten in Zusammenhang mit einer pressorischen Kreislaufbelastung. Im Gegensatz zur Meningitis findet sich bei der Subarachnoidalblutung blutiger, bzw. xanthochromer Liquor.
Auch bei Hirngeschwülsten, insbesondere bei Tumoren der hinteren Schädelgrube, die zur Einklemmung führen, können Kopfschmerzen, Erbrechen und Meningismus das Bild beherrschen. Die Symptomatik entwickelt sich jedoch im allgemeinen nicht so rasch wie bei der Meningitis. Der Nachweis einer Stauungspapille spricht für die Geschwulst, ebenso wie eine Ataxie. Die Lumbalpunktion ist bei Verdacht auf einen Tumor in diesen Fällen sehr gefährlich, da sie zur Verstärkung der Einklemmung und damit zum plötzlichen Tod des Kranken führen kann. Ist die Entscheidung Tumor oder Meningitis nicht möglich, muß ein Facharzt hinzugezogen werden. Die Nackensteife darf nicht mit der schmerzhaften Fixierung der Halswirbelsäule beim cervicalen Bandscheibenvorfall verwechselt werden. Die Unterscheidung ist möglich, da beim Discusprolaps in der Regel Kopfschmerzen fehlen; die HWS-Beweglichkeit

---

Differentialdiagnose der Meningitis:
▶ Subarachnoidalblutung
▶ intrakranielle Drucksteigerung bei Tumor oder entzündlicher
▶ Aquäductstenose
▶ cervicaler Bandscheibenvorfall
▶ Tetanus

ist nach allen Richtungen, insbesondere auch die Drehung, blockiert, während beim Meningismus hauptsächlich die Nackenbeugung Schmerzen bereitet. Ferner sind die Schmerzen beim cervicalen Discusprolaps häufig lateralisiert, der Kopf wird mehr schief gehalten als in den Nacken gebeugt. Die Schmerzen beim cervicalen Bandscheibenvorfall strahlen häufig in den Arm oder die Schulter aus (s. S. 106ff).

Auch der Tetanus, an dem jährlich etwa 50000 Menschen sterben, führt, wie die Meningitis, zum Opisthotonus. Der Tetanus ist jedoch durch Muskelkrämpfe charakterisiert, die durch teilweise schon geringe Reize ausgelöst werden. Der Kopfschmerz steht dabei nicht im Vordergrund.

5 Formen der Meningitis

1. eitrige Meningitiden
2. Virusmeningitiden (= seröse, aseptische, abakterielle M.)
3. Meningitis tuberculosa

5.1 Die eitrigen Meningitiden

haben in der Regel einen stürmischen Verlauf. Sie beginnen mit uncharakteristischen Allgemeinsymptomen. Schon nach Stunden steigt in der Regel die Temperatur rasch an, und es entwickelt sich ein schweres meningeales Syndrom. Der Liquor ist trübe, eitrig. Im Ausstrich finden sich mehrere hundert bis einige zehntausend Leukocyten. Die häufigsten Erreger sind Pneumokokken, Meningokokken und Hämophilus influenzae. Die Prognose ist umso besser, je früher die Therapie einsetzt. Unbehandelt endet die Erkrankung meist in wenigen Tagen tödlich. Das Ergebnis der bakteriologischen Liquoruntersuchung kann aus diesen Gründen nicht abgewartet werden. Sofort nach Liquorentnahme muß mit der Therapie begonnen werden. Man verabreicht während der ersten Tage 10 bis 15 Millionen Einheiten Penicillin, dann bis zur vollständigen Sanierung des Liquors 3 Millionen Einheiten Penicillin oder 200 mg Ampicillin pro Kilogramm Körpergewicht täglich. Dazu werden von den meisten Autoren noch Sulfonamide verabreicht. Während der ersten Erkrankungstage empfiehlt sich eine tägliche Lumbalpunktion mit Ablassen bis zu 100 ccm und mehr Liquor.

Bei septischem Krankheitsbild müssen Corticosteroide gegeben werden. Man beginnt mit täglich 200 mg Hydrocortison oder einer äquivalenten Dosis eines anderen Corticoides und dosiert absteigend.

Die *Meningokokkenmeningitis* tritt epidemisch auf und ist **meldepflichtig.** Bei *Pneumokokkenmeningitis* fahnde man anamnestisch nach einem Schädeltrauma und den Symptomen einer **Liquorfistel.** Diese muß nach Abklingen der Meningitis operativ versorgt werden, da sie Ausgangspunkt für erneute meningitische Schübe werden kann.

5.2 Virusmeningitiden

Führendes Symptom ist der Kopfschmerz. Das meningeale Syndrom ist nicht so ausgeprägt, wie bei den eitrigen Meningitiden, der Verlauf in der Regel weniger dramatisch. Die Erkrankung klingt auch ohne weitere Therapie in einigen Tagen ab. Analgetica sind im akuten Stadium in der Regel erforderlich.

Im Liquor findet sich bei meist normalem oder nur gering erhöhtem Eiweiß eine mäßiggradige (mehrere hundert drittel Zellen) Pleocytose, die vorwiegend aus Lymphocyten besteht.

5.3 Die tuberkulöse Meningitis

Sie ist oft schwer zu diagnostizieren, schwerer als die beiden oben erwähnten Formen. *Der Verlauf ist chronisch, der Beginn nicht selten schleichend.* Hirnnervenlähmungen werden häufig beobachtet, da sich die tuberkulöse Meningitis vorwiegend an der Hirnbasis abspielt. Das meningeale Syndrom kann selbst bei schwerem allgemeinen Krankheitsbild mit Bewußtseinstrübung nur gering ausgeprägt sein. Im Liquor findet sich eine starke Eiweißvermehrung, die zur Spontangerinnung führen kann (sogenanntes Spinngewebsgerinnsel). Die Pleocytose ist nur in den ersten Tagen polymorphkernig, sie wird sehr bald vorwiegend lymphocytär. Der Liquorzucker ist häufig erniedrigt. Unbehandelt endet die Meningitis tuberculosa tödlich. Die Tuberculostatica-Behandlung muß deshalb bereits bei Verdacht auf Tbc-Meningitis, noch vor dem Ergebnis der bakteriologischen Untersuchung eingeleitet werden. Die Behandlung erfolgt im Krankenhaus, da zahlreiche Komplikationen zu befürchten sind (Krampfanfälle, Paresen, Atemstörungen, Verschlußhydrocephalus, Bewußtseinsstörungen, psychotische Bilder etc.)

Allgemeine Richtlinien bei Meningitiserkrankungen
Meldepflicht bei eitrigen, übertragbaren Hirnhautentzündungen und bei der Meningitis tuberculosa beachten!
▶ Untersuchung von Ohren und Nasennebenhöhlen (z. B. fortgeleitete Meningitis)
▶ Besonders bei Pneumokokkenmeningitis auch nach Liquorfistel fahnden (Trauma?)
■ Bei schwerem Krankheitsbild immer auch an Meningitis tuberculosa denken. Lieber einmal zu oft tuberkulostatisch behandeln. Antibiotica- bzw. Tuberkulostatica-Therapie sofort nach Liquorentnahme einleiten (Ergebnis der bakteriologischen Untersuchung darf nicht abgewartet werden)
■ Korrektur der Therapie nach Eingang des Testergebnisses. Kranke mit eitriger und tuberkulöser Meningitis müssen ins Krankenhaus eingewiesen werden.

An die Meningitis tuberculosa muß vor allem dann gedacht werden, wenn eine Organtuberkulose bekannt ist oder eine konsumierende Allgemeinerkrankung vorliegt.

VIII. Multiple Sklerose (Encephalomyelitis disseminata)

1 Definition und Häufigkeit

Die Multiple Sklerose — vor allem in Deutschland auch als Encephalomyelitis disseminata bezeichnet — ist eine der häufigsten Nervenkrankheiten. Die Morbitität wird in unseren Breiten mit 3 bis 7 Kranken auf 10000 Einwohner angegeben.

Die Bezeichnung Multiple Sklerose erhielt die Erkrankung, da die perivenös liegenden Entmarkungsherde an vielen Stellen auftreten und in späteren Stadien sklerosieren.

2 Ätiologie

Die Ursache der Erkrankung ist unbekannt. Man denkt an eine Virusgenese, an eine Autoimmunerkrankung, auch eine Störung des Phospholipidstoffwechsels im Gehirn wurde diskutiert.

3 Symptomatik

Ein für die Multiple Sklerose typisches Einzelsymptom gibt es nicht. Der Verdacht auf eine M.S. besteht immer dann, wenn in schubweisem Verlauf eine neurologische Symptomatik auftritt, die nicht auf einen, sondern auf multiple Hirn- und Rückenmarksherde schließen läßt.

Einige besonders häufige Krankheitserscheinungen und Symptomkombinationen:

Augenstörungen zählen wegen ihrer Häufigkeit zu den Leitsymptomen der M.S. Treten zu einer spinalen Symptomatik Augensymptome hinzu, so ist von vornherein ein raumfordernder Prozeß im Spinalkanal oder auch eine funikuläre Spinalerkrankung äußerst unwahrscheinlich.

Die **Retrobulbärneuritis** ist bei etwa 15% der M.S.-Kranken Erstsymptom. Sie kann den weiteren Krankheitserscheinungen um Jahre, gelegentlich sogar um Jahrzehnte vorausgehen. 30 bis 40% der Patienten mit Retrobulbärneuri-

---

Diagnose der Multiplen Sklerose
▶ kein typisches Einzelsymptom
▶ schubweiser Verlauf
▶ multilokuläre Symptomatik

tis erkranken später an einer Multiplen Sklerose. Die Retrobulbärneuritis, eine entzündliche Erkrankung des Fasciculus opticus (oft fälschlicherweise auch als Nervus opticus bezeichnet) beginnt häufig mit Schmerzen hinter dem Auge, die sich bei Bulbusbewegungen verstärken. Die Sehstörung setzt meist innerhalb von Tagen ein. Die Kranken klagen zunächst über Dunkel- oder Schleiersehen. Es kann zum rasch progredienten Visusverfall kommen, der jedoch nur ausnahmsweise bis zur Amaurose fortschreitet. Eine bleibende Erblindung sollte Anlaß zur Überprüfung der Diagnose sein. Bei der Retrobulbärneuritis hellt der Visus innerhalb von 1 bis 2 Wochen auf und kann wieder völlig normal werden. Nicht selten bleibt jedoch eine Amblyopie zurück. Nach 3 bis 4 Wochen wird häufig eine Opticusatrophie beobachtet, wobei vor allem die temporale Papillenhälfte abgeblaßt erscheint. Diese sogenannte temporale Abblassung wird von Nichtspezialisten zu oft diagnostiziert. In Zweifelsfällen hilft eine *Gesichtsfeldprüfung* weiter: Die Retrobulbärneuritis hinterläßt häufig ein Zentralskotom oder andere, unregelmäßig begrenzte Gesichtsfelddefekte. Reicht der entzündliche Prozeß bis zur Papille, so kann eine Papillenprominenz wie bei einer beginnenden Stauungspapille beobachtet werden. Frühzeitiger Visusverfall spricht dann für die entzüngliche Gene-

Differentialdiagnose der Retrobulbärneuritis

Stauungspapille:	Visusverfall in Spätstadien
Hypophysentumor:	Scheuklappenhemianopsie, Rö: Sella!
Tabes dorsalis:	Positive Luesreaktionen stecknadelkopfgroße, lichtstarre Pupillen
Opticuserkrankung bei Diabetes mellitus:	Mikroaneurysmen am Fundus Blutzuckertagesprofil! Urinzucker!
vasculäre Opticuserkrankung, ischämische Papillenschwellung:	Kaliberschwankungen der Fundusgefäße Kupfer- und Silberdrahtarterien Visusverlust oft plötzlich, häufig irreversibel
akutes Glaukom:	intensiver Schmerz, vegetative Begleiterscheinungen (Erbrechen, Bradykardie) Druckmessung! Visusverlust oft irreversibel, besonders bei verspäteter Therapie
Intoxikation:	z. B. Methylalkohol. Visusverlust doppelseitig. Anamnese!

se, während selbst bei hochgradiger Stauungspapille das Sehvermögen noch gut erhalten sein kann. Bei der Stauungspapille verfällt der Visus erst, wenn diese in Atrophie übergeht. Intrakranielle Geschwülste, die auf den Fasciculus opticus oder das Chiasma drücken, können ebenfalls Ursache eines ein- oder doppelseitigen Visusverfalls sein (Hypophysentumor, Craniopharyngeom, Meningeom des tuberculum sellae, frontobasale Geschwülste etc.). Alle Kranken mit ungeklärten Sehstörungen müssen deshalb nicht nur dem Ophthalmologen, sondern auch dem Neurochirurgen vorgestellt werden.

Eine *Opticusatrophie* im Gefolge einer Neurolues, meist einer Tabes dorsalis kann durch serologische Untersuchungen (Wassermann-Reaktion und Nebenreaktionen, immunologische Tests) ausgeschlossen werden. Da auch der Diabetes, sowie degenerative und entzündliche Gefäßprozesse zur Opticusatrophie führen können, muß in vielen Fällen von unklarem Visusverfall der Internist konsultiert werden.

Augenmuskellähmungen finden sich bei 40 bis 60% der an M.S. Erkrankten. Sie äußern sich in meist vorübergehenden Doppelbildern. Am häufigsten ist der N. abducens betroffen.

Nystagmus verschiedener Art und Ausprägung (horizontal, vertikal etc.) ist häufig und läßt ebenso wie die Augenmuskellähmungen auf eine Hirnstammbeteiligung schließen. Hörstörungen gehören nicht zum Bild einer Multiplen Sklerose. Treten sie auf, muß die Diagnose überprüft werden (Acusticusneurinom?). **Schwindel** mehr in Form einer Unsicherheit und seltener als gerichteter Drehschwindel wird von vielen M.S.-Kranken geklagt. Das Gefühl der Gangunsicherheit kann durch eine sensible Ataxie oder durch eine Affektion des cerebellären Systems hervorgerufen sein. Dann kann man neurologisch die nach Charcot benannte Symptomentrias finden: Intentionstremor, Nystagmus und in Spätstadien auch die skandierende Sprache. Diese Trias kommt voll ausgeprägt bei etwa 10 bis 15% der Kranken vor und ist keineswegs typisch für die Multiple Sklerose.

Die häufigste Störung der Motorik ist die spastische Paraparese der Beine, die oft asymmetrisch beginnt. Sie findet sich bei etwa 2/3 der M.S.-Kranken. Die Bauchhautreflexe sind dabei in der Regel abgeschwächt oder fehlen. Bei Herden im Halsmark und höher bildet sich eine Tetraspastik aus. **Sensibilitätsstörungen** sind häufig. Die Kranken klagen über kribbelnde Mißempfindungen vor allem an Händen und Füßen, über Taubheitsgefühl und „Einschlafen" der Glieder. Das Tasterkennen ist oft schwer beeinträchtigt oder aufgehoben (Stereoanästhesie). Störungen des Lagesinns führen zur **Ataxie** (sensible Ataxie). **Blasenentleerungsstörungen finden sich bei etwa 50 bis 60% der Kranken** meist in Form einer Retention. Die Kranken geben an, bei der Blasenentleerung pressen zu müssen, oft besteht Restharn. Dem Miktionsdrang muß bald nachgegeben werden (imperativer Harndrang), da es sonst zu einer reflektorischen Blasenentleerung mit unwillkürlichem Urinabgang kommt (sogenannte aktive Inkontinenz).

Die oben genannten Symptome treten in verschiedenen Kombinationen auf, z. B. spastisch-ataktischer Gang mit fehlenden Bauchhautreflexen und Nystagmus.

Symptome der Multiplen Sklerose und ihre Häufigkeit
(nach Erbslöh)

Fehlende Bauchhautreflexe	76%
Spastik	75%
Ataxie	75%
Blasenstörungen	53%
Nystagmus	47%
Hirnnervensymptome	44%
Opticussymptome	41%
Parästhesien	32%
Sprachstörungen	32%
Sensibilitätsausfälle	21%

4 Verlauf

Die Erkrankung verläuft in etwa 75% der Fälle schubweise. Die Symptome bleiben Tage bis Wochen bestehen und bilden sich dann mehr oder weniger vollständig zurück. Die Intervalle zwischen den einzelnen Schüben sind unterschiedlich lang. Die Remission kann Monate, ein bis zwei Jahre und selten länger anhalten. Der schubweise Verlauf kann in einen chronisch progredienten übergehen. Bei jugendlichen Kranken soll der schubweise Verlauf, bei älteren der chronisch progrediente überwiegen.

5 Prognose

Die mittlere Verlaufsdauer der Erkrankung liegt bei 15 bis 25 Jahren. 50% der Kranken bleiben 10 bis 15 Jahre lang gehfähig. Patienten mit schubweisem Verlauf und guten Remissionen haben eine längere Lebenserwartung als Kranke mit chronisch progredientem Verlauf und unvollständigen Remissionen. Oligosymptomatische Formen, sogenannte *Formes frustes* kommen vor.
Die **Überweisung zum Facharzt ist** besonders in Fällen erforderlich:
- Bei allen Kranken mit Verdacht auf eine Multiple Sklerose im Kindes- oder Adoleszentenalter (in diesen Fällen ist die M.S. fast immer eine Fehldiagnose).
- Beim Auftreten des „ersten Schubs" nach dem 50. Lebensjahr
- Bei allen atypischen Verläufen, das sind vor allem Kranke mit chronischer progredienter Tetra- oder Paraspastik ohne Symptome von seiten der Hirnnerven und des Opticus. Bei diesen Kranken muß ein intraspinaler Tumor durch Myelographie ausgeschlossen werden.

6 Differentialdiagnose der Multiplen Sklerose

Tumor im Wirbelkanal:	keine Hirnnerven- oder Opticussymptome
funikuläre Spinalerkrankung:	Schilling-Test, Blutbild
spondylogene Myelopathie:	Hirnnerven frei, oft radikuläre Schmerzen im Schulter-Arm-Bereich
Kleinhirntumor:	Ataxie, Kopfschmerzen, Stauungspapille (Neurochirurgen konsult.!)
Acusticusneurinom:	zunehmende, meist einseitige Hypakusis, Verstibularisunter- bis unerregbarkeit
chronischer Arzneimittelmißbrauch (Barbiturate, Brom):	Anamnese, Urinanalyse
Ponstumor:	nur durch neuroradiologische Untersuchung auszuschließen
Friedreich Ataxie:	familiäre Häufung, Herzerkrankung, Skeletanomalien (z. B. Hohlfuß)
myatrophische Lateralsklerose:	Muskelatrophien mit Spastik, keine Sensibilitätsstörungen Elektromyogramm!
Polyneuritis, Polyneuropathie:	Areflexie, schlaffe Lähmungen, Atrophie der Muskulatur, strumpfförmige Sensibilitätsstörungen Elektromyogramm, Nervenleitgeschwindigkeit!
Gefäßerkrankungen:	Beginn meist akut. Symptome abhängig vom betroffenen Gefäßgebiet.

7 Therapie

Eine kausale Therapie der Multiplen Sklerose gibt es nicht. Auch Medikamente, die den Verlauf einer M.S. entscheidend beeinflussen, sind bis heute nicht bekannt. Der Erfolg der medikamentösen Therapie kann wegen der Neigung der Erkrankung zu Spontanremissionen kaum beurteilt werden. So ist es auch zu verstehen, daß die Ansichten über die Wirksamkeit einzelner Stoffgruppen (z. B. Corticoide, ACTH) von Autor zu Autor unterschiedlich sind.

Im **akuten Schub** wird in der Regel Bettruhe für die Dauer von 6 bis 8 Wochen verordnet, obwohl der Nutzen dieser Behandlung noch nicht sicher erwiesen ist. Körperliche Belastungen sollten auf jeden Fall vermieden werden.

Bei Lähmungserscheinungen ist zur Vermeidung von sekundären Gelenkschäden und Kontrakturen auf richtige Lagerung und tägliche passive Bewegungstherapie zu achten. Am besten wird gleich zu Beginn eine erfahrene Krankengymnastin zu Rate gezogen.

Bei Blasenentleerungsstörungen mit Restharn muß mehrmals täglich katheterisiert werden. Anschließend instilliert man Cystomyacine oder ein ähnliches Präparat. Meist läßt sich ein Harnwegsinfekt bei gestörter Blasenfunktion nicht vermeiden. Er muß antibiotisch nach dem Ergebnis der Resistenztestung der Urinkulturen therapiert werden.

Die Evers-Diät beeinflußt den Krankheitsverlauf nicht, steigert aber häufig das körperliche Wohlbefinden der Kranken.

Vitamingaben sind sinnlos, da die Multiple Sklerose keine Vitaminmangelkrankheit ist.

Corticosteroide und ACTH werden im akuten Schub und bei der Opticusneuritis als Stoßtherapie empfohlen. Man gibt z. B. für die Dauer von 2 bis 3 Wochen 50 bis 100 mg Prednison pro Tag unter dem Schutz von Antacida.

Von der immunsuppresiven Therapie z. B. mit Imurek oder Leukeran sah man noch keine überzeugenden Erfolge.

Intervallbehandlung: Nach Abklingen des akuten Schubes kommt der aktiven krankengymnastischen Behandlung die größte Bedeutung zu. Neben allgemeinen Rehabilitationsmaßnahmen mit Anleitung zur Selbsthilfe gibt es ge-

---

Therapie der Multiplen Sklerose
- akuter Schub:
  Bettruhe
  Corticosteroide oder ACTH für 2 bis 3 Wochen
  Bei Lähmung auf richtige Lagerung achten, Decubitusprophylaxe, Lagewechsel ca. 2 stündlich.
  passive Bewegungstherapie
  Blasenkontrolle, evtl. Antibiotica, mehrmals tgl. katheterisieren, auf keinen Fall Dauerkatheter
- Intervall:
  Myotonolytica bei Spastik (Lioresal bis 75 mg tgl. Dantrium ist in Deutschland derzeit noch nicht im Handel)
  Aktive Bewegungstherapie, Anleitung zur Selbsthilfe
  evtl. Immunsuppressiva

zielte Behandlungsmethoden für die jeweils im Vordergrund stehenden Symptome (Ataxie, Spastik). Medikamentös ist die Spastik häufig durch Baclofen (Lioresal) günstig zu beeinflussen. Zur Vermeidung oder Verringerung von Nebeneffekten beginnt man mit 10 bis 15 mg täglich und steigert in wöchentlichen Abständen um 15 mg bis zu einer Gesamtdosis von etwa 75 mg tgl. Ist diese Dosierung ohne Effekt, so ist in der Regel auch von einer weiteren Dosissteigerung nicht mehr viel zu erwarten.

Blasenentleerungsstörungen machen eine regelmäßige Kontrolle des Urinsediments und eine ausreichend lange antibiotische Behandlung erforderlich. Bei Dysurie mit Inkontinenz und häufigen Urinentleerungen kann ein Versuch mit Atropin oder Bellafolin (3× 15 bis 20 Tropfen tgl.) unternommen werden. Keinesfalls darf es jedoch dabei zur Retention kommen.

IX. Das Parkinsonsyndrom

1 Häufigkeit

Das Parkinsonsyndrom ist die häufigste extrapyramidale Bewegungsstörung. In Deutschland leben derzeit etwa 200000 Parkinsonkranke. Nach amerikanischen Statistiken erkrankt von 20 über Sechzigjährigen einer an einem Parkinson.

2 Ätiologie

Die Ursache eines Parkinson-Syndroms ist nicht immer zu klären. Die Ansichten über die Ätiologie dieser Erkrankung sind noch keineswegs einheitlich. Man unterscheidet folgende Formen:
1. Idiopathischer Parkinsonismus, auch als Paralysis agitans bezeichnet, eine erblich bedingte (wahrscheinlich autosomal dominant) degenerative Erkrankung
2. Postencephalitischer Parkinsonismus
3. Sogenannter arteriosklerotischer Parkinsonismus, dessen Existenz von einigen Autoren abgelehnt wird
4. Posttraumatischer Parkinsonismus nach sehr schwerem Schädel-Hirntrauma
5. Medikamentös bedingter Parkinsonismus (Neuroleptica)
6. Parkinsonismus nach Intoxikationen (z. B. Kohlenmonoxyd)
7. Parkinsonismus als Symptom einer Hirngeschwulst (selten)

3 Symptome

Die Erkrankung kann mit Schmerzen in den Extremitäten, vor allem im Schultergürtelbereich beginnen. Schmerzen als Erstsymptom finden sich bei etwa 15% der Parkinsonkranken. Sie werden oft als HWS-Syndrom oder als Rheumatismus fehlgedeutet. Häufig treten in diesem Stadium bereits Ver-

stimmungszustände auf, die auch für den weiteren Verlauf charakteristisch sind. Dazu kommen allmählich zunehmendes Steifheitsgefühl und progrediente motorische Verlangsamung. Die primitiven Bewegungsautomatismen sind gestört: Der Lidschlag wird selten, die Mimik starr. Die Arme werden beim Gehen nicht mehr mitbewegt. Plötzliches Abstoppen beim Gehen bereitet Schwierigkeiten. Die Schrift wird klein und zitterig (**Akinese**).
Neben diesen Symptomen der Akinese treten in unterschiedlicher Ausprägung Rigor und Tremor auf.
Als **Rigor** bezeichnet man eine Hypertonie der Muskulatur. Bei passiver Bewegung einer Extremität fühlt man einen gleichmäßigen, zähen „wächsernen" Widerstand, der nicht zu durchbrechen ist.
Der **Tremor** ist ein Ruhetremor mit einer Frequenz von 4 bis 8 pro Sekunde. Er nimmt bei Erregung zu. Die Fingerbewegungen erinnern an „Pillendrehen" oder „Münzenzählen". Der Tremor ist nicht obligat.
Zu den neurologischen Störungen kommen psychische Symptome wie die oben erwähnten Verstimmungszustände und eine Verlangsamung auch der Denkabläufe (Bradyphrenie).
Vegetative Zeichen vervollständigen das Krankheitsbild (Speichelfluß, vermehrte Talgsekretion, die zum Salbengesicht führt, vermehrtes Schwitzen)

Kardinalsymptome des Parkinsonismus
▶ Rigor
▶ Tremor
▶ Akinese

---

4 Therapie des Parkinsonismus

1. medikamentöse Therapie
Wahl des Medikamentes, Dosierung und Verlaufskontrolle erfordert viel Erfahrung und sollte dem Spezialisten überlassen werden.
Es werden deshalb hier nur die wichtigsten Stoffgruppen und Präparate aufgeführt und auf ein Dosierungsschema verzichtet.
Amantadine (z. B. Symmetrel)
L-Dopa (z. B. Larodopa, Madopar)
Parasympathicolytica (z. B. Homburg 680)
Anticholinergica (z. B. Akineton)
Cogentinol und Tremarit beeinflussen den Tremor günstig.
2. Ebensowichtig wie die medikamentöse Therapie ist die *krankengymnastische Behandlung*. Eine Bewegungstherapie, die teilweise auch von den Angehörigen übernommen werden kann, soll täglich· durchgeführt werden. Entsprechende Anleitungen geben dabei Krankengymnastinnen.
3. Die Möglichkeit eines *stereotaktischen Eingriffs* soll vom Neurochirurgen überprüft werden.

X. Polyneuritis, Polyneuropathie

1 Definition

Polyneuritiden sind Erkrankungen des peripheren Nervensystems mit vielerlei, sehr unterschiedlichen Ursachen. Häufig handelt es sich nicht um primär entzündliche Ursachen, wie die Endung „itis" eigentlich vermuten läßt. Es wurde deshalb die unverbindlichere Bezeichnung Polyneuropathie vorgeschlagen, die sich jedoch noch nicht allgemein durchsetzen konnte. Eine einheitliche Nomenklatur herrscht bis heute nicht, sodaß es für die Praxis gerechtfertigt erscheint, diese Erkrankung des peripheren Nervensystems weiterhin als Polyneuritis zu bezeichnen. Dabei soll man sich − insbesondere auch im Hinblick auf die Therapie − der Tatsache bewußt bleiben, daß oft nicht ein entzündlicher Prozeß, sondern toxische, metabolische und andere Störungen zugrunde liegen.

2 Symptome

Der polyneuritische Symptomenkomplex ist gekennzeichnet durch das Nebeneinander von motorischen und sensiblen Ausfällen und Reizerscheinungen. Leitsymptom auf dem motorischen Sektor ist die Schwäche der Muskulatur. Die Paresen sind schlaff, die Reflexe fehlen und die gelähmten Muskeln werden atrophisch. Sensible Reizerscheinungen sind häufig in Form von Prikkeln, Ameisenlaufen, Gefühl auf Watte oder Sand zu gehen, stechenden Mißempfindungen, Taubheits-, Einschlafgefühl und Spontanschmerzen, vor allem in Händen und Füßen lokalisiert. Diese subjektiven Sensibilitätsstörungen finden sich häufig als Frühsymptom oder auch als Restsymptom einer Polyneuritis. Spontanschmerzen und Hyperpathie können bei einigen toxischen Polyneuritisformen (Thallium, Arsen, Co, Barbiturate) sehr heftig und quälend werden. Die objektiven Sensibilitätsausfälle sind vor allem durch die Herabsetzung aller Empfindungsqualitäten gekennzeichnet. Typisch für die Polyneuritis ist, daß die Störungen strumpf- und handschuhförmig nach distal zunehmend angeordnet sind und nach proximal zu nicht scharf abgegrenzt werden können. Durch die Empfindungsstörung an den Füßen mit Beeinträchtigung des Lagegefühls verlieren die Kranken die Kontrolle über die Beine, sodaß ein ataktischer Gang resultiert (sensible Ataxie). Vor Verwechslung mit einer Multiplen Sklerose schützt die Areflexie, die Muskelatrophien und die fehlende Spastik.

Symptome der Polyneuritis
- ▶ motorische Schwäche, Muskelatrophie, Areflexie
- ▶ akrodistale Mißempfindungen
- ▶ strumpf- bzw. handschuhförmige Sensibilitätsausfälle

Die neurologischen Ausfälle bei Polyneuropathien sind in der Regel generalisiert, akrodistal betont, an den Beinen ausgeprägter als an den Armen. Sie können symmetrisch, aber auch asymmetrisch angeordnet sein. Die Vielgestaltigkeit der Polyneuritiden wird im wesentlichen dadurch bestimmt, daß sowohl die motorischen, als auch die sensiblen Ausfälle in den Vordergrund der Symptomatik rücken können, sodaß manche dieser Erkrankungen als rein motorische Polyneuritis (z. B. Blei), andere als vorwiegend sensible Polyneuritis imponieren. Die Verteilung und Ausprägung der Symptomatik kann Hinweise auf die Ätiologie der Erkrankung geben.

3 Diagnostik

Während es in der Regel keine Schwierigkeiten bereitet, anhand der oben geschilderten Symptomatik eine Polyneuritis zu diagnostizieren, stellt die Klärung der Ätiologie oft hohe diagnostische Anforderungen. Die Polyneuritis ist meistens Symptom einer Allgemeinerkrankung. Eine gründliche internistische Untersuchung ist deshalb unumgänglich notwendig. Oft weist schon eine exakt erhobene Anamnese auf die richtige Spur.

Neben der Frage nach früheren Erkrankungen und Operationen, sowie den aktuellen Beschwerden kann die Klärung folgender Punkte diagnostisch weiterhelfen:

1. Bestehen Hinweise auf eine Gefäßerkrankung (Fußpulse)
2. Welche Medikamente werden oder wurden regelmäßig eingenommen?
3. Alkoholkonsum?
4. Erhielt der Kranke in letzter Zeit eine Serumgabe, die von einer Serumkrankheit gefolgt war (Gelenkschmerzen und -schwellungen, juckendes Exanthem 4 bis 14 Tage nach Serumgabe)?
5. Ist der Kranke Diabetiker; liegt eine andere Grundkrankheit (Niereninsuffizienz, Hypothyreose, Lebererkrankung) vor?
6. Bestehen Hinweise auf eine Ernährungsstörung (incl. Malabsorption, Maldigestion)
7. Bestehen Hinweise auf einen malignen Prozeß?

3.1 Die wichtigsten Ursachen von Polyneuritiden

Stoffwechsel- und Ernährungsstörungen:
　Diabetes, Lebererkrankungen, Porphyrie, Mangel- und Fehlernährung (z. B. Resorptionsstörung, einseitige Diät etc.)
Maligne Prozesse und Blutkrankheiten
Durchblutungsstörungen
Allergie
Infektionskrankheiten:
　Parotitis, infektiöse Mononukleose, Typhus, Paratyphus, Diphtherie, Masern, Röteln, Grippe, Hepatitis, Varicellen u. a.

Alkoholismus
Intoxikationen:
Schwermetalle (Blei, Arsen, Thallium), Kohlenmonoxyd, Insekticide (z. B. DDT), Schwefelkohlenwasserstoffe, Triarylphosphat
Medikamente:
Barbiturate, Isoniazid, Furantoin, Thalidomid, Vincristin und Vinblastin, Chloroquin, Gold, Streptomycin, Chloramphenicol u. a. akute *idiopathische Polyneuritis* und Guillain-Barré-Syndrom
unbekannte Ursachen

Die häufigsten Polyneuritisformen sind die diabetische und die alkoholische Polyneuritis.

3.2 Die diabetische Polyneuritis

Die Angaben über die Häufigkeit der diabetischen Polyneuritis schwanken zwischen 1,5 und 70%. Die meisten Autoren nehmen an, daß etwa 40 bis 50% der Diabetiker eine Polyneuritis haben. Der Diabetes kann manifest oder latent (d. h. erst bei Belastungsproben nachweisbar) sein. Die Polyneuritis wird in jeder Phase der Erkrankung beobachtet, auch im Frühstadium. Sie ist beim schlecht eingestellten Diabetiker häufiger.

Die Kranken klagen über Parästhesien und brennende Schmerzen besonders im Bereich der unteren Extremitäten und hier vor allem in den Füßen, sowie krampfartige Wadenschmerzen, die nachts zunehmen. Die Kranken können dabei oft die Bettdecke nicht mehr ertragen, sie stehen deshalb auf und versuchen, sich durch Herumlaufen Linderung zu verschaffen. Häufig ist das Vibrationsempfinden (Stimmgabel!) an den Beinen vermindert. Bei etwa 0,5% der Diabetiker kommen Augenmuskellähmungen mit Doppelbildern vor.

3.3 Die Alkoholpolyneuritis

Sie tritt nach jahrelangem Alkoholabusus auf und unterscheidet sich in ihrer Symptomatik nicht von der diabetischen Polyneuritis. Kommt zur Affektion des peripheren Nervensystems noch eine hochgradige Merkschwäche hinzu, so spricht man vom *Korsakoff-Syndrom.*

3.4 Die Polyradiculitis (Guillain-Barré-Syndrom)

Der Erkrankung gehen oft uncharakteristische Allgemeinsymptome voraus, z. B. ein Infekt der oberen Luftwege oder des Magen-Darmkanals. Nach etwa 3 Tagen kommt es zu Parästhesien erst an den Füßen, dann auch an den Händen, während Schmerzen in der Regel nicht im Vordergrund stehen. Sehr bald treten Lähmungserscheinungen auf, die rasch in Form einer Landry-Paralyse aufsteigen können. Es kann zur Lähmung der Atemmuskulatur kom-

men, seltener wird eine Schlucklähmung und eine Diplegia faciei beobachtet.
Neurologisch finden sich schlaffe Lähmungen mit Areflexie.
Kranke mit aufsteigender Lähmung gehören unverzüglich ins Krankenhaus, da die Atemlähmung rasch einsetzen kann.
Die Mortalität liegt bei 15%, sie hängt jedoch wesentlich von der Qualität der pflegerischen und ärztlichen Versorgung ab. Die Prognose hinsichtlich der Rückbildung der Lähmungen ist sehr gut (Vollremission in etwa 90%), wenn das akute Stadium überstanden wird.

4 Therapie der Polyneuritiden

Der wesentlichste Teil der Behandlung einer Polyneuritis ist die Therapie des zugrundeliegenden Leidens, bzw. die Ausschaltung der schädigenden Noxe.
Bei Lähmungen und Ataxie ist krankengymnastische Behandlung angezeigt, die der Kranke oft nach Anleitung in eigener Regie fortsetzen kann.
Die Behandlung mit Vitaminen der B-Gruppe, die sich immer noch großer allgemeiner Beliebtheit erfreut, ist in den meisten Fällen sinnlos. Sie ist nur dann angezeigt, wenn ein Vitaminmangel nachgewiesen oder wahrscheinlich ist (z. B. Beri-Beri, INH, Malabsorption etc.). Gelegentlich können Analgetica erforderlich werden.
Die Polyradiculitis Guillain-Barré wird heute meistens mit hochdosierten Corticosteroiden, gelegentlich auch mit Antimetaboliten behandelt.
Andernorts gibt man ACTH als Tropfinfusion.

Die Therapie der Polyradiculitis soll, wie oben erwähnt, wegen der jederzeit möglichen Atemlähmung, im Krankenhaus erfolgen.

XI. Schädeltrauma und Schädelhirntrauma

1 Definition

Ein Kopftrauma kann entweder nur den knöchernen Schädel und seine Weichteile betreffen (Schädelprellung, Schädelfraktur) oder aber gleichzeitig zu einer Hirnschädigung führen (gedecktes oder offenes Schädelhirntrauma, intrakranielle Hämatome).
Auf die Einteilung des gedeckten Schädel-Hirntraumas in Commotio cerebri (Gehirnerschütterung) und Contusio cerebri (sog. Gehirnquetschung) kann, trotz vieler und berechtigter Einwände, vor allem aus versicherungsrechtlichen Gründen derzeit noch nicht verzichtet werden, da eine entsprechende Alternative bis heute nicht angeboten wurde.

1.1 Die Schädelprellung

Sie kommt meist durch Einwirkung stumpfer Gewalt auf den Schädel zustande. Der Kranke empfindet lokalen oder generalisierten Kopfschmerz. Übelkeit und Erbrechen können sich einstellen. Ein sekundärer, meist synkopaler

Bewußtseinsverlust kann schmerzreflektorisch oder psychoreaktiv ausgelöst sein.

Schwindel, Nystagmus, Erbrechen und Übelkeit können durch eine Commotio labyrinthi oder durch eine Felsenbeinfraktur hervorgerufen sein, sie lassen den Schluß auf eine Gehirnbeteiligung nicht zu. Überweisung zum HNO-Arzt ist erforderlich.

1.2 Der Schädelbruch

Eine Kalotten- oder Schädelbasisfraktur ist als solche ohne Krankheitswert. Sie bedarf keiner Therapie. Aus dem Vorhandensein einer Fraktur kann keinesfalls auf eine Hirnschädigung geschlossen werden.

Von klinischer Bedeutung sind Frakturen lediglich wegen der Möglichkeit von **Komplikationen:**

Wenn die Fraktur den Verlauf einer Meningealarterie kreuzt, ist mit dem Auftreten eines epiduralen Hämatoms zu rechnen.

Auch Impressionsfrakturen sollen dem Neurochirurgen vorgestellt werden, da zu entscheiden ist, ob die Fraktur gehoben werden muß.

1.3 Die Liquorfistel

Bei Frakturen durch die vordere Schädelgrube kann, wenn gleichzeitig die Dura zerrissen ist, eine Liquorfistel auftreten. Sie ist gekennzeichnet durch das Abtropfen klarer Flüssigkeit aus der Nase, das durch Bücken, Pressen, Kopfhängelage und Jugulariskompression provoziert werden kann. Häufig ist damit eine Anosmie verbunden. Jeder Kranke mit nasaler Liquorrhoe muß – auch wenn diese nur vorübergehend auftritt – dem Neurochirurgen vorgestellt werden. Die Liquorfistel muß in der Regel operativ gedeckt werden, da auch noch Jahre nach dem Trauma eine eitrige Meningitis auftreten kann. Diese ist meist durch Pneumokokken aus den Nasennebenhöhlen hervorgerufen (s. auch S. 131 ff).

1.4 Die Gehirnerschütterung

Führendes Symptom der Commotio cerebri ist die Bewußtseinsstörung, meist in Form einer Bewußtlosigkeit, die unmittelbar mit dem Trauma einsetzt. Klagen über Benommenheit lassen noch keinen Schluß auf eine Commotio zu. Fehlt die initiale Bewußtseinsstörung, darf die Diagnose einer Gehirnerschütterung nicht gestellt werden. Für die spätere Beurteilung der Traumafolgen sind genaue Angaben über die Dauer der Bewußtlosigkeit und der folgenden Bewußtseinsstörung von großer Bedeutung. Angaben über das Verhalten des Verletzten müssen sehr genau aufgezeichnet werden. Die Bewußtlosigkeit dauert bei der Commotio Sekunden bis Minuten, selten länger. Ein weiteres, ziemlich konstantes Symptom ist die retrograde Amnesie, eine Erinnerungslücke für die Zeit unmittelbar vor dem Trauma und den Unfallhergang.

Die Therapie der Commotio wird oft übertrieben. Bettruhe ist nicht unbedingt erforderlich, sie ändert nichts an dem Verlauf der Erkrankung. Bei stärkeren Kopfschmerzen und Kreislauflabilität kann es während der ersten Woche nach dem Trauma nötig sein, daß sich der Verletzte auch tagsüber öfters als gewohnt hinlegt. Dagegen ist nichts einzuwenden. Verordnen braucht man jedoch diese Maßnahme nicht. Mit dem in Laienkreisen noch weit verbreiteten Märchen von der „übersehenen" oder „nicht ausgeheilten" Gehirnerschütterung muß endlich aufgeräumt werden. Jeden Kranken mit einer Commotio sollte man über die Harmlosigkeit seiner Erkrankung aufklären.

Eine Gehirnerschütterung ist oft der Beginn eines jahrelangen Schmerzmittelabusus. Mit Kopfschmerztabletten soll deshalb sparsam umgegangen werden. Ihre Verordnung in Form einer Bedarfs- und nicht einer Dauermedikation soll auf einige Tage beschränkt bleiben. Medikamentös ist an dem Verlauf einer Commotio nichts zu ändern.

Symptome der Gehirnerschütterung
▶ Bewußtseinsverlust sofort nach dem Trauma, der Sekunden bis Minuten, selten länger dauert
▶ retrograde Amnesie
▶ Kopfschmerzen, Erbrechen (kommen auch bei Schädelprellung vor)

Therapie
■ Schonung für einige Tage
■ Sparsamer Analgeticagebrauch für einige Tage (selten länger erforderlich.

1.5 Die Hirnkontusion

Der Hirnkontusion liegt im Gegensatz zur Gehirnerschütterung eine morphologisch faßbare Schädigung der Hirnsubstanz zugrunde. Die Diagnose Hirnkontusion ist also eine pathologisch-anatomische Diagnose (im Gegensatz zur Commotio!). Die Abgrenzung gegenüber der Gehirnerschütterung ist klinisch nicht immer möglich. Man spricht am besten allgemein von einem gedeckten Schädelhirntrauma.
Hinweise auf eine Contusio cerebri sind:
Neurologische Symptome im Sinne cerebraler Herdsymptome
(z. B. Hemiparese, Aphasie, Hemianopsie)
cerebrale Krampfanfälle
sekundäre Bewußtseinsstörung, d. h. nach einem freien Intervall erneut einsetzende Bewußtseinstrübung (Cave: kann auch **Hinweis auf Hämatom** sein!)
Länger als 1 bis 2 Stunden anhaltende Bewußtlosigkeit oder Bewußtseinstrübung (Cave: Kann auch **Hinweis auf Hämatom** sein!). In diesem Punkt ist die Abgrenzung von Commotio und Contusio willkürlich und nicht immer möglich.

> **Diagnose der Contusio cerebri**
> ▶ sekundäre oder länger anhaltende primäre Bewußtlosigkeit
> ▶ neurologische Herdsymptome
> ▶ psychische Störungen

Eine traumatische Psychose spricht gegen eine Commotio. In diesen psychischen Ausnahmezuständen sind die Kranken zwar wach, jedoch desorientiert, oft krankheitsuneinsichtig, unruhig, und neigen zu illusionärer Verkennung der Umgebung. Der Zustand kann sich Tage bis Wochen hinziehen und macht die Überweisung zum Psychiater erforderlich.

Dauerfolgen meist psychischer Art gehören ebenfalls nicht zum Bild der Commotio. Störungen der Merk- und Konzentrationsfähigkeit, eine Nivellierung der Affekte, Antriebsminderung, mangelndes Übersichtsvermögen etc. können nach Contusionen bestehen bleiben. Ihre Abgrenzung gegenüber unfallneurotischen Störungen ist schwierig und muß dem Psychiater vorbehalten bleiben. Auch cerebrale Herdsymptome können persistieren.

> **Therapie der frischen Contusio cerebri**
> ■ stabile Seitenlagerung
> ■ Freihalten der Atemwege
> ■ Schockbekämpfung
> ■ umgehender Transport ins nächste Unfallkrankenhaus

1.6 Posttraumatische intrakranielle Hämatome

a) das **epidurale Hämatom** Das epidurale Hämatom entsteht bei Verletzung einer Meningealarterie. Es handelt sich also in der Regel um eine arterielle Blutung, die rasch zur tödlichen intrakraniellen Drucksteigerung führt.
Symptome: Bewußtlosigkeit oder rasch zunehmende Bewußtseinstrübung nach einem Schädel-Hirntrauma ist das führende Symptom. Häufig findet man eine *einseitige Pupillenerweiterung,* sowie mehr oder weniger deutlich ausgeprägte Halbseitenzeichen. Das sogenannte freie Intervall mit sekundärer Eintrübung fehlt mitunter und ist keinesfalls typisch für das epidurale Hämatom.

> ▶ Jeder Kranke, der nach einem Schädel-Hirntrauma bewußtlos bleibt, ist so lange auf ein epidurales Hämatom verdächtig, bis dieses durch entsprechende Untersuchungen (Echoencephalographie, Arteriographie, Computertomographie) oder den spontanen Verlauf mit rascher Erholung des Kranken ausgeschlossen ist.

Kranke mit Verdacht auf epidurales Hämatom gehören in eine neurochirurgische Klinik oder in ein Unfallkrankenhaus, das in der Lage ist, im Bedarfsfall zu trepanieren.

Die Prognose des epiduralen Hämatoms ist umso besser, je früher der Kranke zur Operation kommt. Verlorene Minuten können den Tod des Verletzten oder aber eine irreversible Hirnschädigung bedeuten. Eine konservative Therapie kommt nicht in Betracht, auch entwässernde Maßnahmen sind nur Zeitvergeudung.

b) das **akute subdurale Hämatom** unterscheidet sich im Verlauf nicht vom epiduralen Hämatom. Da dem akuten subduralen Hämatom in der Regel eine schwere Hirnschädigung zugrundeliegt, ist die Prognose wesentlich schlechter. Die Therapie ist operativ.

c) das **intracerebrale Hämatom** kann ebenfalls traumatisch bedingt sein. Die Symptomatik unterscheidet sich nicht wesentlich vom epiduralen oder subduralen Hämatom. Die Diagnose ist nur durch Arteriographie oder Computertomographie zu erklären. Die Therapie ist operativ.

d) das **chronische subdurale Hämatom** entwickelt sich oft Tage bis Wochen, häufig nach einem Bagatelltrauma des Kopfes. Die Symptome sind von denen eines Hirntumors nicht zu unterscheiden. Die Angiographie oder die Computer-Tomographie klären die Diagnose. Die Therapie ist operativ.

1.7 Anhang

Das Halswirbelsäulentrauma (Schleuder- und Abknickverletzungen der Halswirbelsäule). Verletzungen der Halswirbelsäule sind besonders bei Autounfällen häufig. In ca. 70% der Fälle handelt es sich dabei um Auffahrunfälle. Im Staate Connecticut hatten 1966 66000 Verkehrsunfälle 33000 Verletzungen zufolge (Weil). Bei 50% der Verletzten war die Halswirbelsäule mitbetroffen. Die Symptomatik ist charakteristisch. Meist stellen sich im Abstand von mehreren Stunden nach dem Trauma Schmerzen im Bereich der Nacken- und Halsmuskulatur, seltener auch Schluckbeschwerden ein. Die HWS-Beweglichkeit ist in der Regel schmerzhaft eingeschränkt. Radikuläre Symptome im Bereich der Arme kommen vor. Blasenentleerungsstörungen oder eine Schwäche der Beine sind Zeichen einer Rückenmarksschädigung. Orthopädische und neurologische Konsultationen sind erforderlich.

XII. Der Schlaganfall

1 Definition

Unter der verbreiteten Bezeichnung Schlaganfall oder Apoplexie werden Krankheitsbilder mit unterschiedlicher Pathogenese zusammengefaßt. Man spricht von apoplektischem Insult, wenn plötzlich cerebrale Herdsymptome oder eine Bewußtseinsstörung auftreten. Diesem akuten Ereignis kann eine Blutung oder eine Erweichung, aber auch eine flüchtige Durchblutungsstörung zugrunde liegen. Der Begriff Schlaganfall ist also mehr ein Symptom als eine Diagnose. Es muß, auch im Hinblick auf die weitere Therapie und die Prognose angestrebt werden, die Krankheitsursache zu klären.

Die Bezeichnung „apoplektiformer Insult" ist noch verwirrender als Schlaganfall, da sie oft für jede akut auftretende neurologische Störung ge- oder mißbraucht wird. Nicht selten werden Kranke mit einer harmlosen Schlaflähmung des N. radialis oder einer sogenannten rheumatischen Facialisparese durch die Diagnose „apoplektiformer Insult" unnötigerweise in Panik versetzt. Da die Unterscheidung zwischen Erweichung (Encephalomalacie, ischämischer Insult) und Blutung in der Praxis unmöglich sein kann, hat die Bezeichnung Apoplexie oder Schlaganfall noch eine gewisse Berechtigung.

2 Ätiologie

Durchblutungsstörung 75%
intracerebrale Blutung 10 bis 20%
Subarachnoidalblutung
Tumorblutung

3 Häufigkeit

Der Schlaganfall steht in der Todesursachenstatistik der Kreislaufkrankheiten mit 11% an erster Stelle. In der Bundesrepublik sterben jährlich 107 000 Menschen an Durchblutungsstörungen des Gehirns. Die Zahl der jährlichen Neuerkrankungen wird auf 400 000 geschätzt.

4 Symptomatik

4.1 Die cerebralen Durchblutungsstörungen

Das intermittierende cerebrale Ischämiesyndrom. Die Symptomatik der intermittierenden cerebralen Ischämie im Bereich des Carotiskreislaufs ist gekennzeichnet durch flüchtige, akut einsetzende Mono- oder Hemiparesen, aphasische Störungen, eine homonyme Hemianopsie, seltener auch andere cerebrale Herdsymptome. Bei Mangeldurchblutung im Basilariskreislauf steht der Drehschwindel oder Liftschwindel mit Erbrechen und häufig starken Nackenkopfschmerzen im Vordergrund. Die Symptomatik bildet sich oft innerhalb von Minuten bis zu 24 Std., (TIA)[1] seltener auch Tagen (PRIND)[2] weitgehend oder vollständig zurück. Ähnliche Attacken können folgen. Ursache ist meist eine Gefäßstenose, in deren Bereich sich ein Thrombus gebildet hat. Von diesem gehen Thrombemboli aus und verschließen ein weiter peripher liegen-

---

[1] TIA = transiente ischämische Attacke
[2] PRIND = prolonged reversible ischemic neurological deficit.

des Gefäß, häufig einen Ast der A. cerebri media, wodurch die akuten neurologischen Ausfallserscheinungen entstehen. Es kann aber auch durch einen Blutdruckabfall oder eine Herzrhythmusstörung zum Zusammenbruch der bei normaler Herzkreislauffunktion eben noch kompensierten Hirndurchblutung kommen. Dem intermittierenden cerebralen Ischämiesyndrom liegt meist eine Gefäßerkrankung im Sinne einer Atheromatose oder Arteriosklerose zugrunde. Etwa die Hälfte aller Kranken mit einem intermittierenden Ischämiesyndrom erleiden schließlich eine Encephalomalacie.

Die Encephalomalacie, die Hirnerweichung. Bei 75% aller Kranken mit Schlaganfall liegt eine Erweichung vor. Die neurologischen Ausfälle, meistens in Form einer armbetonten Hemiparese mit oder ohne Aphasie beginnen in der Regel plötzlich und erreichen innerhalb von Stunden, seltener Tagen ihre volle Ausprägung. Eine Bewußtseinsstörung zu Beginn der Erkrankung kommt in ca. 50% der Fälle vor. Der Tonus in den gelähmten Extremitäten ist zunächst schlaff und wird später spastisch. Eine Blickabweichung zur Seite des Herdes (déviation conjugée) findet sich gelegentlich, ist jedoch kein zuverlässiges Herdsymptom. Ursache der Encephalomalacie ist in 80% der Fälle eine Arteriosclerose. Bei 50% aller Kranken mit Encephalomalacie wird ein Gefäßverschluß nachgewiesen. 10% aller apoplektischen Insulte liegen Embolien bei Herzerkrankungen zugrunde. Der häufigste Herzklappenfehler ist dabei die Mitralstenose. Embolien können auch von einem Parietalthrombus ausgehen, der sich nach einem Herzinfarkt gebildet hat.

Die Prognose des voll ausgeprägten ischämischen Insultes ist quoad sanationem schlecht. Meist bleibt ein mehr oder weniger stark ausgeprägtes Defektsyndrom bestehen. Die Gehfähigkeit wird häufig wiedererlangt. Die Letalität beträgt etwa 20%.

Ursachen von encephalomalacischen Insulten
Arteriosklerose
Herzklappenfehler
Herzinfarkt
Herzrhythmusstörung, Blutdruckabfall
Herzinsuffizienz
Hypoglykämie (überinsulinierter Diabetes!)

Die intracerebrale Massenblutung (Encephalorrhagie, spontanes intracerebrales Hämatom).
Intrakranielle Massenblutungen machen 15% aller apoplektischen Insulte aus. Sie entwickeln sich meist auf dem Boden einer Gefäßerkrankung bei Bluthochdruck. 80% aller Blutungen liegen im Großhirn, meist im Stammganglienbereich. Gelegentlich kann einer derartigen Blutung auch eine Gefäßmißbildung (Angiom) zugrundeliegen.

Die Erkrankung beginnt plötzlich, meist während des Tages, bei etwa ²/₃ der Patienten mit einer massiven Hemiplegie. Etwa die Hälfte aller Kranken haben eine Déviation conjugée (diese findet sich bei nur 10% der Encephalomalacien). Der initiale Bewußtseinsverlust fehlt selten (nur in 2 bis 10%). Bei 25% der Kranken treten cerebrale Anfälle auf. Die Prognose quoad vitam ist schlecht (Letalität 70 bis 90%).

Die Subarachnoidalblutung. Die Subarachnoidalblutung ist nach der intermittierenden cerebralen Ischämie, der Encephalomalacie und der Massenblutung das vierthäufigste akute cerebrovasculäre Ereignis. Es handelt sich in der Regel um eine spontane Blutung aus einem Aneurysma im Bereich des basalen Gefäßkranzes.

Meist aus völligem Wohlbefinden heraus kommt es plötzlich, gelegentlich bei körperlicher Belastung (Stuhlgang, schwerem Heben, Koitus) zu rasenden Kopfschmerzen mit oder ohne Bewußtseinsverlust. Die Kranken vergleichen den Beginn des Schmerzes oft mit einem Nackenschlag. Bei den meisten Patienten stellt sich rasch eine Nackensteifigkeit ein. Neurologische Herdsymptome sind meist nicht nachweisbar. Am Augenhintergrund finden sich oft flächenförmige Blutungen. Die Bewußtlosigkeit kann Minuten bis Tage anhalten. Ihre Dauer gilt als Gradmesser für die Schwere der Blutung.

Etwa 30% der Kranken sterben entweder an der ersten Blutung oder an einer Zweitblutung innerhalb der ersten Wochen, falls das Aneurysma nicht operativ ausgeschaltet werden kann.

Symptome der Subarachnoidalblutung
- ▶ plötzlich einsetzender, sehr intensiver Kopfschmerz
- ▶ Nackensteife
- ▶ Fundusblutungen
- ▶ blutiger oder xanthochromer Liquor

---

5 Therapie

Jeder Kranke mit einem Schlaganfall gehört ins Krankenhaus, denn der Verlauf während der ersten Tage ist nicht abzusehen. Es drohen eine Reihe von Komplikationen (z. B. stärkeres Hirnödem, Exsiccose, Blutung in die Erweichung, Krampfanfälle etc.). In der Regel ist — besonders auch im Hinblick auf eine optimale Therapie — eine intensive Diagnostik erforderlich.

Allgemeine Maßnahmen:
Bei Bewußtlosigkeit stabile Seitenlagerung, Freihalten der Atemwege, eventuell Intubation.
Für ausreichende Flüssigkeitszufuhr sorgen
sorgfältige Lagerung bei Lähmungen

Decubitusprophylaxe
frühzeitig, schon während der ersten Erkrankungstage mit krankengymnastischer Behandlung beginnen.
Medikamentöse Maßnahmen:
Analgetica sind bei der Subarachnoidalblutung fast immer erforderlich.
Ruhigstellung bei stärkerer motorischer Unruhe (z. B. 10 mg Valium) Antihypertensiva beim Hochdruckkranken (z. B. Presinol 0,25 bis 0,5 g i.m., Serpasil 0,5 bis 1,0 mg i.m., Catapresan ½ bis 1 Amp. i.v.) Anticonvulsiva bei Krampfanfällen (z. B. Phenhydan 250 mg i. v. und i. m.) Glykoside und Antiarrhythmica nach Bedarf
Stabilisierung der Herzfrequenz bei stärkerer Tachycardie oder Bradycardie (s. internistische Therapie)
Hirnödemtherapie: 250 ml 20%iges Manitol innerhalb von 20 min i.v.
Hämodilution mit Rheomacrodex (1000 ml innerhalb von 6 Stunden).

Die Wirksamkeit von Corticosteroiden in der Therapie des infarktbedingten Hirnödems ist noch nicht gesichert.
Anticoagulantien dürfen in der akuten Phase des Schlaganfalls nicht gegeben werden, da es zu einer Blutung in das erweichte Hirnareal kommen kann. Bei entsprechender klinischer Indikation kann eine Anticoagulantienbehandlung nach Ablauf der 3. Krankheitswoche begonnen werden.
Anticoagulantien sind indiziert beim intermittierenden cerebralen Ischämiesyndrom und beim morbus embolicus (z. B. Mitralstenose). Eine Anticoagulantientherapie darf erst begonnen werden, wenn die Diagnose einer cerebralen Durchblutungsstörung angiographisch und eventuell auch durch eine Hirndurchblutungsmessung bestätigt ist. Bei Kranken im Stadium der intermittierenden cerebralen Ischämie sollen Gefäßchirurgen und Neurochirurgen zugezogen werden, da zu prüfen ist, ob eine umschriebene Stenose im extrakraniellen Gefäßabschnitt operativ beseitigt werden kann oder durch eine Anastomose zwischen dem Kreislauf der A. carotis externa und interna das Risiko weiterer ischämischer Attacken vermindert werden kann.
Kranke mit Subarachnoidalblutung müssen umgehend zum Neurochirurgen überwiesen werden. Die Blutungsquelle ist meistens ein Aneurysma, das operativ ausgeschaltet werden muß. Die Rezidivblutung ist oft letal.

Soforttherapie beim Schlaganfall (nicht bei Subarachnoidalblutung!)
- Lagerung, Atemwege freihalten, eventuell intubieren
- 250 ml 20%iges Mannitol innerhalb von 20 min i.v. (nicht bei Subarachnoidalblutung!)
- 1000 ml Rheomacrodex innerhalb von 6 Stunden infundieren (nicht bei Subarachnoidalblutung!)
- Glykoside, Antihypertensiva, Analgetica nach Bedarf
keine Anticoagulantien!

XIII. Trigeminusneuralgie

1 Definition

Die Trigeminusneuralgie ist eine Schmerzkrankheit des Gesichts, die als idiopathische und symptomatische Form vorkommt.

2 Ätiologie

Am häufigsten ist die idiopathische Trigeminusneuralgie. Ihre Ursache ist unbekannt. Sie wird auch als typische Form der sogenannten atypischen oder symptomatischen Neuralgie gegenübergestellt. Zu den Ursachen der symptomatischen Form gehören Entzündungen und Tumoren im Bereich der Nasennebenhöhlen und der Schädelhöhle, Zahnerkrankungen, Trauma.

3 Symptome

Die typische Trigeminusneuralgie ist eine Erkrankung vorwiegend des 5. und 6. Lebensjahrzehnts. Häufig ausgelöst durch Sprechen, Kauen oder eine Berührung (Rasieren), kommt es zu heftigen, Sekunden bis Minuten anhaltenden, messerstichartigen Schmerzen. Der Ausgangspunkt kann oft sehr genau angegeben werden, er liegt häufig im Bereich der Oberlippe, des Nasenflügels oder auch der Unterlippe. Von diesen sogen. Triggerzonen aus können durch Berührung typische Schmerzanfälle ausgelöst werden. Zwischen den Attacken ist der Patient beschwerdefrei, neurologische Ausfälle gehören nicht zum Bild der idiopathischen Trigeminusneuralgie.

4 Verlauf

Die Erkrankung verläuft oft in Schüben, wobei die Exacerbationen vor allem in der kalten Jahreszeit auftreten.

5 Therapie

Tegretal 3 bis 6 Tabl. tgl. Um Nebenwirkungen zu verringern, beginnt man mit 1 Tbl. tgl. und steigert in 3 bis 5 tägigen Intervallen um jeweils 1 Tbl. Wird Tegretal nicht vertragen, so kann man es mit den meist weniger wirksamen Hydantoinen versuchen. Man gibt z.B. Zentropil (3 bis 4 Tbl. tgl.), das ebenfalls ansteigend dosiert werden muß. Wird mit diesen Medikamenten keine ausreichende Schmerzlinderung erreicht, so sollte man den Kranken einem Neurochirurgen vorstellen. Die Elektro- oder Thermocoagulation des Gangl. Gasseri ist ein relativ kleiner Eingriff, der auch bei höherem Alter und reduziertem Zustand durchgeführt werden kann. Der stationäre Aufenthalt dauert nur einige Tage.

Beachte: Zentropil und Tegretal können die Fahrsicherheit beeinträchtigen.

6 Differentialdiagnose der idiopathischen Trigeminusneuralgie

Bei der *symptomatischen Trigeminusneuralgie* können zwar auch Attacken auftreten, daneben besteht jedoch häufig dumpfer Dauerschmerz, Kribbelparästhesien und andere Mißempfindungen über der betroffenen Gesichtshälfte.
Neurologische Ausfälle, insbesondere eine Hypalgesie und Hypästhesie im Bereich eines oder mehrerer Trigeminusäste, abgeschwächter oder fehlender Cornealreflex oder Symptome seitens benachbarter Hirnnerven (Hörstörung, Augenmuskellähmungen) sprechen für eine symptomatische Neuralgie.

Überweisung zum Neurochirurgen ist in folgenden Fällen von Trigeminusneuralgie zu empfehlen:
1. **Medikamentös nicht beherrschbare Schmerzattacken**
2. **Alter des Kranken unter 50 Jahren**
3. **Schmerzen im Bereich des 1. Trigeminusastes (Stirnbereich)**
4. **Neurologische Ausfälle (Sensibilitätsstörungen im Gesicht etc.)**
5. **Dauerschmerz, der sich attackenweise verstärkt.**

Weitere Gesichtsneuralgien sind die Auriculotemporalisneuralgie (nach Parotitis), die Sluder-Neuralgie, die Nasociliarisneuralgie, die Glossopharyngicusneuralgie (Schmerzen in der Tonsillarbucht, am Zungengrund, zum Ohr ausstrahlend ähnlich dem Schmerz bei Angina), und die Neuralgie des N. laryngicus superior (Schmerzlokalisation seitlich am Kehlkopf). Diese Neuralgien sind wesentlich seltener als die Trigeminusneuralgie. Über sie muß in Lehrbüchern der Neurologie nachgelesen werden.

Zu heftigen meist in die Schläfe lokalisierten Schmerzen führt die *Arteriitis temporalis.* Die Arterie ist druckschmerzhaft, die Schläfengegend oft leicht ödematös. Es bestehen die Symptome einer schweren Allgemeinerkrankung mit Leukocytose, Anämie, hoher BKS. Die Kranken müssen umgehend einer internistischen Therapie zugeführt werden, da die Gefahr der Erblindung besteht.

Kiefergelenksaffektionen führen oft zur Fehldiagnose einer Trigeminusneuralgie. Die Schmerzen sind vor dem Ohr lokalisiert und strahlen zur Schläfe hin aus. Sie werden durch Kauen und Seitwärtsverschieben des Unterkiefers (Mahlbewegung) verstärkt. Das Kiefergelenk ist druckschmerzhaft (Costen-Syndrom). Die Therapie ist in Zusammenarbeit mit einem Kieferorthopäden festzulegen.

Sachregister

Augenheilkunde

Abdecktest 12, 49, 52, 53
Abducenslähmung 24
Abflußwiderstand 73
Ablatio retinae 21
– retinae, Operation 89
Ablatiooperation, Belastung durch 89
Ablösung der Netzhaut 20
Abplattung der Hornhaut 71
Abriß der Irisbasis 57
Absolute Starre 62
Acetazolamid 13, 51
Adapt 37, 38
Adie-Syndrom 62
Adrenalin 33
Adrenalinverwandte 79
Akkommodationslähmung, postdiphtherische 23
Akkommodationsstörung 29
Akupunktur 92
Akutes Winkelblockglaukom 12
Alexie 29
Alkohol 13, 24, 88
Allergie 33, 34, 79
Alterssichtigkeit 16, 23
Amblyopie 44, 71
Amaurotische Pupillenstarre 61
Amotio retinae 21
– retinae, Operation 89
Anfärben der Hornhaut 68
Anfallsglaukom 12
Angulocision 77
Antihypertonica 79
Aphakie, einseitige 80
Applanationstonometrie 69, 71
Arcus lipoides 42
Arcus senilis 42
Argyll-Robertson-Phänomen 62
Arteria temporalis 16
Arterien der Netzhaut 59
Astigmatismus 80
Astvenenthrombose 20
Atherome 39
Atrophie des Sehnerven 58
Atropin 79
Auge, Bewegungseinschränkung 10
–, matschweich 5
–, Zubinden 9
Augen, beide, Zusammenarbeit 71

–, große 45
–, Stellung der 52
Augenabschnitt, vorderer 54
Augenarzt, Behandlungsmethoden 71
Augenhintergrund 58
Augeninnendruck 13, 86
–, Messung 66
–, nicht gemessen 86
–, palpatorische Prüfung 66
Augenkompressen 52
Augenleiden durch Medikamente 78
Augenmuskeln, äußere 64
–, Beweglichkeit 64, 65
–, Funktion 64
–, Hauptblickrichtungen 64
Augenoperation, Belastung durch 89
Augenrollen 84
Augensalbe 31
Augenschäden 85
Augenschmerzen 16
Augenspiegel 49, 50, 57
Augentropfen, Anwendung 69
Augenverletzungen bei Kindern 10
Augenverpflanzung 93
Augenzittern 48
Autofahrer 82
Autogenes Training 88
Autounfall 6

Bäder 92
Bakterien 32
Basaliom 38
Bates-Schule 84
Baustelle 3
Bechterew-Strümpell-Marie-Syndrom 15
Behçet-Syndrom 15
Bengalrosa 36
Bergwerk 92
Besnier-Boeck-Schaumann 15
Beweglichkeit der Augenmuskeln 64
Bewegungseinschränkung des Auges 10
Biciron 33
Bindehaut 54
–, bläulich-violette Verfärbung 11
Bindehautduplikatur 41
Bindehautentzündung 32, 36
Bindehautfremdkörper 8

159

Bindehautentzündung bei Neugeborenen 46
– siehe Conjunctivitis
Bläschen 37
Blende, stenopäische 50
Blendung 30
Blendungsempfindlichkeit 81
Blepharitis 31
– ulcerosa 31
Blepharospasmus 3
Blutdruck bei Glaukomkranken 87
Blutdrucksenkende Medikamente 79
Blutung der Bindehaut 5
– im Glaskörper 20
–, subconjuctival 42
Bohrer abgebrochen, Verletzung durch 4
Borocarpin 13, 51
Botulismus 23
Brille, abwarten 83
–, dezentrierte 33
–, fort mit der 84
–, Fragen zur 80
–, Nichttragen 82
– verordnet: Patient sieht schlecht 83
–, wie oft wechseln 84
Brillen stärken Augen 83
Brillengläser, getönte 81
Brillentragen verzärtelt 83
Bulbus, Verlagerung 34

Calcarina-Apoplexie 22
Canicola 15
Carboanhydrasehemmer 13
Carcinom 35
Carcinoma spinocellulare 38
Cataract siehe Grauer Star
Cataracta complicata 16
Chalazion 32, 40
Chemosis 35
Chibro-Kerakain 50
Chibro-Rifamycinlösung 62
Chininvergiftung 79
Chlamydien 32
Chlorom 35
Chloroquin 79
Conjunctivitis 31
– simplex 32
Corticosteroide 33
Cortison 78
Cyclitis 15

Dacrin 33
Dacryo-Biciron 37, 38

Dacryoadenitis 34
Degeneration der Netzhaut 21
Dehnung des vorderen Augenabschnittes 46
Dermoidcyste 35, 39
Desmarres, Lidhalter nach 52, 68
Dexium 20
Diabetes 20, 24, 30, 32
–, Netzhautveränderungen 20
Diabetische Retinopathie 75
Diamox 13
Diphtherie 23
Discision der Linse 76
Doppelbilder 66
–, monoculare 25
Doppeltsehen 24
Draht gegen das Auge geschnellt, Verletzung durch 4
Dreispiegelglas von Goldmann 20, 74
Dreistärkenglas 81
Druckgefühl im Auge 18
Druckmessung 18
Druckregulierung 87
Druckschwankungen 46
Drucksteigerung siehe auch Glaukom
Dunkeladaptation 26
Dunkelzimmer 25
Durchblutungsstörung, cerebrale 29
Durchgängigkeit der Tränenwege 69

Ealessche Krankheit 20, 30
Echogramm 75
Einäugige 85
Einengung des Gesichtsfeldes 20
Einlagerungen in der Lidhaut, landkartenartige 38
„Einschlußblennorrhoe" 47
Einstellbewegungen 53
Eintropfen 69
Einwärtswendung des Unterlides 52
Eiteransammlung in der Vorderkammer 15
Eiweißbeschläge 14
Eklampsie 22
Ektropionieren 4, 8, 67
Ektropium 32, 36
Ekzem 30
Elektroretinographie 76
Elliotsche Trepanation 78
Embryonales Gewebe im Kammerwinkel 77
Enophthalmus 40
Entropium 32, 36, 52

Epicanthus 49
erbliche Anlage 43
Erblindung, beiderseitige 22
–, einseitige 18
–, plötzliche 16
Erosio 8, 35, 37
–, rezidivierende 35
Erregung, seelische 13
Erste Hilfe` 2
– bei Glaukomanfall 13
– bei Perforation 5
– bei Verätzung 3
– bei Verletzung 6
– im Praxisraum 4
Esophorie 53
Eupaverin 19
Exkavation der Papille 18
Exkavierte Papille 58
Exophorie 16, 33, 53
Exophthalmus 34, 79
–, Diagnose 52
–, endokriner 35
–, maligner 35
Explosion, Verletzung durch 4

Familienberatung bei Retinoblastom 45
Febris uveo-parotidea 15
Fehler siehe Kunstfehler 78
Fernsehen 85
Fibrinolyse 20
Fibrinolytische Therapie 19
Fibrome 39
Fingerzählen in 30 cm 60
Fliegende Mücken 25
Flügelfell 41
Fluocortolon 11
Fluorescein 9, 37, 38, 51
Fluorescenzangiographie 24, 75
–, Quellpunkt 24
Fokussuche 15
Fragen von Patienten 80
Fremdkörper 54
–, kupferhaltige 5
– unter dem Oberlid 36, 37
Fremdkörpergefühl ohne Befund 37
Fremdkörpernadel 7
Friëdmann-Analyzer 75
Frühgeburten 48
Fusionszentrum 24, 43

Gefäße, neugebildete 48
Ger in der Ophtiole 33
Geräte 50

Gerstenkorn 31
Gerontoxon 42
Gesichtsfeld 26, 62
–, Einengung 20
–, Halbseitenausfälle 26
–, Hemianopsie 29
–, Lücke im 26
–, Quadrantenausfälle 26
Gesichtsfeldausfall 11, 20
Gesichtsfeldprüfung 64
Gesichtsfeldverfall 87
Getönte Gläser 81
Gläser siehe Brille
Glaskörperabhebung 25
Glaskörperabszeß 5
Glaskörperblutung 20, 30
Glaskörperschwaden 21, 22
Glaskörpertrübungen 25, 30
Glaucoma simplex 18
Glaucotest-Grenzwerttonometer 67
Glaukom 5, 33
–, akutes 29
–, Blutdruck nicht senken 87
– des Kleinkindes 46, 77
–, Druckregulierung 87
–, Gesichtsfeldverfall 87
–, kindliches 46, 77
–, prophylaktische Operation 13, 14
– siehe auch Winkelblockglaukom
–, Spätfälle 87
Glaukomanfall 12
Glaukomformen, chronische 18
Glaukomkranke, Fragen 86, 87
–, Lebensweise 88
–, Operation 86
–, Tageslauf 88
Glaukomoperation 76, 87
–, Belastung durch 89
–, Erfolgsquote 77
–, Fragen 87
Glaupax 13, 51
Gleitsichtglas 81
Glycerin oral 13
Goldmann-Perimeter 75
Gonioskopie 45, 73
Goniotomie 77
Gonoblennorrhoe 34, 46
Grauer Star 5, 23, 30, 78, 91
–, angeborener 90
– bei Kindern 90
–, Belastung durch Operation 89
–, Lebensalter 89
–, Linsenverflüssigung 91

161

Grauer Star, Operation 76, 89, 91
–, Reifung 91
–, Sehvermögen nach Operation 91
Grenzwerttonometer (Fa. Heine) 67
Grüner Star siehe auch Glaukom

Haftschale 9, 80
Haftschalen, getönte 81
–, Indikationen 80
–, Nachteile 80
Hagelkorn 32, 40
Halbseitenausfälle 26
Hammer und Meißel, Verletzung durch 4
Handbewegungen 60
„hängender Tropfen" 10
Hartstrahlen 45
Hauptblickrichtungen 64
Heerfordt 15
Hemianopsie 29
Herderkrankung 16
Herpes 33, 64
Heterophorie 16, 24, 33, 53
Hirntumor 58
Hochgebirge 8
Höhensonne 8
Hohlmeißel 7
Hordeolosis 32
Hordeolum 31, 34
Hornerscher Symptomenkomplex 40
Hornhaut 54
–, Anfärben 68
–, Quellung 5
–, Sensibilität 37, 54
– überpflanzen 94
–, Vergrößerung 46
–, Verletzungen 8
–, weißer Ring 42
Hornhautentzündung 36, 37
Hornhautfremdkörper 7, 36
–, Rostring 7
Hornhautgeschwür 33, 34
Hornhautödem 30, 45
Hornhautverletzung 8
Hydrophthalmie 45, 46, 77
–, Operation bei 46
Hyperthyreose, Therapie 79
Hypertonie 20, 24
Hypopyon 56
Hyposphagma 42

Impressionsmessung 71
Incubator 48

Infarkt, ischämischer 16
Infiltrat 54
Injektion, gemischte 14
Intensivstation 19
intracapsulär 76
Intracutantest 30
Irgamid-Augensalbe 8
Iridenkleisis 78
Iridodialyse 25, 57
Irisbasis, Abriß der 57
Irisdiagnose 93
Iritis 14, 29
Isogutt 4

Jod 92

Kälteherde 77
Kammerwinkel 45
–, embryonales Gewebe 77
Katarakt siehe Grauer Star
Katzenauge, amaurotisches 45
Keratitis 37
– filiformis 36
Keratoconus 80
Kern der Linse 76
Kinder, Augenleiden 42
–, Augenverletzungen 10
–, grauer Star 90
–, Tränenträufeln 47
Kirschroter Fleck 19
Klebeverband bei Kindern 44
Knötchen am Lid 38, 40
Konfrontationstest 62, 64
Kontaktlinse siehe Haftschale
Kontrazeptiva, orale 93
Konvergenzschwäche 33
Kopfschiefhaltung 47
Kopfschmerzen, einseitige 12
–, sehr starke 16
Kosmetica 33
Kryoextraktion 76
Künstliche Tränen 38
Kunstfehler 33, 78
Kupfervitriol 11
Kurzsichtigkeit 23, 92
Kurzsichtigkeit, heilen 85

Landoldt-Ringe 51
Laser 45, 75, 76, 93
Laserstrahl 24
Lasertherapie 89
Latenzzeit 61

Lebensgefahr 35
Lebensweise bei Glaukom 88
Leptospirose 15
Lesebrille 83
Lesen im Bett 86
Leseprobentafel 50, 51
Lesestörung 29
Licht, durchfallendes 57
Lichtblitze 21
Lichtcoagulation 24, 75, 76, 92
Lichtcoagulator 45
Lichtreaktion 60, 61
Lichtschein, Projektion richtig 60
Lichtscheu 45
Lichtschutzgläser 81
Lid, Einwärtswendung des 52
–, Knötchen am 38, 40
–, Mongolenfalte 49
–, Paragraphenform 34
Lider, Schmerzen beim ersten Öffnen 35
– Tränenröhrchen 6
–, verklebt 30
–, Verletzung 6
Lidekzem 30
Lidhämangiom 48
Lidhalter nach Desmarres 52
Lidhaut, landkartenartige Einlagerungen 38
Lidkante, Verletzung 6
Lidödem 34
Lidrandentzündung 31
Lidschwellung 34
Lidspalte, Verengung 40
Lidspaltenfleck 41
Lidtumoren 39
Linse, Discision 76
–, Einpflanzung in das Auge 90, 91
–, einseitige Aphakie 80
–, Kryoextraktion 76
–, Membran hinter der 48
–, Subluxation 25
–, Verlagerung 56
Linsenabsaugung 91
Linsenkern 76
Linsentrübung 5, 23, 30, 78, 92
–, Augentropfen 92
–, Lokalisation 57
–, siehe auch Grauer Star
Linsenverflüssigung 91
Lipidose 39
Lochbrille 30, 77, 90
Lokalanästheticum 3, 9, 33, 50, 52, 78
Lupenbrille 7, 50

Lymphogranulomatose 15
Lymphom 35

Macula lutea 11
Maculadegeneration 23, 24
Maculaverbrennung bei Sonnenfinsternis 11
Magnet 5
Mannitlösung 13
Mauer von unten 20
Medikamente 50
–, Augenschäden 33, 78
–, blutdrucksenkende 79
–, pupillenerweiternde 51
–, pupillenverengende 51
Meibomsche Drüsen 32
Melanoblastom 21, 59
Membran hinter der Linse 48
Meningeom 35
Methylalkohol 22
Methylalkoholvergiftung 79
Migräne 14
Mikroaneurysmen 75
Milien 39
Mioticum 50
Mischtumor der Tränendrüse 35
Mongolenfalte 49
Monoaminooxidasehemmer 79
Motilität 65
Mouches volantes 25
Mucocele der Stirnhöhle 35
Multiple Sklerose 17
Musculus obliquus superior 48
Myasthenia gravis 40
Mydriaticum 23, 51, 79
– Chibret 51
– Roche 51
Myelom 35
Myopie 23
–, hohe 80
Myositis 35

Nachstar 76
Nachtblindheit 26
Naharbeit, Augenschmerzen bei 16
Naheinstellungsreaktion 61
Narbenektropium 6
Nebacetin-Augensalbe 8
Nebelsehen 29
Nebenhöhlenerkrankungen 14
Neoplasma, malignes 44
Netzhaut, Durchblutungsstörung 93
–, Einriß 20

Netzhautablösung 20, 48
–, Operation 76, 89
Netzhautarterien 59
Netzhautbilder 80
Netzhautmitte, Blutung der 23
–, Erkrankung der 23
Netzhautriß 21
Netzhautschäden 79
Neugeborene, Bindehautentzündung 46
Neuritis 29, 58
–, retrobulbäre 17
Nialamid 79
Nichttragen der Brille 82
Notfälle, Übersicht 94
Novesine 50
Noviform-Augensalbe 9, 31
Novifort-Augensalbe 31
Nystagmus 48

Oberlid, Fremdkörper unter dem 36, 37
Oculomotoriuslähmung 40
Ocusert, Anzeige 88
Okklusion 44
Operation bei Hydrophthalmie 46
–, Belastung 89
–, Erfolg 86
–, prophylaktische 13, 14
–, zu alt 89
–, zu jung 89
Operationen 76
Ophthalmie, sympathische 6, 15
Ophthalmoplegia interna 62
Ophthalmoskop 49
Ophthalmin 33
Ophtol 33
Ophtopur 33
Orbitaboden, Bruch 10
Orbitalphlegmone 34, 35
Orbitatumoren 35
Orthoptik 71
Orthoptistin 44, 71
Orthostatische Beschwerden 22
Osteom 35

Palmieren der Augen 84
Palpieren des Augeninnendruckes 66
Papille, Exkavation 18, 58
Papillengrenzen, unscharfe 58
Papillo-maculäres Bündel 17
Parästhesien 22
Pargraphenform des Oberlides 34
Penicillintropfen 46
Perforation 5

Perforierende Verletzung 4
Perimetrie 26, 29, 63, 75
Periphlebitis 30
Phakoemulsifikation 91
Phenitrazin 79
Phosphorverbrennung 11
Phthisis 5
Pigmentdegeneration 26, 76
Pigmentierungen in der Peripherie 26
„Pille" 93
Pilocarpinlösung 13
Pilze 32
Pilzerkrankung 33
Pinguecula 41
Pleoptik 71
Pneumokokken 47
Polyarthritis, chronische 37
Präcipitate 56
Prellung 10
Presbyopie 33, 84
Prismenbrille 24
Profilperimetrie 75
Prostigmin 40
Pterygium 41
Ptosis 40
– congenita 40
–, Operation 41
– paralytica 40
Pupille 56
–, Entrundung 5
–, Verengung 13
Pupillenerweiternde Medikamente 51, 79
Pupillenreaktion 60
–, Prüfung der 60
Pupillenstarre, absolute 62
–, amaurotische 19, 61
–, reflektorische 62
Pupillotonie 62

Quadrantenausfälle 26
Quellpunkt 24, 75
Quellung der Hornhaut 5

Raufen 10
Raupenhaare 10
Reflektorische Starre 62
Reflex aus der Pupille 44
Refraktometrie 71
Reifung des Stares 91
Reitersche Krankheit 15
Reizmiosis 62
Retinoblastom 21, 44

–, Erbgang 45
–, Familienberatung 45
Retinopathia centralis serosa 23, 75
Retinopathie, diabetische 75
Retrobulbärneuritis 17
Riesenzellen-Arteriitis 16, 22
Ring in der Hornhautperipherie 42
Röntgenuntersuchung 5
Ronicol 19
Rostring 7
Rotlichtlampe 32

Salbe, Anwendung 69
Sarkom 35
Sauerstoff 92
Sauerstoffpartialdruck 48
Scheiesche Operation 78
Scheuern einer Wimper 32
Schiefhals 47
Schielen 42
–, latentes 53
Schielen siehe Strabismus
Schielkinder 82
Schielschwachsichtigkeit 44
Schiötz-Tonometer 71, 72
Schirmer-Probe 37
Schleier, plötzlich auftretend 30
– vor dem Auge 20
Schleiersehen 29
Schleifen 7
Schmerzen beim ersten Öffnen der Lider 35
– hinter dem Auge 12
– im Auge 12
– in der Stirn 12
– und Sehverschlechterung 11
„Schneeblindheit" 8
Schwangerschaftsunterbrechung 92
Schrumpfung des Augapfels 5
Schwachsichtigkeit siehe Amblyopie
Schwarm von schwarzen Mücken 22, 23
Schweißen 8
Sehnerv, Abblassung 58
–, Atrophie 58
Sehnervenatrophie 16
Sehnervenpapille, Schwellung 16
Sehprobentafel 59
Sehschärfe 59
–, allmähliche Abnahme 23
Sehschärfenprüfungen 59
Sehschule 24, 44
Sehverlust, plötzlicher, wiederholter 22
Sehverschlechterung 12

–, mit mäßigen Schmerzen 17
Sekundärglaukom 16, 19, 20, 37, 48
Sensibilität 64
– der Hornhaut 54, 64
Sickerkissen 77
„Silberblick" 24
Silikongürtel 77
Sinus cavernosus 32, 34
–, Thrombose 35
Sjögren-Syndrom 37
Sklerose, multiple 17
Skiaskopie 71
Snellen-Haken 51, 59
Sofortiger Transport zum Facharzt 94
Solan 33
Sonnenbrillen 81, 82
Sonnenfinsternis, Maculaverbrennung 11
Spiegel mit Lupe kombiniert 25
Spielen, Verletzung beim 10
Sport 88
Staphylokokken 47
Star siehe Grauer Star
Stauungspapille 58
Stellung der Augen 52
Stenopäische Lücke 60
Still-Chauffard-Syndrom 15
Stirnhöhle, Mucocele 35
Stirnkopfschmerzen 12
Strabismus 42
– alternans 44
–, Amblyopie 44
–, Brille bei 43
– convergens 43
– divergens 43
–, Einstellbewegungen 53
–, erbliche Anlage 44
–, Klebeverband 44
–, Okklusion 44
– monolateralis 44
– unilateralis 44
Streptokokkeninfektion 15
Subconjunctivale Blutung 5, 42
Subluxation der Linse 25
Sympathicuslähmung 40
Sympathische Ophthalmie 6, 15
Synechien 15

Tabakgenuß 88
Tabes dorsalis 62
Therapie, fibrinolytische 19
Thrombose des Sinus cavernous 35
Tintenstiftverätzung im Büro 10

Titriplex III 4, 52
Tonographie 73
–, Abflußwiderstand 73
– nach Grant 73
–, Kurve 73
Tonographietest nach Leydhecker 73
Tonometer, elektronisches 73
Tonometrie 18, 33, 66, 71, 72
–, Abplattung der Hornhaut 71
Torticollis 47
Toxoplasmose 15
Trabeculotomie 77
Trabekelwerk 73
Trachom 41
Tractus opticus 29
Tränen, künstliche 38
Tränen-Nasen-Kanal, Verschluß des 47
Tränendrüse, Mischtumor 35
Tränenfluß 8
Tränenpünktchen 36
Tränenröhrchen, Verletzung 6
Tränensackentzündung 34
Tränensekretion 37
Tränenträufeln 36, 47
Tränenwege 62
–, Durchgängigkeit 69
Transplantation der Hornhaut 94
– des Auges 93
Transport, sofortiger, zum Facharzt 94
Trepanation nach Elliot 78
Trichiasis 31, 36, 38, 52
Trigeminus 64
„Trockenes Auge" 36, 38
Trübungen, Lokalisation 57
Tübinger-Perimeter 75
Tumor 29, 44

Übersichtigkeit 43
Ulcus serpens 34
Ultralan 11
Ultraschalluntersuchung 75
Ultraviolettschäden 8
Umbramatic 82
Umschläge, feuchte 93
Umschnürung 77
Untersuchung mit Taschenlampe und Lupe 58
Untersuchungsmethoden 49, 71
Urämie 22

Vena ophthalmica 32, 34
Verätzungen 3
Verband 8
–, Anwendung 70
„Verblitzt" 8, 9
Verbrennungen 3
Verdunkelung eines Auges 22
Vergrößerung der Hornhaut 46
Verlagerung der Linse 56
– des Augapfels 34
Verletzungen 2, 4
– beim Spielen 10
Verrostung des Augeninnern 5
Verschluß des Tränen-Nasen-Kanals 47
Verzerrtsehen 23
Viren 32
Visitenlampe 50
Vitamin-A 92
– Mangel 26
Vitamin-C-Lösung 11
Vorderer Augenabschnitt, Dehnung des 46
Vorderkammer, abgeflachte 56
–, Eiteransammlung 15
–, flach 12
Vorderkammertiefe 56
Vorhang von oben 20

Wärme 32
Warnung 33
Warzen 39
Weinbrand 13
Wimper im Bindehautsack 37
Wimpern, Scheuern der 32, 36
Windschutzscheibe, Verletzung durch 6
Winkelblockglaukom, akutes 12

Xanthelasma 38, 39

Zahngranulom 15, 16
Zahnkeimanlage, infizierte 35
Zentrales Nervensystem, Erkrankung 24
Zentralarterie, Verschluß 18, 19
Zentralvene, Verschluß 19
Zincum boricum in der Ophtiole 33
Zoster 37
– ophthalmicus 15
Zubinden des Auges 9
Zusammenarbeit beider Augen 71
Zweistärkenglas 81

Neurologie

Abasie 118
Abblassung, temporale 137
Abflachung der physiologischen Lendenlordose 122
Abknickverletzungen der Halswirbelsäule 151
Absceß 99
Absencenepilepsie 101
Abschwächung des Cornealreflexes 119
Absolute Operationsindikation 110, 128
ACTH 141, 147
Acusticusneurinom 118, 140
Adson-Test 111
Affektion des cerebellären Systems 138
Affektionen der Nasennebenhöhlen 131, 132
Akinese 143
Akineton 143
akuter Schub 141
akutes Glaukom 137
– subdurales Hämatom 151
Alkoholpolyneuritis 146
Allergie 145
Allgemeine Regeln für Anfallskranke 103
– Richtlinien bei Meningitiserkrankungen 135
Allgemeinerkrankung, konsumierende 136
Alkoholencephalopathie 99
Alkoholismus 146
Amantidine 143
Amaurose 137
Amblyopie 137
Amenorrhoe 118
Amnesie 100
–, retrograde 148
Ätiologie des Ischiassyndroms 121
– Schlaganfalls 152
Analgetica 128
Analgeticagaben 109
Anamnese 121
aneuralgisches Stadium 124
Aneurysma 154
Anfall, einzelner, Therapie des 103
–, Therapie im 129
Anfallskalender 103
Anfallskranke, allgemeine Regeln 103
Anfallsserien 104
Anfälle 99, 118

–, cerebrale 154
–, epileptische 99
–, fokale 100
–, Gepräge der 100
–, Grand-mal 100
–, generalisierte, große 118
–, hypoglykämische 106
–, Hyperventilationstetanische 106
–, hysterische 106
–, Arc de cercle 106
–, Morgagni-Adam-Stokes 106
–, nichtepileptische 105
–, petit-mal 101
–, psychomotorische 100
–, Pupillenreaktion 106
Angiom 99, 153
Anhidrose des Fußes 126
Anosmie 148
antalgische Zwangshaltung 122
Anticholinergica 143
Anticoagulantien 155
Antikonvulsiva 102
–, Nebenwirkungen 102
Antikonvulsivum, Umstellung auf ein anderes 102
Antimetaboliten 147
Antiphlogistica 109
Antirheumatica 109
Aphasien 118, 149
aphasische Störungen 152
apoplektiformer Insult 152
apoplektischer Insult 151
Apoplexie 151
Aquäductstenose 139
Arc de cercle 106
Areflexie 144, 147
Arsen 144, 146
Arteriitis temporalis 157
Arteriographie 130
Arteriosklerose 153
Arteriosklerotischer Parkinsonismus 142
Arzneimittelmißbrauch, chronischer 140
Astasie 118
ataktischer Gang 144
Ataxie 138
–, sensible 138
Atemmuskulatur, Lähmung der 146
Atemstörungen 135
Atrophie und Parese der kleinen Handmuskeln 111

atypische Neuralgie 156
– Verläufe bei Multipler Sklerose 139
Auftreten des „ersten Schubs" nach dem 50. Lebensjahr 139
Augenhintergrund 154
Augenmuskellähmungen 138, 146
Augenstörungen 136
Auriculotemporalisneuralgie 157
Ausfallserscheinungen, neurologische 110
Autogenes Training 129
Automatismen 100
axiale Computertomographie 120

Baclofen 142
Bandscheibenvorfall 121, 126
–, akuter 107
–, cervicaler 106
–, –, Ätiologie 107
–, –, Symptome 107
–, lateraler 110
–, lumbaler, Diagnose des 122
–, –, konservative Therapie 127, 128
–, –, Therapie 127
–, –, operative Therapie 128
–, –, Verlauf 124
–, medialer 110
–, weicher 107
Barbiturate 102, 144
–, Mißbrauch 140
Basalmeningitis 116
Bauchhautreflexe 138
Behandlung, chiropraktische, Gefahr der 128
–, krankengymnastische 141, 143
– mit Vitaminen der B-Gruppe 147
beidseitige Pupillenerweiterung 120
Beinplexusläsion 126
Bell-Phänomen 116
Beratung, eugenische 104
Bettruhe 141
Beweglichkeit der LWS 122
Bewegungstherapie 141, 143
Bewußtlosigkeit 148, 154
Bewußtseinstrübung 120
Bewußtseinsstörung 135, 148
–, sekundäre 149
Bewußtseinsverlust 100, 148
–, initialer 154
Bing-Horton-Kopfschmerz 130
–, Begleitphänomene 130
–, Therapie 130

bitemporale Hemianopsie 118
Blasenentleerungsstörungen 110, 138, 141, 151
Blasenstörungen 124
Blei 145, 146
Blutdruckabfall 153
Blutgerinnungsstörungen 102
Blutgerinnungssystem, Störung 103
blutiger Liquor 154
Blutkrankheiten 145
Blutung 152
–, flächenförmige 154
BNS-Krämpfe 101
Brachialgia paraesthetica nocturna 112
Brachialgien 106
–, Differentialdiagnose 115
Bradykardie 120
Bradyphrenie 143
Brom, Mißbrauch 140
Brudzinski Zeichen 132

Calcium-Phosphatstoffwechsel, Störung 103
Carotis-Sinussyndrom 106
Carpaltunnelsyndrom 112, 113, 115
–, Diagnostik 113
–, Definition 112
–, Operation 113
–, Symptome 112
–, Therapie 112, 113
–, Ursachen 112
Caudasyndrom 124
–, Kennzeichnung 125
Cephalea vasomotorica 130
cerebrale Anfälle 154
– Durchblutungsstörungen 152
– Herdsymptome 118, 149
– Krampfanfälle 99, 106, 118, 149
–, Häufigkeit 118
Cerebraler Krampfanfall, großer 100
Cerebrales Anfallsleiden 99
cervicale, percutane Chordotomie 111
Cervicaler Bandscheibenvorfall siehe auch Bandscheibenvorfall, cervicaler
Cervicaler Bandscheibenvorfall 106, 133
– –, Sonderfall 110
– –, Therapie 109
Cervicales Wurzelkompressionssyndrom siehe auch Wurzelkompressionssyndrom, cervicales
Cervicales Wurzelkompressionssyndrom 107

– –, Diagnose 107
– –, Therapie 109
– –, Übersicht über die Symptomatik 109
Cervicalsyndrom 106
–, Fehldiagnose 112
Charcot Trias 138
Chiropraktische Behandlung, Gefahr der 128
– Maßnahmen 110, 128
Chirurgisch-plastische Maßnahmen 117
Chordotomie, cervicale, percutane 111
chronisch progredienter Verlauf der Multiplen Sklerose 139
– subdurales Hämatom 151
chronischer Arzneimittelmißbrauch 140
cluster headache 130
Co 144
Cogenitol 143
Commotio cerebri 147
– labyrinthi 148
Computertomographie 151
–, axiale 120
Contusio cerebri 147
– –, Diagnose 150
– –, Hinweise auf 149
Corticoide 141
Corticosteroide 134, 155
Costen-Syndrom 157
–, Therapie 157
Craniopharyngeome 118, 138

Dauerkopfschmerz 129
Dauerschmerz, dumpfer 157
Daumenballenatrophie 113
DDT 146
Dekompression, operative 117
déviation conjugée 153, 154
Diabetes 145
diabetische Polyneuritis 146
Diagnose, cervicales Wurzelkompressionssyndrom 107
–, chronisch subdurales Hämatom 151
–, Contusio cerebri 130
–, intracerebrales Hämatom 151
–, lumbaler Bandscheibenvorfall 122
–, Multiple Sklerose 136
– Migräne 129
–, Scalenus-Syndrom 111
Diagnostik des Carpaltunnelsyndroms 113
–, Epilepsie 101
–, Hirntumoren 120

–, Polyneuritis 145
Diazepam 128
Differentialdiagnose der Brachialgien 115
– der idiopathischen Trigeminusneuralgie 157
– der Ischialgie 125, 126
– der Meningitis 133
– der Multiplen Sklerose 140
– der Retrobulbärneuritis 137
– des intrakraniellen Tumors 121
Diphtherie 145
Diplegia faciei 147
Dipropylacetat 102
Discusprolaps 115
–, medialer 124
–, mediolateraler 124
Drehschwindel 152
Drucksteigerung, intracranielle 118, 119
Durchblutungsstörungen 145, 152
–, cerebrale 152
– der Hand 111
–, lageabhängige 111

Echoencephalogramm 120
Echoencephalographie 150
EEG 120
Einklemmung der Kleinhirntonsillen 119
–, obere 119
–, untere 119
Einnässen 100
einseitige Pupillenerweiterung 120, 150
Eiweißvermehrung, starke 135
Elektrocoagulation 156
Elektroencephalogramm 120
elektroencephalographische Untersuchung 101
Elektrotherapie 117
Encephalomalacie 150, 153
encephalomalacische Insulte, Ursachen von 153
Encephalomyelitis disseminata 136
Encephalorrhagie 153
endokrine Störungen 118
endokrinologische Untersuchung 118
Entlastungsstellung 127
Epanutin 102
Epicondylitis humeri lateralis 114
epidurales Hämatom 148, 150
Epilepsie 99
–, Ätiologie 99
–, Anfallskalender 102

169

Epilepsie, Diagnostik 101
–, Einnässen 100
–, Erblichkeit 105
–, Führerschein 103
–, genetisch bedingte 99
–, Grand-mal 100
–, Häufigkeit 99
–, Kopfschmerzen nach dem Anfall 100
–, Lebensweise 103
–, Lippenbiß 100
–, petit-mal 101
– und Schwangerschaft 104
– – –, Mißbildung beim Kind 104
–, Symptome 100
–, Therapie 101
–, traumatische 101
–, ungeklärter Ursache 99
–, Wangenbiß 100
–, Zungenbiß 100
Epileptische Anfälle 99
Erblassen 101
Erblichkeit der Epilepsie 105
Erblindung 137
Erbrechen 119, 129, 148, 152
Ergenyl 102
–, Mißbildungen im Tierversuch 104
Erkrankung der Gelenkkapsel 114
Ernährungsstörungen 145
Erreger 134
Erröten 101
Erscheinungen, vegetative 100
Eugenische Beratung 104
Evers-Diät 141
Extramedullärer Tumor 110, 115, 126

Facialislähmung bei Zoster oticus 116
–, idiopathische 116
–, otogene 116
–, periphere 116
–, traumatische 116
–, zentrale 116
Facialisparese 116
– siehe Facialislähmung
–, Ätiologie 116
–, Definition 116
–, Prognose 116
–, Symptome 116
–, Therapie 117
–, Verlauf 116
Fangopackungen 109, 127
Fehldiagnose eines Cervicalsyndroms 112
Fehlernährung 145

Fehlhaltung der LWS 122
Felsenbeinfraktur 116
Feuchte Kammer 117
Fibularisparese 126, 127
Fixierte Schiefhaltung des Kopfes 107
flächenförmige Blutung 154
Flimmerskotom 129
Fokale Anfälle 100
– – –, Gepräge der 100
Foramina intervertebralia, knöcherne
  Einengung der 107
Formen der Meningitis 134
Formes frustes der MS 139
Friedreich Ataxie 140
frontobasale Geschwülste 138
Frühlähmung 116
Frühzeitiger Visusverfall 137
Führerschein bei Epilepsie 103
Fundusblutungen 154
funikuläre Spinalerkrankung 140

Ganglion Gasseri 156
Gangunsicherheit 110
Gehirnerschütterung 101, 147, 148
–, Diagnose 150
–, Hinweise auf 149
–, Symptom 148, 149
–, Therapie 149
Gehirnmißbildung 99
Gehirnquetschung 147
gedecktes Schädel-Hirntrauma 101
Gefäßerkrankungen 140
Gefäßmißbildung 99
Gefäßstenose 152
Gehunfähigkeit 118
generalisierte große Ausfälle 118
Genetisch bedingte Epilepsie 99
Geräuschüberempfindlichkeit 116
Geruchssensation 100
Geschmackssensation 100
Geschmacksstörung 116
Geschwülste, frontobasale 138
–, intracranielle 118
–, – siehe auch Hirntumoren
Gesichtsfelddefekte 137
Gesichtsneuralgien 157
Gingivahyperplasie 102
Glaukom, akutes 137
Glioblastome 117
Glossopharyngicusneuralgie 157
Grand-mal-Epilepsie 100
Grand-mal-Status 104
Grippe 145

Gürtelrose 111
Guillain-Barré-Syndrom 146

Haarausfall 102
Hämatom 99, 121
-, akutes subdurales 151
-, chronisch subdurales 151
-, - -, Diagnose 151
-, - -, Symptome 151
-, - -, Therapie 151
-, epidurales 148, 150
-, -, Prognose 151
-, -, Untersuchungen bei 150
-, intracerebrales 151
-, -, Diagnose 151
-, -, Therapie 151
-, spontanes intracerebrales 153
Hämatome, intrakranielle 147
-, postraumatische, intrakranielle 150
-, - - -, Symptome 150
Hämophilus influenzae 134
Häufigkeit des Schlaganfalls 152
Halbseitenzeichen 150
Halsrippe 112
-, Resektion der 111
Halsrippen, klinisch stumm 112
Halswirbelsäule, Abknickverletzungen 151
-, Schleuderverletzungen 151
-, Verletzungen 151
Halswirbelsäulentrauma 151
Halswirbelsäulenverletzung, Symptomatik 151
Harndrang, imperativer 138
Hartspann der Muskulatur 107
Hemianopsie 149
-, bitemporale 118
-, homonyme 118, 152
-, Scheuklappen- 118
Hemiataxie 118
Hemiparese 149
Hemiparesen, akut einsetzende 152
-, spastische 118
Hepatitis, Polyneuritis bei 145
Herabsetzung des Tonus des Sphincter ani 125
Herdsymptome, cerebrale 118, 149
Herpes zoster 111, 115
Herzinfarkt 153
Herzinsuffizienz 153
Herzklappenfehler 106, 153
Herzrhythmusstörung 106, 153
Hexenschuß 121

Hinweise auf Contusio cerebri 149
Hinweis auf einen Hirntumor 118
Hirndruck 119
Hirnerweichung 153
Hirngeschwulst 101
Hirnkontusion 149
Hirnnarbe 99
Hirnnervenlähmungen 135
Hirnödemtherapie 155
Hirnszintigraphie 120
Hirntumoren 117
-, Definition 117
-, Diagnostik 120
-, Differentialdiagnose 121
-, Hinweis auf 118
-, Operation 121
-, Symptome 117
-, Therapie 121
Hochdruckkopfschmerz 131
Höhenlokalisation der erkrankten Wurzel 108
Hörstörungen 138
Homburg 680 143
homonyme Hemianopsie 118, 152
Hüftgelenksaffektionen 127
Husten 105
HWS siehe auch Halswirbelsäule
-, Schmerzhafte Blockierung 107
- -Trauma 115
Hydantoine 102
-, teratogener Effekt 104
Hyperabduktionssyndrom 115
hyperämisierend wirkende Salben und Lotionen 109
Hyperelevationssyndrom 115
Hyperpathie 144
Hypersalivation 101
Hypertrichose 102
Hyperventilationstetanische Anfälle 106
Hypocalcämie 99, 106
Hypoglykämie 99, 153
Hypoglykämische Anfälle 106
Hypophysentumoren 118, 137, 138
Hysterische Anfälle 106

Idiopathische Facialislähmung 116
- Polyneuritis 146
- Trigeminusneuralgie 156
idiopathischer Parkinsonismus 142
imperativer Harndrang 138
Impotenz 118
Impressionsfrakturen 148
Infektionskrankheiten 145

171

infektiöse Mononukleose 145
Infiltration des Plexus lumbosakralis 125
Initialschrei 100
Insekticide 146
Insertionstendopathie 126
Insulte, encephalomalacische, Ursachen von 153
Intentionstremor 138
intermittierendes cerebrales Ischämiesyndrom 152
Intervallbehandlung 141
Intoxikation 137, 146
intracerebrale Blutung 152
– Massenblutung 153
intracerebrales Hämatom 151
intrakranielle Drucksteigerung 118, 119, 133
– –, Zeichen der 119
– Geschwülste 117
– Hämatome 147
Intrakranieller raumfordernder Prozeß 130
Ischämie, intermittierende, cerebrale 152
ischämische Papillenschwellung 137
ischämischer Insult 152
Ischämiesyndrom, intermittierendes cerebrales 152
Ischialgie, Differentialdiagnose 125, 126
Ischias 121
Ischiassyndrom 121
–, Ätiologie 121
–, Anamnese 121
–, Definition 121
–, Symptome 121
Ischuria paradoxa 125

Jackson-Krisen 118
Jacksonanfälle, motorische 100
–, sensible 100

Kalottenfraktur 148
Kardinalsymptome des Parkinsonismus 143
Kauen 100
Kennmuskeln 122
Kennzeichen der pseudoradikulären Syndrome 114
Keratitis 117
Kernig-Zeichen 132
Kiefergelenksaffektionen 157
Kleinhirnbrückenwinkel, Geschwulst 118, 119
Kleinhirntumor 140

Kniegelenksarthrose 122
Knochen, Szintigramm 125
Knöcheldistorsion 122
Kohlenmonoxyd 146
Komplikationen 135
– bei Schädelbruch 148
Kompression des N. medianus 112
– einer Nervenwurzel 107
– einer oder mehrerer Nervenwurzeln 121
konsumierende Allgemeinerkrankung 136
Kopfschiefhaltung, fixierte 107
Kopfschmerz 119, 129, 135, 147, 154
–, Bing-Horton- 130
– bei Verschlußhydrocephalus 119
Kopfschmerzen, Affektionen der Nasennebenhöhlen 131
– bei cerebraler Mangeldurchblutung 131
– bei Drogenmißbrauch 131
–, Cephalea vasomotorica 130
–, häufige, wichtige Kennzeichen 129
–, Hochdruck 131
–, intrakranieller raumfordernder Prozeß 130
–, Meningitis 131, 132
–, Migräne 129
– nach dem Anfall 100
–, ophthalmogene 131
–, posttraumatische 131
–, Spannungs- 129
–, Subarachnoidalblutung 130
Korsakoff-Syndrom 146
Krampfanfälle 135
Krampfanfall, cerebraler 99, 106, 149
krampfartige Wadenschmerzen 146
Krankengymnastik 109
Krankengymnastische Behandlung 141, 143
Krankheitsbild, septisches 134
Kreuzschmerzen 121
kribbelnde Mißempfindungen 138
Kribbelparästhesien 157
Krisen, psychomotorische 118

L-Dopa 143
Lachen 105
Lähmung der Atemmuskulatur 146
–, schlaffe 147
Lähmungserscheinungen 146
Lageabhängige Durchblutungsstörungen 111

Lagerung 127
–, richtige 141
Landry-Paralyse 146
Larodopa 143
Lasègue Zeichen 122, 132
Lebererkrankung, Polyneuritis bei 145
Lecken 100
Leitsymptom auf dem motorischen Sektor 144
Lidschlag, seltener 143
Liftschwindel 152
Lippenbiß 100
Liskantin 102
Liquor 134, 135
–, blutiger 154
–, xanthochromer 154
Liquorfistel 132, 134, 148
–, fahnden nach 135
–, operative Behandlung 148
Liquorrhoe, nasale 148
Liquoruntersuchung 133
–, bakteriologisch 133
–, virologisch 133
Liquorzucker erniedrigt 135
Loiresal 142
Lumbale Wurzelsyndrome 124
Lumbalpunktion 133
Luminal 102
LWS, Beweglichkeit 122
–, Fehlhaltung 122
–, Röntgenaufnahmen 125
Lymphozyten i. Liquor 135

M. Bechterew 126
M. Parkinson 115
Madopar 143
Magenbeschwerden 102
Maligne Prozesse 145
Mangelernährung 145
Masern 145
Massagen 109
Massenblutung, intracerebrale 153
–, –, Prognose 154
Maßnahmen, chiropraktische 128
Mediaaneurysma 99
Medialer Bandscheibenvorfall 110
Medikamente 146
–, Anfallsbereitschaft erhöhte 104
medikamentös bedingter Parkinsonismus 142
mehrsegmentale Schmerzsymptomatik 124
Meldepflicht bei Meningitis 135

Meningeom des tuberculum sellae 138
Meningeome 117
Meningismus 132
Meningitiden, abakterielle 134
–, aseptische 134
–, eitrige 134
–, seröse 134
Meningitis 131
–, Ätiologie 132
–, Differentialdiagnose 133
–, Erreger 134
–, Formen 134
–, fortgeleitete 135
–, Häufigkeit 132
–, Liquorfistel 132
–, Lumbalpunktion 133
–, Prognose 134
–, Schädelverletzung 132
–, Kopfschmerzen 132
–, septisches Krankheitsbild 134
–, Symptomatik 132
–, Symptome 132
–, Therapie 134
–, tuberkulöse 135, 136
–, virusbedingte 132
Meningoencephalitis 131
Meningokokken 131
Meningokokkenmeningitis 132
–, meldepflichtig 134
Metastasen 117
Metastatische Wirbelprozesse 125
Methylalkohol 137
Migräne 129
Miktionssynkopen 106
Mimik, starre 143
Miosis 130
Mißbildung beim Kind 104
Monoparesen, akut einsetzende 152
Morgagni-Adam-Stokes-Anfälle 106
Mortalität 147
Motorik, Störung 138
Motorische Jacksonanfälle 100
– Verlangsamung 143
Multiple Hirnherde 136
Multiple Rückenmarksherde 136
Multiple Sklerose 136
– –, Ätiologie 136
– –, akuter Schub 141
– –, atypische Verläufe 139
– –, Auftreten des „ersten Schubs" nach dem 50. Lebensjahr 139
– –, chronisch progredienter Verlauf 139

173

Multiple Sklerose
- –, Definition 136
- –, Diagnose 136
- –, Differentialdiagnose 140
- –, häufige Krankheitserscheinungen 136
- –, Häufigkeit 136
- – – im Adoleszentenalter 139
- – – im Kindesalter 139
- –, Intervallbehandlung 141
- –, Prognose 139
- –, schubweiser Verlauf 136, 139
- –, Symptomatik 136
- –, Symptome und ihre Häufigkeit 139
- –, Therapie 140, 141
- –, Verlauf 139
- –, Verlaufsdauer 139

Muskelatrophien 144
Myatrophische Lateralsklerose 115, 140
Myelographie 110
Mylepsin 102
Myoklonisch-astatische Petit-mal 101

Nackenkopfschmerzen 152
Nackensteife 120, 132, 133, 154
nasale Liquorrhoe 148
Nasociliarisneuralgie 157
Nebenwirkungen, Antikonvulsiva 102
Nervenwurzel, Kompression 121
–, Kompression einer oder mehrerer 121
Nesteln 100
Neuralgie 111
–, atypische 156
– des N. laryngicus superior 157
–, postherpetische 111
Neuralgische Schulteramyotrophie 115
Neuritis 126
Neurolues 138
Nichtepileptische Anfälle 105
Nystagmus 138, 148

Obere Einklemmung 119
Ohnmacht 105
Operationsindikation, absolute bei Bandscheibenvorfall 110, 128
Operationsindikation, relative bei Bandscheibenvorfall 110, 128
Operative Therapie bei Bandscheibenvorfall 128
Ophthalmogener Kopfschmerz 131
Opisthotonus 134

Opticusatrophie 138
Opticuserkrankung, vasculäre 137
Orthostatische Synkope 106
Otogene Facialislähmung 116

Pancoast-Tumor 115
Papillenprominenz 137
Papillenschwellung, ischämische 137
Parästhesien 146
Paralysis agitans 142
Parasympathicolytica 143
Parathyreoprive Tetanie 106
Paratyphus 145
Paresen 135
Parese der Mm. abductor, flexor und opponens pollicis 113
Parkinsonismus, arteriosklerotischer 142
– als Symptom einer Hirngeschwulst 142
–, idiopathischer 142
–, Kardinalsymptome 143
–, medikamentös bedingter 142
– nach Intoxikationen 142
–, postencephalitischer 142
–, posttraumatischer 142
–, Therapie 143
Parkinsonsyndrom 142
–, Ätiologie 142
–, Häufigkeit 142
–, Symptome 142
–, Ursache 142
Periarthritis humeroscapularis 114
Periphere Facialislähmung 116
Petit-mal-Epilepsie 101
Petit-mal, myoklonisch-astatische 101
Phenhydan 102
Photome 129
Pleocytose, lymphocytäre 135
–, mäßiggradige 135
Plexuserkrankung 126
Pneumokokken 134
Polyneuritiden, Behandlung mit Vitaminen der B-Gruppe 147
–, Therapie 147
Polyneuritis 116, 126, 140, 144
–, Ätiologie 145
–, Alkohol- 146
–, diabetische 146
–, –, Häufigkeit 146
–, Diagnostik 145
–, Definition 144
–, idiopathische 146

–, Leitsymptome 144
–, motorische 145
–, sensible 145
–, Ursachen 144
–, Symptome 144
–, wichtigste Ursachen der 145
Polyneuritisformen, toxische 144
Polyneuropathie 126, 140, 144
Polyradiculitis 146
–, Mortalität 147
–, Prognose 147
Ponstumor 140
Porphyrie 145
postencephalitischer Parkinsonismus 142
Postherpetische Neuralgie 111
Posttraumatische intrakranielle Hämatome 150
– Kopfschmerzen 131
posttraumatischer Parkinsonismus 142
Pressorische Synkopen 105
Prind 152
Prognose der intracerebralen Massenblutung 154
– der Meningitis 134
– der Multiplen Sklerose 139
– der Polyradiculitis 147
– des aneuralgischen Stadiums 124
– des epiduralen Hämatoms 151
– des ischämischen Insults 153
prolonged reversible ischemic neurological deficit 152
Prominal 102
Pseudoradikuläre Syndrome 114, 115
– –, Kennzeichen 114
Psychomotorische Anfälle 100
– Krisen 118
Psychose, traumatische 150
psychotische Bilder 135
Pupillenerweiterung 101
–, beidseitige 120
–, einseitige 120, 150
Pupillenreaktion 106
Pupillenverengung 101
Pyrimidine 102

Radikuläre Schmerzen 110
– Symptome 151
Radikuloneuritis 126
Rehabilitationsmaßnahmen bei MS 141
Reithosenanästhesie 125
Reithosenhypästhesie 125

Relative Operationsindikation bei Bandscheibenvorfall 110, 128
Resektion der Halsrippe 111
Retrobulbärneuritis 136
–, Differentialdiagnose 137
retrograde Amnesie 148
Rigor 143
Röntgenaufnahme des Schädels 118
– der LWS 125
Röntgenuntersuchung des Schädels 120
Röteln, Polyneuritis bei 145
Ruhetremor 143
Rumpfataxie 118

Salbengesicht 143
Scalenotomie 111
Scalenus-Syndrom 111, 115
–, Diagnose 111
– mit knöcherner Halsrippe 111
– ohne knöcherne Halsrippe 111
–, Therapie 111
Schädel, Röntgenaufnahme des 118
Schädelbasisfraktur 148
Schädelbruch 148
–, Komplikationen 148
–, Therapie 148
Schädelfraktur 147
Schädelhirntrauma 147
–, gedecktes 101, 147
–, offenes 147
Schädelprellung 147
Schädeltrauma 134, 147
–, Definition 147
Scheuklappenhemianopsie 118, 137
Schilddrüsenfunktion, Störung 103
schlaffe Lähmung 147
Schlaganfall 151
–, Ätiologie 152
–, allgemeine Maßnahmen 154
–, Definition 151
–, Häufigkeit 152
–, Komplikationen 154
–, medikamentöse Maßnahmen 155
–, Prognose 153
–, Soforttherapie 155
–, Symptomatik 152
–, Therapie 154, 155
Schleuderverletzungen der Halswirbelsäule 151
Schlucklähmung 147
Schmatzen 100
Schmerzband 122

Schmerzen 111, 142
- im Schulter-, Arm-, Handbereich 111
-, radikuläre 110
Schmerzhafte Blockierung der HWS 107
Schmerzmittelabusus 149
Schmerzsymptomatik, mehrsegmentale 124
Schmerzverstärkung im Liegen 125
Schrägaufnahmen der Halswirbelsäule 110
schubweiser Verlauf 136, 139
Schulter-Armschmerz 106
Schutz des Auges bei Facialisparese 117
Schultergürtelbereich, Schmerzen im 142
Schwächegefühl in den Beinen 110
Schwangerschaftsunterbrechung, Indikation 104
Schwefelkohlenwasserstoffe 146
Schweißausbruch 101
Schwerhörigkeit 118
Schwermetalle 146
Schwindel 138, 148
Schwitzen, vermehrtes 143
Sehnervenkreuzung 118
Sehstörung 137
Sensibilitätsausfälle 111, 144
Sensibilitätsstörungen 138
sensible Ataxie 138, 144
- Jacksonanfälle 100
- Polyneuritis 145
- Reizerscheinungen 144
Simulieren des Lasègue-Zeichens 122
skandierende Sprache 138
Skoliose 122
Sluder-Neuralgie 157
Sofortmaßnahmen beim Status epilepticus 104
Soforttherapie beim Schlaganfall 155
Spätlähmung 116
Spätstadien 119
Spaltung des Ligamentum carpi transversum 113
Spannungskopfschmerz 129
-, Behandlung 130
Spastik der Beine 110
Spastische Hemiparesen 118
Speichelfluß 143
spike-wave-Muster 101
Spinalerkrankung, funikuläre 140
Spinngewebsgerinnsel i. Liquor 135
spondylogene Myelopathie 140
Spondylose 115

spondylotische Veränderungen 107
spontanes intracerebrales Hämatom 153
Spontanschmerzen 144
Sprache, skandierende 138
Startverzögerung beim Wasserlassen 124
Status epilepticus 101, 104
- -, Letalität 104
- -, Sofortmaßnahmen 104
Stauungspapille 119, 137
Stehunfähigkeit 118
Stereoanästhesie 138
stereotaktischer Eingriff 143
Störung der Motorik 138
Störungen, aphasische 152
- des Atemrhythmus 120
- - Calcium-Phosphatstoffwechsels 103
- - Lagesinns 138
Strahlentherapie 121
Streckkrämpfe 120
Stufenlagerung 127
Subarachnoidalblutung 130, 133, 152, 154
-, Symptome 154
-, Symptomentrias 133
Subclaviaangiographie 111
Succinimide 102
Suxinutin 102
Symmetrel 143
Symptom, führendes 135
Symptomatik der Halswirbelsäulenverletzung 151
- der Meningitis 132
- der Wurzelkompressionssyndrome im Lumbalbereich 124
- des Schlaganfalls 152
-, multiple Sklerose 136
symptomatische Trigeminusneuralgie 157
Symptome der Epilepsie 100
- - Facialisparese 116
- - Gehirnerschütterung 148, 149
- - Hirntumoren 117
- - Meningitis 132
- - Multiplen Sklerose 139
- - Polyneuritis 144
- - posttraumatischen intrakraniellen Hämatome 150
- - Subarachnoidalblutung 154
- - Trigeminusneuralgie 156
- - Carpaltunnelsyndroms 112
- - cervicalen Bandscheibenvorfalles 107

– – chronisch subduralen Hämatoms 151
– – Ischiassyndroms 121
– – Parkinsonsyndroms 142
–, neurologische 149
–, radikuläre 151
– von seiten des Rückenmarkes 110
– – – der Potenz 124
– – – der Sphincteren 124
Symptomenkombinationen 136
– des intrakraniellen raumfordernden Prozesses 119
Syndrome, pseudoradikuläre 114
Synkinesien 116
Synkope, orthostatische 106
Syringomyelie 115
Szintigramm des Knochens 125

Tabes dorsalis 137, 138
Tachykardie 120
Tasterkennen, schwer beeinträchtigtes 138
Tegretal 156
temporale Abblassung 137
Tennisellenbogen 114
tension headache 129
Tetanie, parathyreoprive 106
Tetanus 133
Tetraspastik 138
Thallium 144, 146
Therapie bei Hirntumor 121
–, Bing-Horton-Kopfschmerz 130
– des Carpaltunnelsyndroms 112, 113
– – cervicalen Bandscheibenvorfalles 110
– – cervicalen Wurzelkompressionssyndroms 109
– – chronisch subduralen Hämatoms 151
– – Costen-Syndroms 157
– – einzelnen Anfalls 103
– – intracerebralen Hämatoms 151
– – lumbalen Bandscheibenvorfalles 128
– – Parkinsonismus 143
– – Scalenus-Syndroms 111
– – Schädelbruchs 148
– – Schlaganfalls 154
– – der Commotio 149
– – Epilepsie 101
– – Facialisparese 117
– – Meningitis 134
– – Multiplen Sklerose 140, 141

– – Polyneuritiden 147
– – Trigeminusneuralgie 156
– im Anfall 129
–, konservative, des lumbalen Bandscheibenvorfalles 127, 128
–, medikamentöse 101
–, physikalische 127
–, operative, des lumbalen Bandscheibenvorfalles 128
–, Spannungskopfschmerz 130
–, Subarachnoidalblutung 130
Thermocoagulation 156
TIA 152
Tibialis anterior-Syndrom 126, 127
Tibialis posterior Reflex 123
Tonus des Sphincter ani, herabgesetzt 125
transiente ischämische Attacke 152
Trauma 135
traumatische Epilepsie 101
– Facialislähmung 116
– Psychose 150
Tremarit 143
Tremor 143
–, Frequenz 143
Triarylphosphat 146
Trigeminusneuralgie 156
–, Ätiologie 156
–, Definition 156
–, idiopathische Form 156
–, –, Differentialdiagnose 157
–, symptomatische Form 156, 157
–, Symptome 156
–, Therapie 156
–, Ursachen der symptomatischen Form 156
–, Verlauf 156
Tumor 99
–, extramedullärer 110
– im Wirbelkanal 140
Tumorblutung 152
Tumoren der hinteren Schädelgrube 133
– – Mittellinie 118
– im Wirbelkanal 125
Tumorinfiltrat des kleinen Beckens 125

Überlaufblase 124
Übersicht, allgemeine Richtlinien bei Meningitiserkrankungen 135
–, cervicales Wurzelkompressionssyndrom 109
–, die wichtigsten Ursachen von Polyneuritiden 145, 146

Übersicht
—, Differentialdiagnose der idiopathischen Trigeminusneuralgie 157
—, Ischialgie 126
—, — — Meningitis 133
—, Differentialdiagnose der Multiplen Sklerose 140
—, — — Retrobulbärneuritis 137
—, Hinweise auf einen intracraniellen Tumor 118
—, intrakranielle Drucksteigerung 119
—, Kennzeichnung des Caudasyndroms 125
—, lebensbedrohliche Einklemmung 120
—, Soforttherapie beim Schlaganfall 155
—, Symptomatik der Meningitis 132
—, Symptome der Gehirnerschütterung 149
—, — des Carpaltunnelsyndroms 112
—, — der Subarachnoidalblutung 154
—, — — Polyneuritis 144
—, — — — Multiplen Sklerose und ihre Häufigkeit 139
—, Therapie der Multiplen Sklerose 141
—, Untersuchungen bei klinischem Verdacht auf Hirntumor 120
Umstellung auf ein anderes Antikonvulsivum 102
Uncinatuskrisen 100
Unerregbarkeit des Labyrinths 119
untere Einklemmung 119
Untersuchung, elektroencephalographische 101
—, Liquor 133
Untersuchungen bei epiduralem Hämatom 150
— bei klinischem Verdacht auf Hirntumor 120
Ursachen von encephalomalacischen Insulten 153

Varicellen 145
vaskuläre Opticuserkrankungen 137
Vegetative Erscheinungen 100
— Zeichen 143

Verlangsamung der Denkabläufe 143
Verlauf der Trigeminusneuralgie 156
Verletzungen der Halswirbelsäule 151
Verschlußhydrocephalus 119, 135
—, Kopfschmerz bei 119
Verstimmungszustände 142, 143
Vibrationsempfinden, vermindertes 146
Virusmeningitiden 132, 135
Visusverfall 137
—, frühzeitiger 137
Vitamin-B-Behandlung 147
Vitamingaben 141

Wadenschmerzen, krampfartige 146
Wangenbiß bei Anfall 100
Weicher Bandscheibenvorfall 107
— Prolaps 107
Wesensänderung 118
Wichtige Kennzeichen häufiger Kopfschmerzen 129
Wirbelprozesse, metastatische 125
Wurzel C3 108
Wurzel C4 108
Wurzel C5 108
Wurzel C6 108
Wurzel C7 108
Wurzel C8 109
Wurzelkompressionssyndrom, cervicales 107
Wurzelkompressionssyndrome im Lumbalbereich, Symptomatik 124

Xanthochromer Liquor 154

Zeichen allgemeiner intrakranieller Drucksteigerung 119
— der lebensbedrohlichen Einklemmung 120
Zentrale Facialislähmung 116
Zentralskotom 137
Zentropil 102, 156
Zoster 111
Zungenbiß 100
Zwangshaltung, antalgischen 122

Taschenbücher Allgemeinmedizin

Herausgeber: N. Zöllner, S. Häussler, P. Brandlmeier, I. Korfmacher

Die Allgemeinpraxis
Organisationsstruktur – Gesundheitsdienste – Soziale Einrichtungen
Von P. Brandlmeier, R. Eberlein, H.J. Florian, U. Franz, F. Geiger, H. Haack, F. Härter, H. Pillau, M. Pilz, O. Scherbel, W. Segerer, H. Sopp
Bandherausgeber: P. Brandlmeier
31 Abbildungen. X, 134 Seiten. 1974
DM 16,–
ISBN 3-540-06700-0

Hausärztliche Versorgung
Bereitschafts- und Notdienste
Der kranke Mensch. Labordiagnostik
Von P. Brandlmeier, U. Franz, F. Geiger, H. Hege, I. Korfmacher, E. Kühn, I. Leitner, H. Pillau, R. Pohl, H.H. Schrömbgens, H. Sopp, W. Zander, W. Zierhut, B. Zönnchen
Bandherausgeber: P. Brandlmeier
22 Abbildungen. XVI, 139 Seiten. 1974
DM 18,–
ISBN 3-540-06999-2

Gastroenterologie
Von P.H. Clodi, K. Ewe, F.H. Franken, G. Gohrband, C. Herfarth, J. Horn, K. Krentz
Bandherausgeber: P.H. Clodi
9 Abbildungen, 78 Tabellen. XX, 203 Seiten. 1976
DM 29,80
ISBN 3-540-07820-7

H.-G. Boenninghaus
**Hals–Nasen–Ohrenheilkunde
für den Allgemeinarzt**
28 Abbildungen. XII, 103 Seiten. 1976
DM 24,–
ISBN 3-540-07737-5

Kardiologie, Hypertonie
Von F. Anschütz, U. Gaissmaier, W. Hahn, D. Klaus, H. Lydtin, J. Schmidt, E. Zeh
Bandherausgeber: D. Klaus
38 Abbildungen. XXII, 248 Seiten. 1974
DM 24,–
ISBN 3-540-06701-9

H. Loew, P. Mellin, H. Olbing
Nephrologie – Urologie
Bandherausgeber: H. Losse
28 Abbildungen, 55 Tabellen. XII, 170 Seiten. 1975
DM 28,–
ISBN 3-540-07337-X

Stoffwechsel – Ernährung – Endokrinium
Von H.J. Bauer, P.-U. Heuckenkamp, H.J. Karl, P. May, E. Standl, G. Wolfram, N. Zöllner
Bandherausgeber: N. Zöllner, G. Wolfram
11 Abbildungen, 100 Tabellen. XII, 213 Seiten. 1975
DM 28,–
ISBN 3-540-07475-9

Infektions- und Tropenkrankheiten
Von H. Blaha, W.D. Germer, V. Hochstein-Mintzel, H.C. Huber, F.K. Petersen, H. Stickl, G.T. Werner
Bandherausgeber: W.D. Germer, H. Stickl
32 Abbildungen, 11 Tabellen.
Etwa 180 Seiten. 1978
Etwa DM 29,80
ISBN 3-540-08513-0
Voraussichtlicher Erscheinungstermin: Mitte 1978

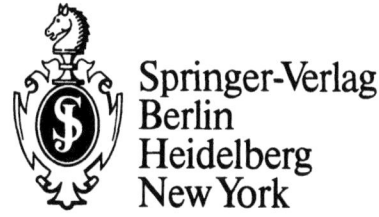

Springer-Verlag
Berlin
Heidelberg
New York

Weitere Titel zum Thema
Eine Auswahl

W. Leydhecker
Glaukom in der Praxis
Ein Leitfaden
2., völlig neu bearbeitete Auflage.
43 Abbildungen, 2 Ausklapptafeln mit
Tabellen zum praktischen Arbeiten. XII,
178 Seiten. 1973
DM 12,80
(Kliniktaschenbücher)
ISBN 3-540-06452-4

W. Leydhecker
Grundriß der Augenheilkunde
Mit einem Repetitorium, einem Hinweisindex zum Gegenstandskatalog und einer Sammlung von Examensfragen für Studenten.
Begründet von F. Schieck. Fortgeführt von E. Engelking.
19., überarbeitete Auflage von W. Leydhecker. 291 zum Teil farbige Abbildungen in 362 Einzeldarstellungen. VI,
289 Seiten. 1976
DM 48,–
ISBN 3-540-07880-0

W. Leydhecker
Manual der Tonographie für die Praxis
84 Abbildungen, 4 Tabellen, 2 Ausklapptafeln. VII, 115 Seiten. 1977
DM 18,80
(Kliniktaschenbücher)
ISBN 3-540-08093-7

W.D. Schäfer
Strabismus in der Praxis
Untersuchungstechnik und Behandlungsablauf
Mit einem Geleitwort von W. Leydhecker
37 Abbildungen. XII, 132 Seiten. 1976
DM 18,80
(Kliniktaschenbücher)
ISBN 3-540-07782-0

W.G. Forssmann, C. Heym
Grundriss der Neuroanatomie
2., korrigierte Auflage. 97 Abbildungen sowie Testfragen zur Selbstkontrolle. X,
245 Seiten. 1975
DM 18,80
(Heidelberger Taschenbücher 139)
ISBN 3-540-07279-9

Grundriss der Neurophysiologie
Herausgeber: R.F. Schmidt
Mit Beiträgen von J. Dudel, W. Jänig,
R.F. Schmidt, M. Zimmermann
4., völlig neu bearbeitete und ergänzte Auflage. 136 Abbildungen. 166 Testfragen zur Selbstkontrolle. VIII,
350 Seiten. 1977
DM 21,80
(Heidelberger Taschenbücher, Basistext Medizin 96)
ISBN 3-540-07827-4

F. Láhoda, A. Ross
Basistext zur Neurologischen Untersuchung
29 Abbildungen. 80 Seiten. 1977
DM 15,–
ISBN 3-540-79780-7

K. Poeck
Neurologie
Ein Lehrbuch für Studierende und Ärzte
4., neubearbeitete Auflage.
89 Abbildungen, 24 Tabellen.
XIII, 420 Seiten. 1977
DM 48,–
ISBN 3-540-08087-2

J. Ulrich
Grundriss der Neuropathologie
95 Abbildungen, 9 Tabellen. XVIII,
193 Seiten. 1975
DM 19,80
(Heidelberger Taschenbücher 155)
ISBN 3-540-07330-2

Springer-Verlag Berlin Heidelberg New York

MIX
Papier aus verantwortungsvollen Quellen
Paper from responsible sources
FSC® C105338

If you have any concerns about our products,
you can contact us on
ProductSafety@springernature.com

In case Publisher is established outside the EU,
the EU authorized representative is:
**Springer Nature Customer Service Center GmbH
Europaplatz 3, 69115 Heidelberg, Germany**

Printed by Libri Plureos GmbH
in Hamburg, Germany